刊行にあたって

　20世紀の歯科治療，とくにう蝕治療の根幹をなしてきた『切削・充填歯学』(Drill & Fill Dentistry) は，21世紀に入りまさに歴史的な変革を遂げ，その全容がようやく明確になってきた．このような流れのなかで，本書はこの変革をわが国のう蝕治療と接着歯学を第一線でリードしてきた臨床家と大学研究者の総力をあげてビジュアルに解説し，2010年までのう蝕治療の指針を提示したものである．

　『切削・充填歯学』の変革は『MIコンセプトに基づき接着歯学を最大限に応用したう蝕治療学』と定義することができる．G.V.Blackが20世紀初頭に打ち立てた『窩洞形成の分類と原則』は，約100年にわたりわれわれ歯科医が最も大切にせねばならない規則として存在し続けた．しかし切削歯学からの脱却は歯科界の夢であり，20世紀後半に生れた『ART法』や『シールドレストレーション』の概念，また『3種混合療法』や『修復材料への抗菌性付与』などのう蝕病巣無菌化への試みは，2000年にFDI（世界歯科連盟）により提唱された『MI（ミニマルインターベンション／最小限の侵襲による歯科治療）』コンセプトへと結実されていった．さらにこの変革を支えてきたのがわが国で大きく花開いた『接着歯学』の進展である．

　そこで本書では『トータルエッチング』と『樹脂含浸層』の成功から，現在主流となりつつある『オールインワンシステム』の開発までの流れをまとめて解説するとともに，グラスアイオノマーセメントのMIに果たす役割について述べている．さらにう蝕治療の本道ともいうべき感染象牙質の除去基準とコンポジットレジン充填の基準と臨床を写真とイラストを用いてビジュアルに詳しく解説するとともに，審美とMIの調和という観点，および長期症例から学ぶという観点から考察を加えている．また今後普及するであろう手技（レジンコーティング法，モノブロック修復法，コンビネーション修復やレーザー修復の応用）についても症例を提示しつつ解説を加えた．

　本書が，現時点での最善のう蝕治療の指針となることを祈っているが，賢明な読者は本書の解説のなかにいくつかの重要な矛盾点を見いだすかもしれない．しかしながら，これらの矛盾点こそわれわれが次世代のう蝕治療を確立するために解明すべき課題であり，次の変革への出発点ともなろう．その意味で，本書は多くの読者の方々の批判を真摯に受け止め，よりよきう蝕治療の指針となるべく改訂すべきときがいずれ近いうちに来るであろう．最後に，本書の編集の趣旨に賛同し多忙ななか快く執筆してくださった著者の方々に深く感謝するとともに，本書の編集発行にあたり，常に激励していただいたクインテッセンス出版の玉手一成，畑めぐみの両氏に心から感謝したい．

2004年秋

監修者　吉山昌宏，桃井保子

う蝕治療のミニマルインターベンション

CONTENTS

CONTENTS

1 MIを支える接着修復

1-1 修復材料の歴史，分類，概説
吉山昌宏／西谷佳浩／桃井保子

- ミニマルインターベンションを支える接着修復 ———— 14
- 接着性レジンの歴史 ———— 15
  - 接着システムの誕生／15　トータルエッチングシステム（2ステップ）／15　3ステップシステム／16　セルフエッチングシステム／17　ウェットボンディングシステム／19　1ステップシステム（オールインワンタイプ）／19
- 接着性レジンの分類とその特徴 ———— 20
  - セルフエッチングシステム／20　1ステップシステム／21　ウェットボンディングシステム／24
- グラスアイオノマーセメントの歴史 ———— 24
  - 接着性レジンとグラスアイオノマーセメント／24　グラスアイオノマーセメントとは／24　グラスアイオノマーセメントのルーツ／24　グラスアイオノマーセメントの誕生／25　レジン添加型グラスアイオノマーの誕生／25
- グラスアイオノマーセメントの分類と特徴 ———— 26
  - 従来型とレジン添加型の比較／26　グラスアイオノマー最大の特長はフッ素を徐放することである／27　接着性コンポジットレジン修復か，グラスアイオノマーセメント修復かの判断／28　期待されるグラスアイオノマー像／28

1-2 MIに基づく接着修復の長期症例が教えてくれること
齋藤季夫

- ミニマルインターベンションと接着修復材料 ———— 30
- 修復材料別臨床例 ———— 31
  - パラカーフ／31　グラスアイオノマーセメント／31　コンポジットレジン／32
- 処置別コンポジットレジンの臨床例 ———— 32
  - う蝕処置／32　歯の形態補正／33　直接法コンポジットレジン接着ブリッジ／35　動揺歯固定／37
- 考察 ———— 39
- ミニマルインターベンションの普及 ———— 42

2 感染象牙質の除去基準とコンポジットレジン充塡の基礎と臨床

2-1 感染象牙質の除去基準とコンポジットレジン充塡の基礎と臨床　　猪越重久

窩洞形成で求められるもの ———— 44
象牙質う蝕の構造と窩洞形成法 ———— 44
　う蝕象牙質内層と外層／44　う窩の開拡と遊離エナメル質の処理／47　感染象牙質の除去とその基準／50　自然着色の削除／51　う蝕検知液に対する批判／51　なぜう蝕検知液を使うのか／52
前歯部コンポジットレジン修復（3, 4級を中心に）———— 53
　どの時点で削るのか／53　窩洞形成／53　マトリックス／57　臨床例／61
臼歯部コンポジットレジン修復（2級を中心に）———— 61
　どの時点で削るのか／61　窩洞形成／62　セクショナルマトリックスとバイタインリング／63　臨床例／65

3 接着時代のインレー・アンレー修復とMI 長期症例が示唆すること

3-1 接着時代のインレー・アンレー修復とMI 長期症例が示唆すること　　秋本尚武

MI時代の間接修復　インレー・アンレー修復 ———— 68
接着性間接修復における窩洞形成のデザイン ———— 68
　感染象牙質の切削治療／68　間接修復における接着性修復窩洞の形成／70
コラム　象牙質コーティングの効果 ———— 70
コラム　接着性鋳造修復物の保持力について ———— 72
接着性間接修復のナビゲーション ———— 74
接着性間接修復の長期症例 ———— 76
接着時代のインレー・アンレー修復 ———— 84

CONTENTS

4 コンビネーション修復

4-1 コンビネーション修復 山本雄嗣

コンビネーション修復／つぎはぎ修復 —————————— 86
直接コンビネーション修復 ————————————————— 87
間接コンビネーション修復 ————————————————— 90
コンビネーション修復の今後の課題 ————————————— 98

5 次世代の歯冠修復法 レジンコーティング法とモノブロック修復法とは？

5-1 次世代の歯冠修復法 二階堂徹／田上順次
レジンコーティング法とモノブロック修復法とは？

接着材料の進歩と修復法 ——————————————————— 100
メタルインレー，クラウンの限界 —————————————— 100
従来のレジンインレーをめぐる問題点 ———————————— 101
レジンコーティング法のコンセプト ————————————— 103
レジンコーティングによる象牙質-歯髄複合体の保護 ————— 103
レジンセメントの接着性の向上 ——————————————— 104
窩壁適合性の向上 ————————————————————— 105
レジンコーティング法を応用した窩洞形態 —————————— 106
う蝕の処置 ———————————————————————— 107
レジンコーティングに用いる印象材 ————————————— 108
レジンコーティング後の仮封 ———————————————— 109
インレーセット時の接着術式 ———————————————— 109
無髄歯に対するレジンコーティング法 ———————————— 112
間接法レジンコアに対するレジンコーティング ———————— 113
無髄歯に対するものブロック修復 —————————————— 113
直接-間接法を併用した"モノブロック"ブリッジ —————— 114
今後の課題 ———————————————————————— 117

6 MIコンセプトを活かすレジンによる直接覆髄

6-1 MIコンセプトを活かすレジンによる直接覆髄
冨士谷盛興

- 直接歯髄覆罩の点数が大幅に引き上がる ——— 120
- 臨床における直接覆髄の捉え方 ——— 120
- レジンの直接覆髄は必要なのか？ ——— 122
- レジンによる直接覆髄の適応症 ——— 123
- レジンによる直接覆髄で歯髄は壊死しないのか？ ——— 123
- 直接覆髄におけるレジンの化学的毒性について ——— 125
- 直接覆髄に適当なレジン ——— 125
  - 重合様式も直接覆髄の予後に影響する／125　要求される物理的・機械的諸条件／128
- レジンによる直接覆髄を成功に導く臨床的ポイント ——— 128
  - 外せない臨床上のポイント／128　酸化電位水やレーザーの併用／131
- 経過観察はどうするのか ——— 131
  - 観察期間は？／131　直接覆髄を失敗したら？／132
- MI歯学のコンセプトとその実践との狭間 ——— 132

7 根面う蝕への応用

7-1 根面う蝕への応用
糸田俊之／吉山昌宏

- 根面う蝕とは？ ——— 134
- 根面う蝕の診断 ——— 134
- 治療方針の決定 ——— 135
- 治療 ——— 136
  - 非侵襲的治療／137　修復治療／139　非修復症例／143
- メンテナンス ——— 144
- 根面う蝕の見解と勧告 ——— 145

CONTENTS

8 う蝕治療のMIに貢献するグラスアイオノマーセメント

8-1 う蝕治療のMIに貢献するグラスアイオノマーセメント
入江正郎／桃井保子

- グラスアイオノマーセメントはMIの考え方を反映する材料 ―― 148
- グラスアイオノマーセメントの抗う蝕性 ―― 148
  - 抗う蝕性に期待した症例／148
- 各種修復材料との比較 ―― 152
  - 接着強さ／152　曲げ強さ／154
- グラスアイオノマーセメントの臨床上の欠点 ―― 154
  - 表面のあらさと色調の安定性／154　硬さと歯ブラシ摩耗／155
- 抗う蝕性に過度に期待してはいけない ―― 156
- 修復材の選択 ―― 157
- グラスアイオノマーセメント充填を成功させるには ―― 157

8-2 手用切削とグラスアイオノマーセメントで行う世界基準のMI修復　ARTテクニック
Martin J Tyas　翻訳／桃井保子

- ARTとは ―― 158
  - ARTの原則／158　究極のMI治療／158
- エナメル質と象牙質う蝕 ―― 159
  - "予防拡大"から"拡大の予防"へ／159
- ARTとグラスアイオノマーセメント ―― 159
  - グラスアイオノマーセメントを使う意義／160　フッ素溶出が果たす役割／160
- ARTテクニック ―― 160
  - 留意すべきこと／160　テクニックの実際／161
- ARTの臨床成績 ―― 163
  - 手用切削／163　ARTシーラント／163
- ARTの問題点 ―― 164
- 将来展望 ―― 164

9 審美とMIの調和

9-1 審美とMIの調和　　　　　　　　　　　　福西一浩／南　昌宏／今里　聡

患者を中心に考える歯科医療 ——————————————————— 166
MIを考慮に入れた審美とは？ ——————————————————— 166
コンポジットレジンおよびセラミックスによる審美修復 ——————— 167
　コンポジットレジン／167　セラミックス／173
欠損修復における審美とMI ———————————————————— 176
審美的満足度＝患者サイドの主観 —————————————————— 178

10 レーザー治療のMIへの応用

10-1 レーザーを用いたう蝕治療
　　　　　　　　　　　　　峯　篤史／鈴木一臣／矢谷博文／窪木拓男

レーザーによるう蝕治療の長所 —————————————————— 180
Er:YAGレーザー照射歯質への接着とレーザースミヤー層 ————— 180
さらなる研究が望まれる ————————————————————— 183

10-2 レーザーとMI burを利用した接着修復　　　　　　別部尚司

細胞の治癒と細胞のない硬組織の治療 ——————————————— 184
創面の殺菌と治癒再生の促進を図るレーザーの導入 ————————— 184
レーザーの臨床応用の実際 ———————————————————— 185
コラム　レーザーによる創傷治癒のメカニズム ——————————— 186
感染歯質の除去 —————————————————————————— 189
接着修復 ————————————————————————————— 190
　接着の2段階をしっかり意識した操作／192　低粘性（フロアブル）レジンの応用／192　積層充填法／193　照射のテクニック／193　充填後の調整／193

CONTENTS

MI治療を支える日本の接着修復材料

クリアフィルメガボンド	山内淳一	194
SBコート	山本隆司／上木秀幸	195
フジIXGP／フジⅡLC／G-ボンド	戸崎 敏	196
リアクトマー／ビューティフィル	中塚稔之	197
XENO CFⅡBOND（クシーノCFⅡボンド）／Absolute（アブソリュート）	織田直樹	198
ワンナップボンドF	風間秀樹	199
索引		200

1 MIを支える接着修復

1-1 修復材料の歴史，分類，概説
吉山昌宏／西谷佳浩／桃井保子

1-2 MIに基づく接着修復の長期症例が教えてくれること
齋藤季夫

う蝕治療のミニマルインターベンション／象牙質−歯髄を守るために

1 修復材料の歴史，分類，概説

1 岡山大学大学院医歯学総合研究科歯科保存修復学分野　2 鶴見大学歯学部第一歯科保存学教室

吉山昌宏[1]／西谷佳浩[1]／桃井保子[2]

ミニマルインターベンションを支える接着修復

21世紀に突入した歯科医学の世界的潮流として「ミニマルインターベンション」(Minimal Intervention／MI)，すなわち最小限の侵襲によるう蝕治療が重要視されてきた．

FDIではMIによるう蝕治療の原則として，
①初期う蝕病変を再石灰化させる
②う蝕原性細菌を減少させ，さらなる脱灰とう窩の拡大を防止する
③必要最小限のう蝕除去と窩洞形成を行う
④再修復よりも補修充塡に力を入れる
⑤術後の管理を徹底し二次う蝕を防止する
の5点を挙げている[1]．

このMIの概念を現実のものとするためには，優れた接着修復材料が不可欠であったが，わが国においては1980年代に「トータルエッチング法」が総山によって提唱され，クラレメディカルより酸処理した象牙質に接着性レジンを浸透させるクリアファイルボンドFが発売された[2]．また同時期に中林は，「樹脂含浸層説」を発表し，サンメディカルよりスーパーボンドが発表された[3]．これらの接着性レジンシステムの成功を契機として，国内各メーカーは優れた接着システムを開発し，1990年代には世界の接着歯学のリーディングカントリーとしての地位を築いた．そして保存修復を旧来の「切削＆充塡」歯学から，MIによる接着修復へと転換させる原動力となった．

2000年に入り，国内各メーカーは2ステップ型のセルフエッチングシステムをより簡略化した1ステップ（オールインタイプ）システムを競って市場に投入している．

一方，1969年に英国で開発されたグラスアイオノマーセメントも，1980年代にレジンテクノロジーを導入して光重合型のレジンを配合したグラスアイオノマーセメントが登場してきた．とくに欧州各国では高いフッ素徐放性と生体親和性が評価され，コンポジットレジンに匹敵する修復材としての地位を築いた[4,5]．またFDIとジーシーがアフリカ諸国で積極的に推進したART法（Atraumatic Restorative Technique）は，エキスカベータで軟化象牙質を可及的に除去した臼歯部窩洞に，従来型の高強度グラスアイオノマーのFuji XI GP（ジーシー）を充塡するものであり，MIの究極のコンセプトといえる[6]．

このように，接着性レジンとグラスアイオノマーセメントは，MIによるう蝕治療を支える2大修復材料ということができる（図1）．

本章では，このMIを支える2大修復材料である接着性レジンとグラスアイオノマーセメントの歴史とその特徴を概説するとともに，その臨床上の技法についてまとめて解説する．

[ミニマルインターベンションを支える接着材料]

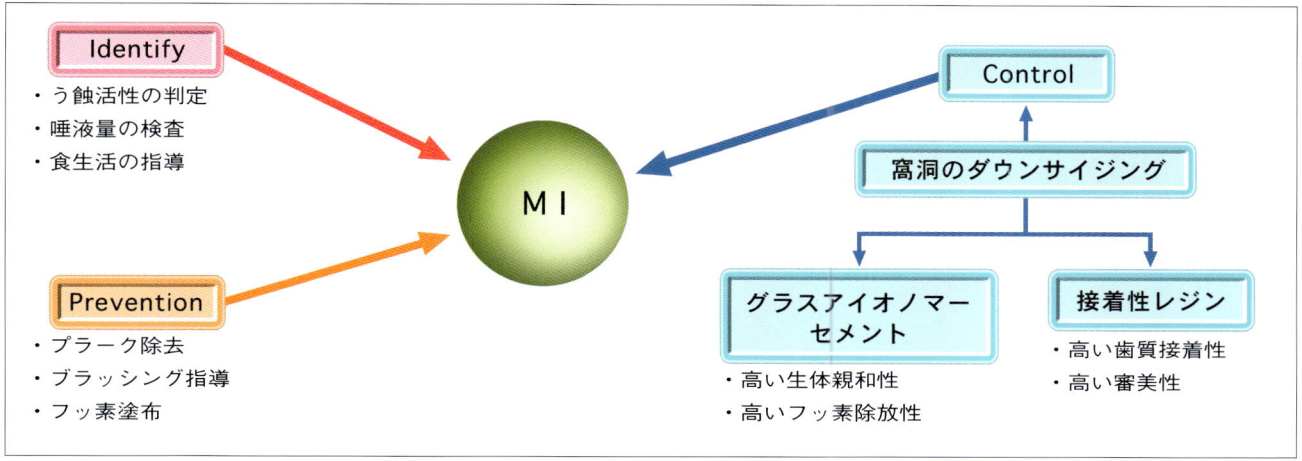

図1　ＭＩのコンセプトとそれを支える接着材料[19].

表1　接着システムの変遷

年　代	システムの分類	構　成	組　成
1978～1990	トータルエッチングシステム	①エッチング材 ②ボンディング材	10～40％リン酸 接着性モノマー，ジメタクリレート，(HEMA, etc)
1991～1999	3ステップシステム	①エッチング材 ②プライマー ③ボンディング材	10～40％リン酸 30～50％HEMA，水，(接着性モノマー) 接着性モノマー，ジメタクリレート，(HEMA, etc)
1993～現在	セルフエッチングシステム	①セルフエッチングプライマー ②ボンディング材	接着性モノマー，HEMA，ジメタクリレート，水 接着性モノマー，ジメタクリレート，(HEMA)
1994～現在	ウェットボンディングシステム	①エッチング材 ②ボンディング材	10～40％リン酸，水 接着性モノマー，ジメタクリレート
1999～現在	1ステップシステム	①ボンディング材	接着性モノマー，HEMA，ジメタクリレート，水

接着性レジンの歴史

接着システムの誕生

　1955年にアメリカのBuonocoreは，酸処理したエナメル質の微細構造にMMAレジンを浸透させるエナメルエッチング法を提唱した[7]．さらに1965年に，３Ｍ/ESPEからBis-GMAと水晶粉末フィラーを用いたAddent35が世界初のコンポジットレジンとして発表された．1970年代にコンポジットレジン修復にエナメルエッチング法と粘性の低いレジンを主成分とするボンディング材を導入することによって，コンポジットレジン修復用接着システムが誕生した．

　このようにして誕生した接着システムはトータルエッチングシステムの開発を契機として著しい発展を遂げることなった（表１）．

トータルエッチングシステム（２ステップ）

　1978年に総山の指導の下にクラレメディカルより「クリアフィルボンドシステムＦ」が世界初のトータルエッチングシステムとして発表された．当時，象牙質のリン酸処理は歯髄為害性の点から危険視されていたが，スミヤー層を除去し中林の提唱する樹脂含浸層を形成するには極めて有効であった．またこのシステムには山内らにより発表されたリン酸エ

[トータルエッチングシステム（2ステップ）]

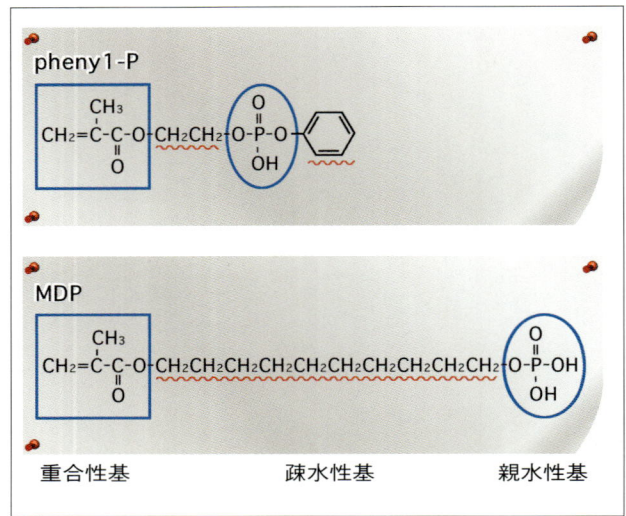

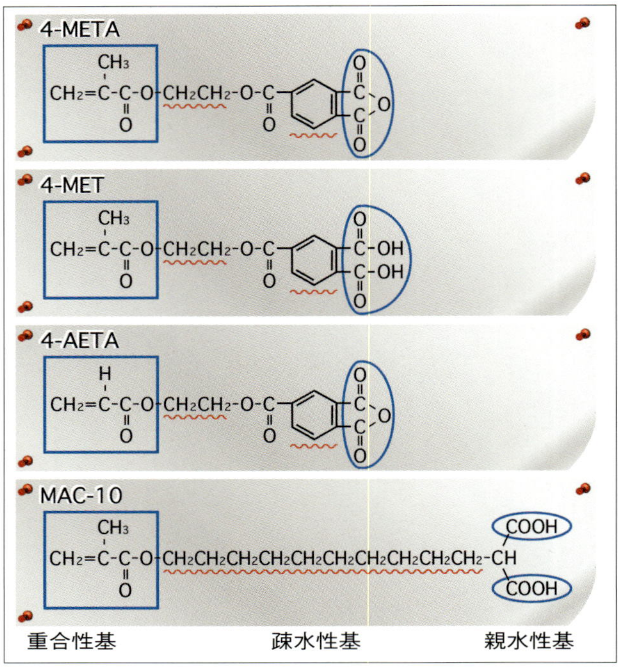

図2　リン酸エステル系接着性モノマー（Phenyl-pとMDP）の構造式.

▶図3　カルボン酸系接着性モノマー（4-META，4-MET，4-AETA，MAC-10）の構造式.

ステル系接着性モノマーPhenyl-Pが導入されており，象牙質への接着を可能とした[8]（図2）.

1987年には，光重合型ボンディング材として「クリアフィルフォトボンド」が発表され，Phenyl-Pに代わって新しい接着性モノマーMDPが導入された．一方，サンメディカルでは中林の指導のもとに1978年にカルボン酸系接着性モノマーである4-METAを開発し，1982年に4-META/MMA-TBBレジンを「スーパーボンド」として発表した（図3）.

中林はこの製品で世界で初めて酸処理した象牙質の表層の脱灰コラーゲン層にレジンが浸透硬化して樹脂含浸層が生成されたとしている[9]．スーパーボンドは主としてクラウンを合着するレジンセメントとして使われていたが，1990年にはスーパーボンドDライナーとしてコンポジットレジン修復用に発表された．また松風は1985年に国産初の可視光線重合型接着システムとしてライトフィルボンドを発売している.

3ステップシステム

1990年代に入り，脱灰象牙質へのボンディング材の浸透を促進するために，プライマーが国内外で開発された．接着性レジンモノマーのほか，代表的な親水性モノマーであるHEMAの水溶液やアセトン，エタノール溶液がプライマーとして用いられている（図4）．1991年に杉崎は，リン酸エッチング後に水洗乾燥を得ると脱灰象牙質表層のコラーゲン線維が収縮し，ボンディングレジンのコラーゲン層への浸透が阻害されることを明らかにした[10].

この結果をもとに，1991年クラレメディカルより5-MNSAを含むSAプライマーを組みこんだ3ステップシステムであるクリアフィルライナーボンドが発表された．このシステムの原理は，プライマーを塗布することで象牙質表面の収縮したコラーゲン層を回復させ，ボンディングレジンの浸透を容易にするというもので，1990年代に発表された世界の3ステップシステムの原型となった（図5）．また3ステップシステムによる樹脂含浸層の微細形態学的な詳細が，PashleyらやVan Meerbeekらにより明らかにされた[11〜14]（図5）.

1992年には松風が独自に開発した4-AETをプライマーに含むインパーバボンドを発表した．1994年にはジーシーがボンドウェルLCを発表し，スリーエムヘルスケアもスコッチボンドマルチパーパスを発表した.

[3ステップシステム]

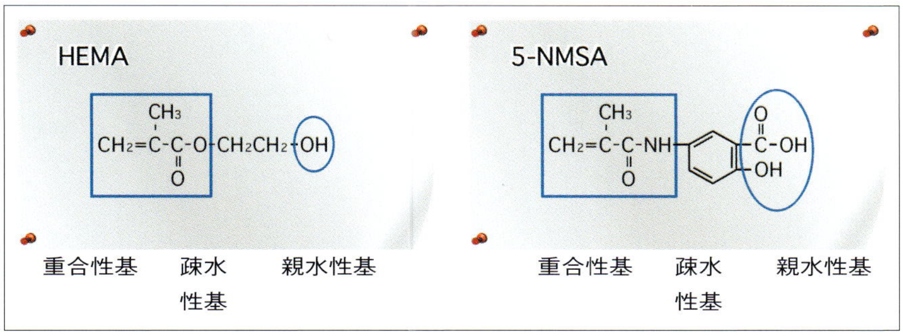

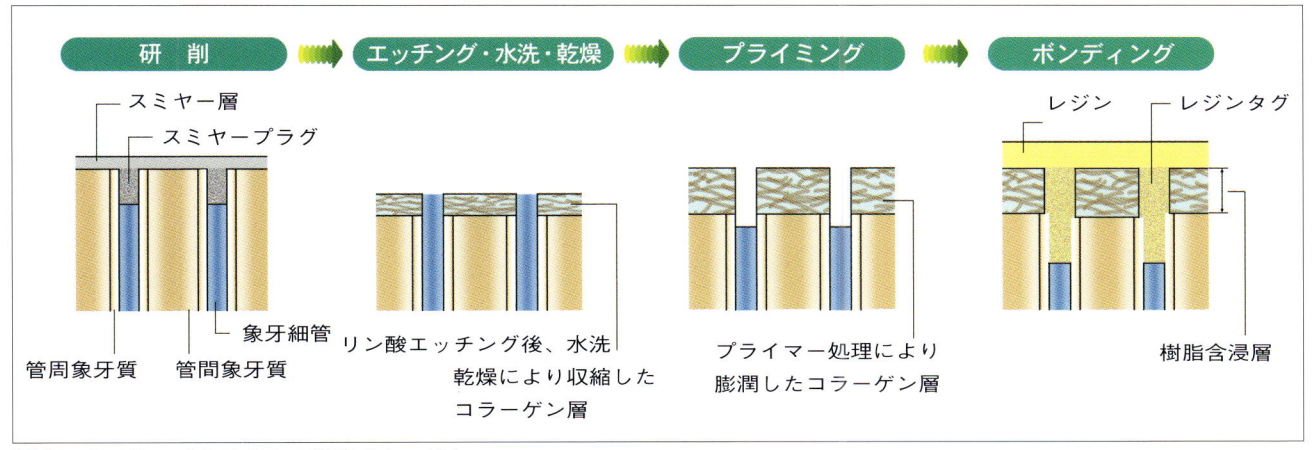

図4　親水性モノマー（HEMAと5-MNSA）の構造式．

図5　3ステップシステムの接着メカニズム．

セルフエッチングシステム

1990年代前半に登場した3ステップシステムは，接着性能が大きく向上したにもかかわらず，処理ステップ数が増え，テクニックセンシティブな面もあり，一般の開業医からは決して好評とはいえなかった[15]．

そこで，より簡便・確実な接着システムとして開発され登場したものが，2ステップのセルフエッチングシステムである．これはエッチングとプライミングの機能を併せもつセルフエッチングプライマーで歯面処理する方法で，1993年にクラレメディカルよりクリアフィルライナーボンドⅡとして発売された．このシステムには酸性モノマーとしてリン酸基（-P-OH）をもつPhenyl-Pが採用されており，水，HEMAとPhenyl-Pを含むpH2前後のセルフエッチングプライマーがスミヤー層を溶解し，厚さ1μm以下の薄い樹脂含浸層を形成する（図6）．

一方，松風ではセルフエッチングプライマーにカルボキシル基（-COOH）をもつ酸性モノマーである4-AETを含有させ，2ステップのフルオロボンドを1996年に発表した（図7）．ジーシーも4-METAを水で加水分解することによって水溶液中に溶解し，4-MET水溶液のセルフエッチングプライマーを開発し，ユニフィルボンドとして発売した．

トクヤマデンタルも，カルボキシル基を有するMAC-10を含有するセルフエッチングプライマーを開発し，1997年にトクソーマックボンドⅡとして発売した．このシステムの特徴は，モノマーがスミヤー層と象牙質を溶解しながら象牙質内に拡散するため，残留脱灰象牙質層が生じにくいことである．

クラレメディカルではMDPを含むセルフエッチングプライマーを開発してライナーボンドⅡを1998年に，さらに簡便性を追求したメガボンドを1999年に発売した（図8）．

これら各社が開発した製品は接着強さが25〜30MPaと高いことから国内はもとより世界中に浸透した[16]．

[セルフエッチングシステム]

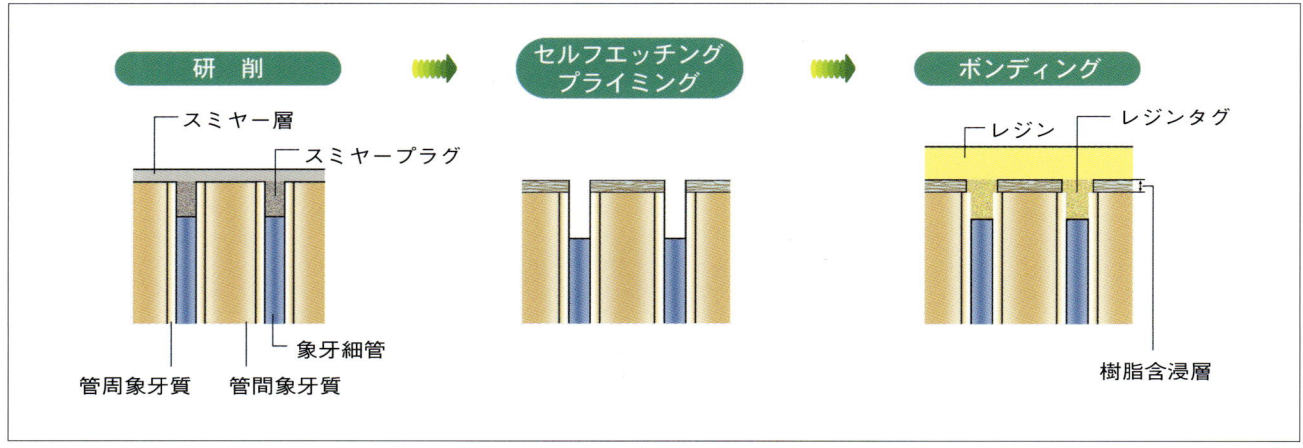

図6 セルフエッチングシステムの接着メカニズム．

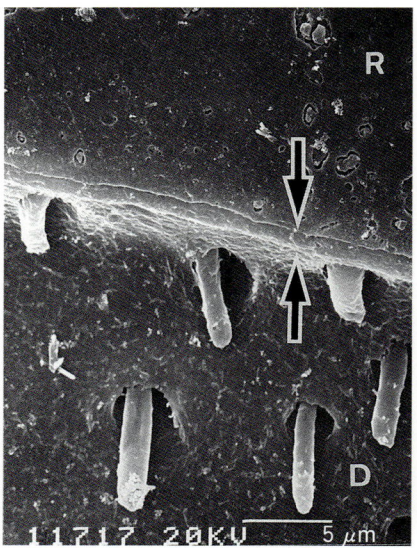
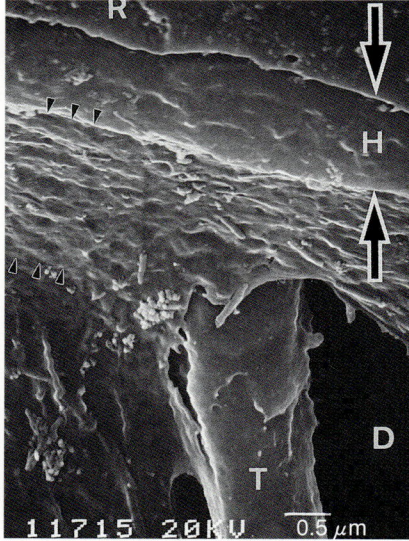

図7a｜図7b

図7 セルフエッチングシステムであるフルオロボンド（松風）により形成された樹脂含浸層の電子顕微鏡像．
図7a 樹脂含浸層（矢印で挟まれた層）の厚さは薄く，1mm程度である．
図7b 図7aの強拡大像．
H：樹脂含浸層
D：象牙質
R：ボンディングレジン
▲で挟まれている部分は樹脂含浸層直下にあるレジンモノマー浸透層（移行層）である．

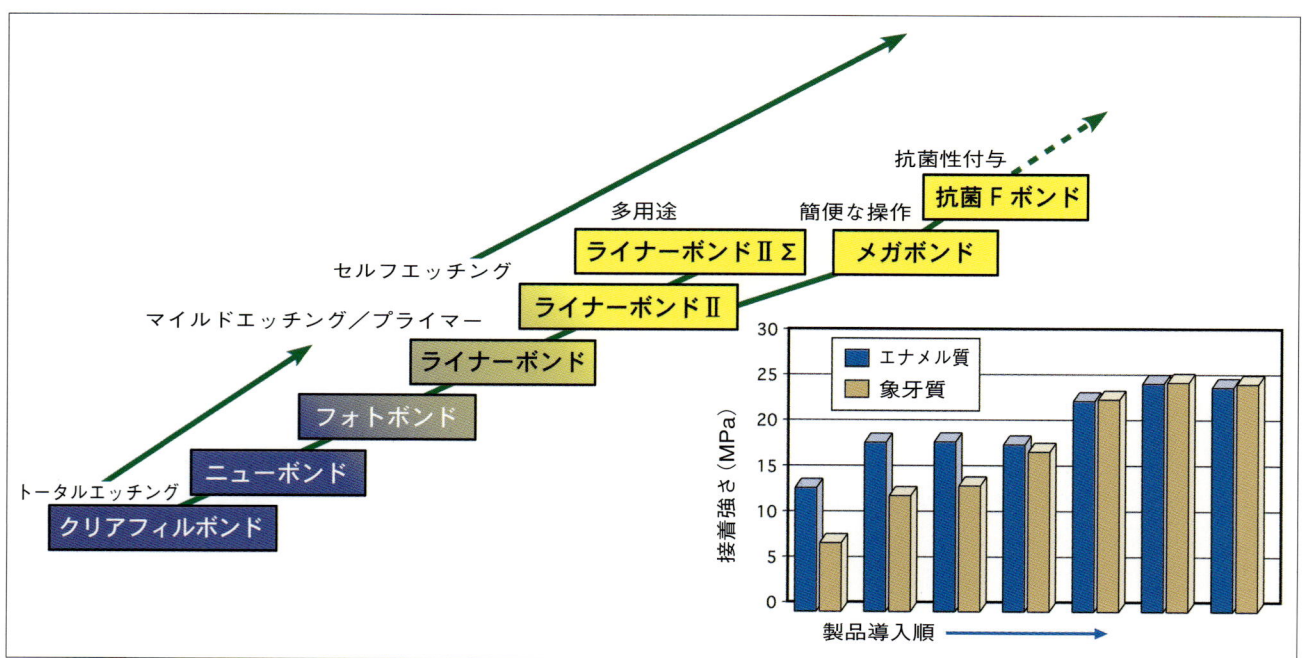

図8 クラレメディカルの開発した接着システムの変遷（コンセプトと接着強さ）．

[ウェットボンディングシステム]

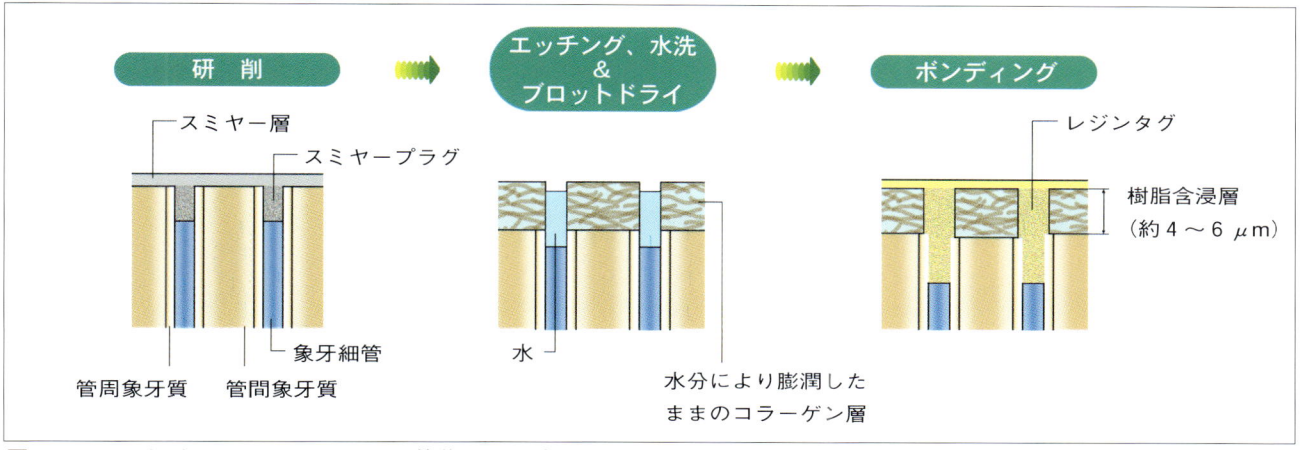

図9 ウェットボンディングシステムの接着メカニズム．

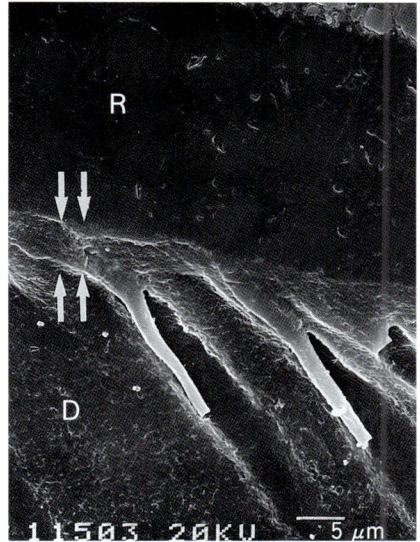
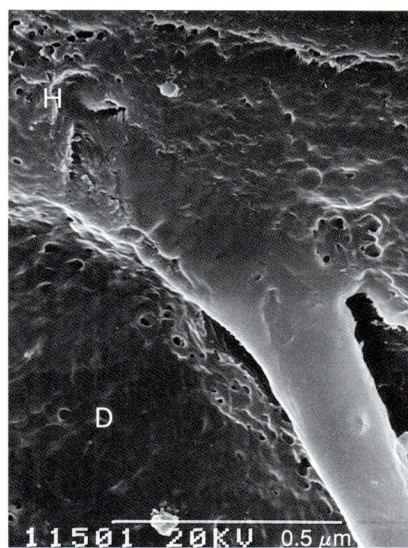

図10 ウェットボンディングシステムであるシングルボンド（3M／ESPE）により形成された樹脂含浸層の電子顕微鏡写真．
図10a 樹脂含浸層（矢印で挟まれた層）の厚さはセルフエッチングに比べて大きい．
図10b 図10aの強拡大像
H：樹脂含浸層
D：象牙質
R：ボンディングレジン

ウェットボンディングシステム

国内でセルフエッチングシステムが主流になったのとは対照的に，1990年代のアメリカではウェットボンディングシステムが主流となった．このシステムはKancaが発表したもので，リン酸エッチング後の歯面を乾燥させずに水分を残したままの状態とし，親水性の高いボンディング材を塗布するものである[17]（図9）．

このシステムを採用した製品には3M／ESPEのシングルボンド，Biscoのワンステップ，Kerr（サイブロン・デンタル）のオプチボンドソロ（プラス），デンツプライ三金のプライム＆ボンド2，SDI社のStaeなどが挙げられる．このシステムは，脱灰後の水を含んだコラーゲン層に水分を含んだボンディング材を浸透させるもので，30MPa以上の高い接着強さを発揮し，4〜6μmの厚い樹脂含浸層を形成する（図10）．脱灰象牙質全体にレジン成分を分散することは極めて困難であり，樹脂含浸層の耐久性に問題があることが指摘されている[18]．

1ステップシステム(オールインワンタイプ)

2000年前後になって，ボンディングレジンにエッチング機能をもたせたいわゆるオールインワンタイプと呼ばれるシステムが登場し，現在急速に普及しつつある．1ステップのために，その成分はエッチ

[1ステップシステム(オールインワンタイプ)]

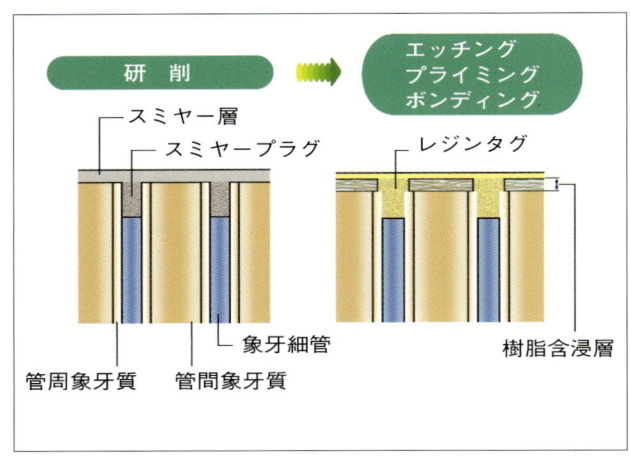

図11　1ステップシステムの接着メカニズム．

表2　接着レジンシステムの分類とその特徴．

システムの分類	セルフエッチングプライマー	ウェットボンド	1ステップ
長所	①リン酸エッチングに比べ歯質の脱灰量は少ない ②樹脂含浸層へのレジンモノマーの浸透が比較的均一 ③接着強さが比較的安定 ④術後の知覚過敏が少ない	①リン酸エッチングを利用しているので，エナメル質にも強く接着する ②象牙質に厚い樹脂含浸層を生成する	①操作手順がもっとも少ない ②歯質の脱灰量はもっとも少ない
短所	①エナメル質接着がやや弱い ②酸処理後水洗をしないので，スミヤー層や細菌の残留が生じる可能性がある ③樹脂含浸層がやや薄い	①脱灰した象牙質にレジンモノマーが十分浸透しにくい ②1～2度の塗布では十分ではない ③歯面のウェット状態の判断が難しい	①レジンモノマーの浸透にやや不安がある ②水洗をしないので，スミヤー層や細菌の残留が生じる可能性がある ③接着強さがやや低い
製品	クリアフィルメガボンド(クラレメディカル) フルオロボンド(松風) マックボンド2(トクヤマデンタル) ユニフィルボンド(ジーシー)	シングルボンド(3M／ESPE) オプチボンドソロ(Kerr) ステイ(SDI) ワンステップ(Bisco)	ワンナップボンドF(トクヤマデンタル) リアクトマーボンド(松風) AQボンドプラス(サンメディカル) G-ボンド(ジーシー) アブソリュート(デンツプライ三金)

ングに必要なHEMAおよびボンディングに必要なジメタクリレートから成り，スミヤー層を部分的に溶解し極めて薄い樹脂含浸層を形成する(図11)．

　1ステップの先駆としてはデンツプライ三金からクシーノCFボンドとサンメディカルからAQボンドが発売されている．また松風から，グラスアイオノマー反応層を取り込んだリアクトマーボンドが発売されている．さらにトクヤマデンタルからはワンナップボンドFが発売され，ジーシーからはG-ボンドが発売された．

接着性レジンの分類とその特徴

　現在，世界中の臨床家に使用されているシステムを分類すると，①セルフエッチングシステム，②1ステップシステム，③ウェットボンディングシステム，の3つに大別できる．各システムの分類とその長所，短所をまとめたものが表2である[19]．

セルフエッチングシステム

　接着性能から考えると現在最も評価が高いのが，

[セルフエッチングシステムの製品]

表3 セルフエッチングシステムの製品とその主成分.

製　品	メーカー	主　成　分
クリアフィルメガボンド	クラレメディカル	[プライマー] MDP，HEMA，ジメタクリレート，水，光触媒 [ボンディング材] MDP，HEMA，ジメタクリレート，マイクロフィラー，光重合触媒
フルオロボンド	松風	[プライマー] 4-AET，HEMA，光触媒，水 [ボンディング材] 4-AET，HEMA，UDMA 　　　　　　　　フッ素徐放性マイクロフィラー(PRG)，光触媒
マックボンド2	トクヤマデンタル	[プライマー] MAC-10，リン酸系モノマー，アルコール，水，光触媒 [ボンディング材] MAC-10，HEMA，Bis-GMA，TEGDMA，光触媒
ユニフィルボンド	ジーシー	[プライマー] 4-AET，HEMA，水，エタノール [ボンディング材] HEMA，VDMA，マイクロフィラー，光触媒

[クリアフィルメガボンド]

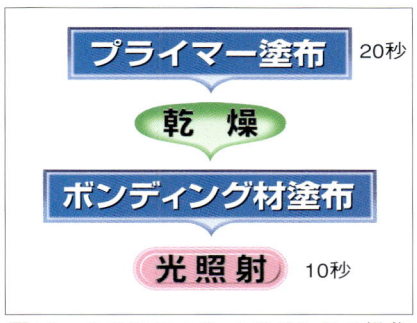

図12　クリアフィルメガボンドの操作手順.

[フルオロボンド]

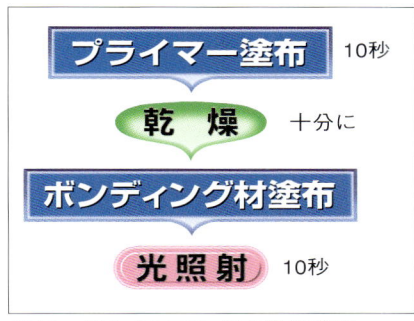

図13　フルオロボンドの操作手順.

[ユニフィルボンド]

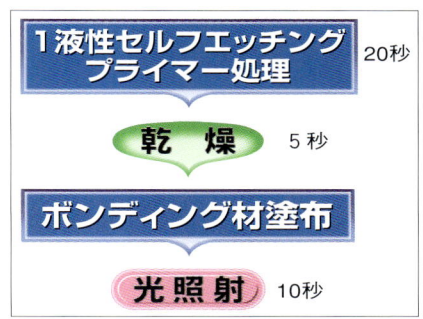

図14　ユニフィルボンドの操作手順.

セルフエッチングプライマーとボンディング材からなる2ステップタイプのセルフエッチングシステムである（表3）．

[クリアフィルメガボンド]

クラレメディカルで開発され1999年から市販されており，北米市場でも評価が高い．MDPを含むプライマーを20秒間窩洞全体に塗布し，乾燥後ボンドを塗布しマイルドエアーで窩洞全体になじませた後に光照射を10秒行う（図12）．ボンディング材層の厚さは80〜100μmくらいの方が接着強さが高いとされている．

[フルオロボンド]

松風から1996年に発売されており，4-AETを含むFBプライマーを混和後窩洞全体に10秒間塗布し，十分乾燥後にFBボンドを塗布し，10秒間光照射を行う（図13）．グラスアイオノマー反応相を取り込んだPRG（pre-reacted-glass）フィラーを含有しており，フッ素徐放性を有することから長期安定性がよいとされる．

[ユニフィルボンド]

ジーシーから1998年に市販され，4-METを含む1液性のプライマーを20秒間窩洞に塗布し，5秒乾燥後に，ボンディング材を塗布し10秒間光照射を行う（図14）．

1ステップシステム

2000年以降，世界中で急速にシェアを伸ばしているのがエッチング，プライミング，ボンディングの処理を1回で済ませてしまう1ステップシステム（オールインワンタイプ）である（表4）．

［1ステップシステムの製品］

表4　1ステップシステムの製品とその主成分．

製　品	メーカー	主　成　分
ワンナップボンドF	トクヤマデンタル	［2液型］A液：リン酸モノマー，MAC-10，ジメタクリレート ［2液型］B液：MMA，HEMA，水，フルオロアルミノシリケートガラス，ボレート系光触媒
リアクトマーボンド	松風	［2　液　型］4-AET, 4-AETA, HEMA, VDMA, PRGフィラー フルオロアミノシリケートガラス，光触媒，水，アセトン
AQボンド AQボンドプラス	サンメディカル	［1　液　型］4-META, UDMA, MMA，水，アセトン，光触媒 ［エポンジュ］p-トルエンスルフィン酸
G-ボンド	ジーシー	［1　液　型］4-MET，リン酸エステル系モノマー，UDMA，水，光触媒

［ワンナップボンドF］

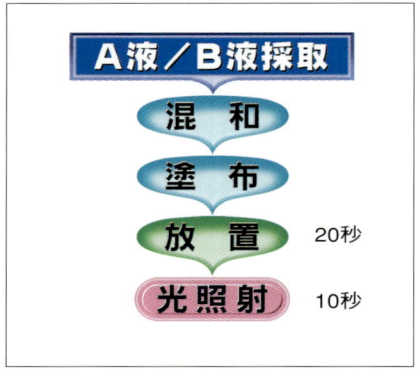

図15　ワンナップボンドFの操作手順．

［AQボンド／AQボンドプラス］

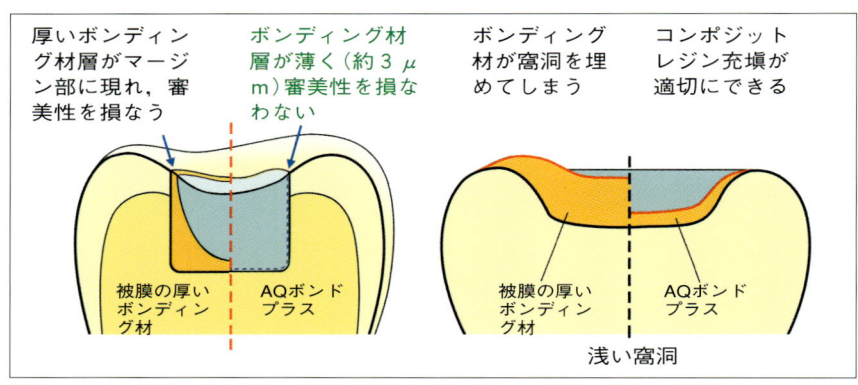

図16　コンポジットレジン充填に及ぼすボンディング材の厚みの影響．

［リアクトマーボンド］

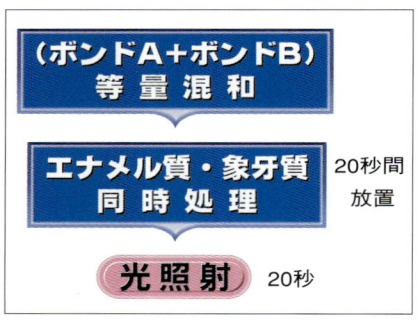

図17　リアクトマーボンドの操作手順．

［ワンナップボンドF］

　トクヤマデンタルより1999年に市販され，リン酸モノマーMAC-10，ジメタクリレート，HEMAの他にボレート系光触媒を含む2液型のシステムである．混和するとピンク色に変わり，塗布して20秒後放置後，10秒間光照射すると黄色から無色になるという極めてユニークなものである．

　1ステップシステムの接着性能は2ステップのものと比べると劣る傾向があるものの，このシステムは比較的高い接着強さを発揮し，フッ素徐放性も有している（図15）．

［AQボンド／AQボンドプラス］

　1999年にサンメディカルより発売され，被膜が非常に薄い1液型のシステムである．4-METAを含みエッチング，プライミング，ボンディングの機能

1-1 修復材料の歴史，分類，概説

[G-ボンド]

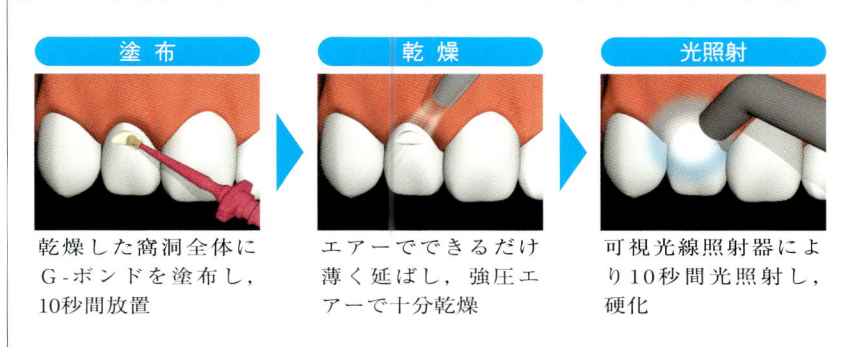

図18　G-ボンドの操作手順．

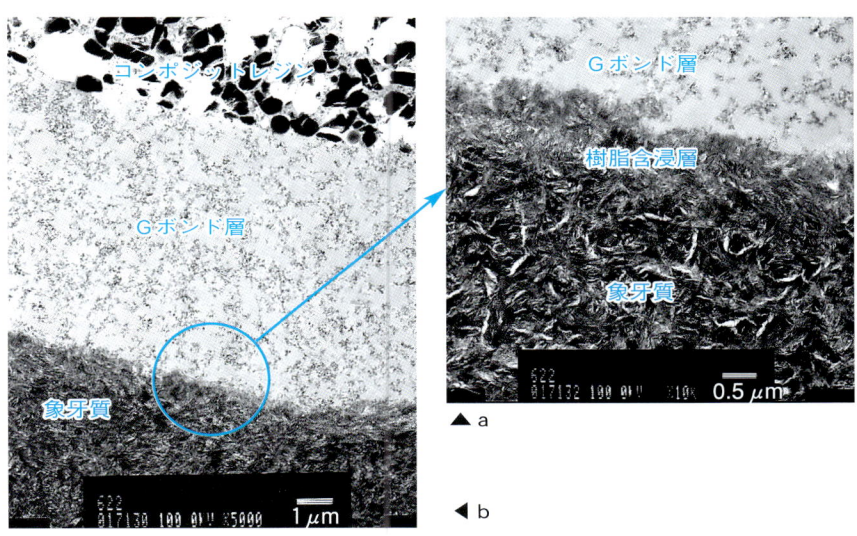

図19　G-ボンドの接着界面の透過型電子顕微鏡像．
a　G-ボンドの厚さは10μm以下と薄いことが観察される．
b　象牙質とG-ボンドの界面には非常に薄い樹脂含浸層（0.5μm）が観察される．この樹脂含浸層を観察すると，ヒドロキシアパタイトが多く残存しており，このヒドロキシアパタイトと機能性モノマーの化学結合が期待され，これまでのボンディングシステムの樹脂含浸層に比べて，長期的に安定した接着強さが維持できるものと期待される．

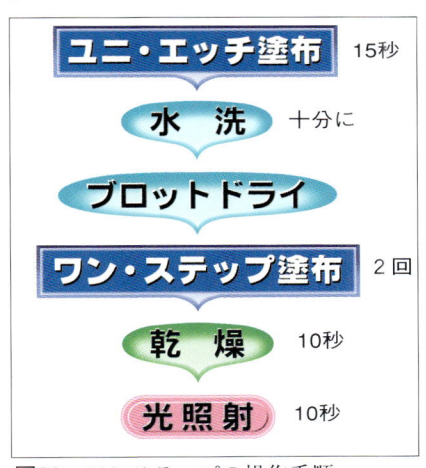

図20　ワンステップの操作手順．

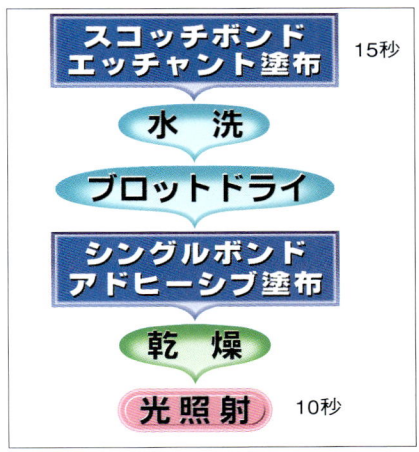

図21　シングルボンドの操作手順．

を凝集させた液材は，接着促進成分が吸着したスポンジ（エポンジュ）と接触させて使用する（図16）．

さらにすべての光重合器の波長に対応するAQボンドプラスが2003年に発売された．操作性と審美性に優れたシステムといえる．

[リアクトマーボンド]

2000年に松風より発売されたフッ素徐放性の2液混合型の1ステップシステムである．光および化学重合に加えグラスアイオノマー反応を接着機構に取り込んだユニークなシステムである。これは水の存

在下でグラスアイオノマーフィラーとカルボン酸系接着材である 4-AET および 4-AETA が酸-塩基反応することによるものである．

ボンド A とボンド B を等量混和して窩洞に 20 秒間放置後エアーブローして 20 秒間光重合する．接着界面には極めて薄い樹脂含浸層が形成されている（図17）．

[G-ボンド]

2004 年にジーシーより発売された 1 液型 1 ステップシステムであり，4-MET に加えて新規リン酸エステル系モノマーを配合し，より安定性の高い接着強さを発揮する．乾燥した窩洞全体に G-ボンドを塗布し 10 秒間放置し，10 秒間光照射する（図18）．G-ボンド層はわずか 10μm 以下であり，目立たず，密着性の高い修復が可能である．

さらに G-ボンドの接着界面を TEM で観察した結果，0.5μm 以下の極めて薄い化学的反応層が生じていた（図19）．この層をナノ-インターラクションゾーン（Nano-interaction Zone／NIZ）と称している．

ウェットボンディングシステム

ボンディング材にプライマー機能を持たせることにより，操作ステップを簡略化した接着システムである．

[ワンステップ]

米国の Bisco 社で開発され，1996 年から市販されている（図20）．

① ユニエッチ
↓　32％リン酸ゲル，トータルエッチング 15 秒，水洗，ブロットドライ
② ワンステップ
　　Bis-GMA，BPDM，DMPT，アセトン，HEMA，光重合触媒 2 回塗布，10 秒乾燥，光照射 10 秒

[シングルボンド]

米国の 3M／ESPE により開発され，1997 年から市販されている接着システムである（図21）．

① スコッチボンド エッチャント
↓　32％リン酸ゲル，トータルエッチング 15 秒，水洗，ブロットドライ
② シングルボンドアドヒーシブ
　　HEMA，Bis-GMA，メタクリレート，ポリカルボン酸共重合体，エタノール，水，光重合触媒
　　2 回塗布，乾燥，光照射 10 秒

グラスアイオノマーセメントの歴史

接着性レジンとグラスアイオノマーセメント

現在，歯冠色の修復材料としては，接着性コンポジットレジンとグラスアイオノマーセメントの 2 つがあげられる．両者は，組成や硬化機構をはじめ物性が全く異なり，修復に際してはそれぞれ適応・不適応がある．

接着性コンポジットレジン修復は，優れた物性と接着強さにより，歯質の代替物として現在最も多用されている．一方，グラスアイオノマーはフッ素を徐放することで抗う蝕性を発揮する生物学的な面を持つ材料である．

グラスアイオノマーセメントとは

構成成分に水を含むというのがグラスアイオノマーセメントの決め手である．生体親和性があり，フッ素が溶出するのはこのためである．したがって成分に水を含まない，たとえばコンポマーのような材料はグラスアイオノマーに分類されない．

グラスアイオノマーは，国際的には ISO 規格で国内的には JIS 規格で「水を構成成分とするセメントで，用途は修復，合着，シーラント，裏層，支台築造である」と定義されている．

グラスアイオノマーセメントのルーツ

グラスアイオノマーセメントのルーツはシリケートセメントにある．1873 年に Thomas Fletcher が

表1　従来型およびレジン添加型グラスアイオノマーセメントの基本的な組成と硬化機構

		組成	硬化機構
従来型グラスアイオノマーセメント	粉末	・フッ化アルミノシリケートグラス　［シリカ（SiO_2），アルミナ（Al_2O_3），フッ化アルミニウム（AlF_3）］ ・他，Ca, Sr, Zn, K, Na, La, P などが使われる．Sr, La はX線造影性を付与する．	酸−塩基反応（セメント反応）のみ．
	液	・ポリカルボン酸水溶液　［アクリル酸/イタコン酸/マレイン酸の共重合体水溶液］ ・酒石酸，水	
レジン添加型グラスアイオノマーセメント	粉末	・フッ化アルミノシリケートグラス ・重合促進剤	酸−塩基反応（セメント反応）にレジン重合反応が加わる． 重合の種類と組み合わせによって，以下の3種に分れる． ①光重合のみ ②化学重合のみ ③光重合＋化学重合
	液	・ポリカルボン酸水溶液 ・酒石酸，水 ・水溶性メタクリレートモノマー（HEMAなど） ・（光・化学）重合開始剤	

前歯に使える修復材料，すなわち歯冠色の充塡材料としてシリケートセメントを開発した．アルミノシリケートグラス粉末とリン酸溶液を成分とするこのセメントは，唯一の歯冠色修復材料として，当時の臨床に確固たる地位を占めていた．しかし唾液に対する高い溶解性と，何より歯髄為害性ありとの報告が相次いだことで，このセメントはやがて臨床の場から姿を消していった．

しかし後日，このセメントにはひとつ素晴らしい特性があることがわかった．それは成分にフッ素を含んでいるため抗う蝕性を有し，実際に二次う蝕が少なかったことである．グラスアイオノマー開発のテクノロジーは，このような特性を有するシリケートセメントから引き継がれたものである．

グラスアイオノマーセメントの誕生

最初のグラスアイオノマーセメントは，1969年英国国立化学研究所のWilsonとKentによって開発された．当初（1975年）は，粉末であるアルミノシリケートグラス（Alumino-Silicate glass）と，ポリアクリル酸（Polyacrylic Acid）水溶液で練和したものが主体で，粉と液の頭文字をとってASPA（アスパ）セメントとして製品化された．

その後，英国のMcLeanらが加わり，セメントの粉末や液の組成にさまざまな改良が加えられ，とくにアクリル酸・イタコン酸・マレイン酸の共重合体（コポリマー）水溶液が開発されたことで，安定したセメント硬化体が得られるようになった．

レジン添加型グラスアイオノマーの誕生

グラスアイオノマーセメントは，材料の感水性（初期硬化するまでの間に水に触れると物性が劣化すること）や脆性（陶材に代表される硬いがもろい物性）などがうとまれて，とくにわが国では接着性コンポジットレジンほど臨床応用が広がらなかった．

こうしたグラスアイオノマーの欠点を大きく改良したのが，レジンテクノロジーの導入である[20]．グラスアイオノマーに光重合レジンを配合することで，セメントは光照射により瞬時に硬化する．これにより，セメント最大の欠点であった感水性が避けられるようになった．またレジン成分の靱性が加わり，セメントの強度は大きく向上し，その臨床応用が飛躍的に拡大した．

表2 物性と臨床的特長

	従来型グラスアイオノマーセメント	レジン添加型グラスアイオノマーセメント	接着性コンポジットレジン
フッ素の溶出	大	中	小
歯面の状態	完全にコントロールされていなくてもある程度接着する	完全にコントロールされていなくてもある程度接着する	完全にコントロールされていないと接着しない
感水性	あり	なし	なし
強度	小	中	大
摩耗	中	大	小
歯質への接着強さ	小	中	大
表面あらさ	大	中	小
変色	中	大	小
操作時間の余裕	小（セメント反応で硬化するため）	小（セメント反応で硬化するため）	大
歯髄刺激	少ない	少ない	少ない
操作性	不良：粉液を練和するため	不良：粉液を練和するため	良：ワンペーストで練和不要のため
窩壁の前処理（コンディショニング）	処理なしで接着するが、処理で接着強さは向上する	必要	必要
X線不透過性	あり	あり	あり

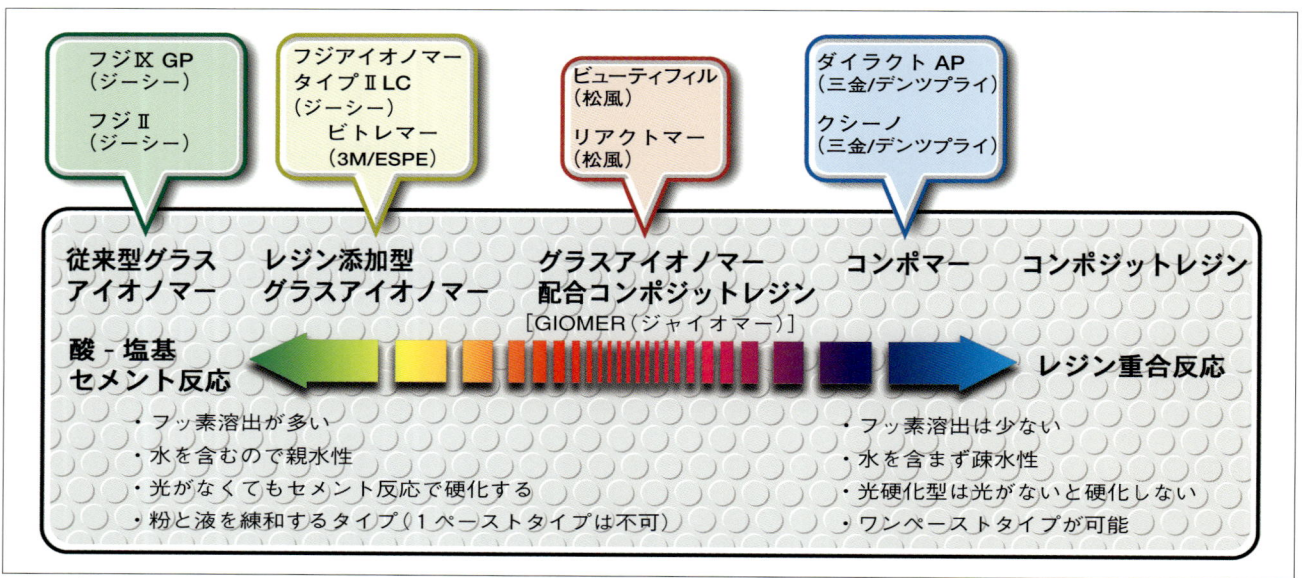

図1 各種修復材料の位置関係．左に近いほどグラスアイオノマーセメント本来の性質に近く、右に近ければレジンの性質に近い．

グラスアイオノマーセメントの分類と特徴

現在、グラスアイオノマーセメントは、従来型とレジン添加型に分類される．それぞれの基本的な組成と硬化機構を表1に示した．ISO規格およびJIS規格の分類では、従来型は酸-塩基反応（セメント反応）のみで硬化するもの、レジン添加型は酸-塩基反応に加えて、①光重合レジン反応、②化学重合レジン反応、③光重合と化学重合反応、が加わったもの3種に分類されている．

従来型とレジン添加型の比較

表2に従来型とレジン添加型グラスアイオノマーセメントの物性や臨床的特長を接着性コンポジットレジンとの比較でおおまかに示した．図1は、グラ

スアイオノマーとコンポジットレジンの間に生まれた新たな材料のカテゴリーを，アイオノマー成分とレジン成分を有する比率によって並べてみたものである．レジンとグラスアイオノマーの特長をハイブリッドさせた理想の修復材を目指して，メーカーは新規材料の開発に取り組んでいる．

グラスアイオノマー最大の特長はフッ素を徐放することである

フッ素は，歯質の再石灰化を促し，フルオロアパタイトを生成する．また，う蝕原性細菌の発育を抑制する働きもある．う蝕治療のミニマルインターベンションを支える修復材料として，グラスアイオノマーセメントに期待が集まる所以である．ここで，グラスアイオノマーのフッ素徐放が持つ臨床的意義について以下に解説する．

[フッ素がう蝕を抑制するメカニズムは？]

現在，次のように考えられている．
① 歯質のヒドロキシアパタイトが，より耐酸性に優れたフルオロアパタイトに変わり，歯質の耐酸性が向上する．また最近では，フッ素が象牙質に取り込まれなくても，ごく低濃度のフッ素が周囲に存在するだけで，象牙質の脱灰が抑制される可能性も示されている．
② フッ素がプラーク内に蓄積すると，糖からの酸産生が抑制される．
③ フッ素が吸着すると歯面の表面エネルギーが低下し，プラークが歯面に粘着しにくくなる．
④ フッ素はう蝕原性細菌の発育を抑制することが確認されている[21]．

[フッ素はう蝕原性細菌の発育を阻害するか？]

細菌の透過膜に作用して細菌の糖代謝を阻害すると説明されている．フッ素は細菌の発育を阻害するが，少ない濃度では発現しないと考えられている[22]．

[アイオノマーとレジンのフッ素溶出の差は？]

グラスアイオノマーは，もともと構成成分にフッ素を含むので，フッ素は自然に無理なく溶出してくる．これに対し水を構成成分としないコンポジットレジンには，何らかの形でフッ素を組み込み，溶出するよう設計しなければならない．またグラスアイオノマーは親水性であるが，レジンは疎水性である．フッ素は水のある環境下で溶出するから，親水性のグラスアイオノマーはこの点でも有利である．

このようにグラスアイオノマーとコンポジットレジンのフッ素溶出能力には大きな差がある．今の技術では，溶出するフッ素の量は圧倒的にグラスアイオノマーの方が多い．

[従来型とレジン添加型でフッ素溶出に差があるか？]

従来型のグラスアイオノマーのフッ素溶出量が最も大きい．レジン系材料のなかでは新規の材料で，グラスアイオノマー配合コンポジットレジンに分類されているもの（図1）が，今のところ最もフッ素を溶出し，抗う蝕性が期待できる．

[フッ素は根面う蝕に有効か？]

フッ素を多く含有する歯磨剤の使用は，根面う蝕を抑制するのに非常に有効であることがわかっている．これは，フッ素がう蝕原性細菌叢の糖代謝と酸産生を阻害し，再石灰化が起こりやすい環境を作ることによると考えられている[23]．グラスアイオノマーは根面う蝕の進行を抑制することが実験的には証明されている[24]．

[エナメル質と象牙質でフッ素取り込みに差があるか？]

象牙質はエナメル質よりフッ素を多く取り込むと報告されている．理由は，象牙質の方がエナメル質より，①構造が粗である，②水分を多く含む，③結晶が小さい，④有機質が多い（象牙質のコラーゲンやタンパク質はグラスアイオノマーから多くのフッ素を取り込み，強く結合すると報告されている）などがあげられている[25]．

[セメント硬化後のフッ素徐放はなぜ起こるか？]

フッ素は，グラスアイオノマーの粉末であるフルオロアルミノシリケートグラスに含まれている．硬化したグラスアイオノマーが水分を吸収して，粉末からフッ素がセメントマトリックス中に出てきて，外に溶出する．硬化初期，たとえば24時間後には多くのフッ素が溶出するが，これはセメントの表層に局在しているフッ素が溶出してくるためである．こ

のあとは，時間とともに平衡状態になり徐放へと移行する．これはセメント内部のフッ素が表層に拡散してきて溶出するためである[26]．

[フッ素の溶出はどれくらいの続くか？]

従来型のグラスアイオノマーからは，少なくとも18か月間フッ素が溶出するという報告がある．溶出するフッ素は，グラスアイオノマーに含まれるフッ素の4.5%にしか過ぎないとされている[27]．

[フッ素が溶出するとセメントの物性は低下するか？]

フッ素はグラスアイオノマーセメント硬化体の骨格構造には存在しないので，フッ素を長期的に溶出しても，物性には何ら影響がないと報告されている[28]．

[グラスアイオノマーはフッ素を取り込むか？]

グラスアイオノマーのフッ素取り込みについては，多くの報告がある．充填直後にみられるフッ素の大量の溶出はやがて徐放に移行するが，グラスアイオノマーは歯磨材，洗口剤，局所塗布のフッ化物などからフッ素を取り込み，蓄え，再びフッ素を溶出する．フッ素と接触するたびに取り込みと放出が起きる．これは，抗う蝕の点で大変有利な物性である[29]．

接着性コンポジットレジン修復か，グラスアイオノマーセメント修復かの判断

感染歯質が通法どおり除去できて，窩洞の汚染も心配ない場合は，迷わず接着性コンポジットレジン修復を選ぶ．表2に示すとおり，今のところ強度，審美性，接着性でレジンを越えるグラスアイオノマーセメントはない．したがってわれわれの臨床においては，う蝕治療のほとんどが接着性コンポジットレジンの適応である．

しかし日常の臨床では，感染歯質が取り切れない，感染歯質であっても残したい，防湿が困難である，う蝕リスクが高い，などノーマルでない状況下で修復せざるを得ない場合が必ずある．このような場面では，接着性コンポジットレジンは選択できない．なぜなら，レジンは完全にコントロールされていない歯面には接着しないからである．このようなときにグラスアイオノマーの抗う蝕性，歯質に対する化学的接着性，とくに汚染された歯面をある程度許容するファジーな性質が活かされる．このようにグラスアイオノマーは，従来型もレジン添加型も，多用されることはないが，日常の臨床に欠かすことのできない修復材料である．

期待されるグラスアイオノマー像

生物学的に優れた性質を持つグラスアイオノマーセメントであるが，現時点での致命的な欠点は，粉と液を練和する形式をとらざるを得ないことである．練和時に混入する無数の気泡により，物性はワンペーストタイプのコンポジットレジンに到底及ばない．現在，ペースト・ペーストタイプのグラスアイオノマーが開発されており，将来に希望をつないでいる．高い濃度のフッ素を持続的に溶出させることは，グラスアイオノマーセメントであれば可能な技術であろう．修復材に抗菌性を与えるためにはフッ素を利用するのが一番近道との考えも有力である[30]．今後，新たなテクノロジーによって，高い濃度のフッ素を歯質に向けて持続的に溶出するワンペーストタイプのグラスアイオノマーセメントが誕生することに期待したい．

参考文献

1. Tyas M J, Anusavice K J, Frencken J E and Mount G J: Minimal Intervention Dentisry - a review. Internatinal Dent J. 2000；50：1-12.
2. 河島光伸：クラレメディカルの歯科材料開発．接着歯学．2004；22：14-21.
3. 山本隆司，荒田正三，細美靖和，小里達也，大槻晴夏：4-META/MMA-TBBレジンの研究から生まれた薄膜の光重合型ボンディング材．接着歯学．2004；22：22-30.
4. 戸崎敏，広田一男：光硬化型グラスアイオノマーセメントの材料学．歯界展望．1995；86：1284-1290.
5. Davidson CL, Mjor IA: Glass-ionomer Cerments. Quintessence Publishing Co. Inc, Berlin, 1999.
6. ジーシー：Options. ジーシー社，京京，1988.
7. Buonocore MG: A simple method of increasing the adhesion of acrylic filling materials to enamel surfaces. J Dent Res. 1955；34：849-853.
8. 山内淳一：接着性コンポジットレジンとプライマー・歯科用接着性レジンと新臨床の展開，クインテッセンス出版．東京，2001；39-50.
9. 中林宜男：リン酸が象牙質に与える影響－象牙質創面の保護層としての樹脂含浸層．the Quintessence. 1985；(12)：16-27.
10. 杉崎順平：コンポジットレジンの象牙質接着性に及ぼす各種プライマーの効果に関する研究．日歯保存誌．1991；34：228-265.

11. Pashley DH, Sano H, Yoshiyama M, Ciuchi B, Carvalho RM: The effects of dentin bonding procedures on the dentin/Pnlp Complex. In: Dentin/Pulp Complex, Quitessence Publishing, Tokyo. 1996; 193-201.
12. Pashley DH: Dynamics of the pulp-dentincomples. Crit Rev Oral Biol Med. 1996; 7: 104-133.
13. Pashley DH, SanoH, Ciuchi B, Yoshiyama M, Carvalh RM: Adhesio testing of dentin boding agents. A review, Dent Mater. 1995; 11: 117-125.
14. Van Meerbeek B, WillemsG, Celis Jp, Roos JR, Bream M, Lambrechts P: Assessmet by nano-identation of the hardness and elast icity of the resin-dentin bonding area. J Dent Res. 1993; 72: 1434-1442.
15. 田上順次: 樹脂含浸層と接着システムの今後. the Quintessence. 2004; 23 (1): 73-80.
16. 日本接着歯学会編: 接着歯学, 医歯薬出版. 2002.
17. Kanca J: Inproved bond strength through acid etching of dentin and bonding to wet dentin surfaces. J Am Dent Assoc. 1992; 123: 35-43.
18. 佐野英彦: 樹脂含浸層の劣化と化学接着. the Quintessence. 2004; 23 (2): 55-61.
19. 吉山昌宏, 鳥井康弘, 糸田俊之, 西谷佳浩: MIを生かす接着材料の新展開. 別冊the Quintessence, Year Book'01. クインテッセンス出版, 東京, 2001.
20. Mitra SB: Photocurable ionomer cement system. European Pate Application 0323120 A 2. 1989.
21. Wilson AD, Nicholson JW: Chemistry of solid state materials 3, Acid-base cements- Their biomedical and industrial applications, Cambridge University Press 1993; 158.
22. Featherstone JDB: Prevention and reversal of dental caries: role of low fluoride. Commun Dent Oral Epidemiol, 1999; 27: 31-40.
23. Lynch E, Baysan A: Reversal of primary root caries using a dentifrice with a high fluoride content, Caries Res. 2001; 35 (suppl 1): 60-64.
24. 奥山克史、小松久憲、佐野英彦: in vitro におけるフッ素含有修復材料の根面う蝕進行への影響、日歯保存誌. 1998; 41: 828-840.
25. Eliades: Advances in glass-inomer cements, Quintessence Publishing, 1999; 85-101.
26. Kuhn AT, Wilson AD: The dissolution mechanism of silicate and glass-ionomer dental cements, Biomaterials. 1985; 6: 378-382.
27. Wilson AD, Groffman DM, Kuhn AT: The release of fluoride and other chemical species from a glass-ionomer cement, Biomaterials. 1985; 6: 431-433.
28. Wilson AD, McLean JW: Glass-ionomer cement.: Quintessence, Chicago, 1988; 125-130.
29. Yip HK, Smales RJ: Fluoride release and uptake by aged resin-modified glass ionomers and a polyacid-modified resin composite. International Dental Journal. 1999; 49: 217-225.
30. ten Cate JM: Consensus statements on fluoride usage and associated research questions. Caries Res. 2001; 35 (suppl 1): 71-73.

2 MIに基づく接着修復の長期症例が教えてくれること

東京都開業

齋藤季夫

ミニマルインターベンションと接着修復材料

　う蝕処置時に歯質への侵襲を最小限に止め，エナメル質の外壁を多く保存することは，患歯をより長く機能させていく．このことは臨床家の長い経験に基づき確かな事実である．

　しかし，う蝕処置の第一の目的はう蝕罹患歯質の完全除去にある．そしてこの処置によって失われた歯質を補うために人類は英知を絞り，現代の修復材料を作り上げた．

　う蝕治療のミニマルインターベンション（Minimal Intervention／MI）という概念を，歯質の削除量を少なくするだけと解釈するとしたらそれは大きな間違いになる．う蝕の処置で求められることは，歯質の削除量に関係なく，除去すべき感染歯質は完全に除去すべきである．

　現在のコンポジットレジンとその接着材は，確かに予想を超えた素晴らしい歯質の修復材料になりつつある．しかし病的歯質を残してコンポジットレジンさえ塡塞すれば，材料は周囲の病的歯質と同化して，健康な歯質に戻るかというとそこまでは完成されてはおらず，再生医学としての夢の修復材料までにはなっていない．

　そして臨床的にも解決されていない多くの問題が残っている．

　具体的にあげてみると，
①歯質については，肉眼でわからないもろく弱いエナメル質の見分け方
②残すべき軟化象牙質の鑑別法
③環境の整わない口腔内や歯の部分で再石灰化はどこまで期待できるか
などがある．

　術式についても，
①遊離エナメル質を残して感染象牙質の適正な除去は果たして可能か
②隣接面形態の付与
③器具・器材など現在のもので満足できるか
など挙げられる．

　また材料面では，
①現在のコンポジットレジン自体には歯質に接着する能力はなく，接着材を使用した現在の手法で窩洞内面すべての接着は可能か
②修復材の硬化時収縮
③象牙質の代謝と接着の経時変化の関係
などの研究・開発が必要である．

　このようにいくつもの課題がある修復材料であるが，現在の製品でいろいろな処置ができるようになっており，これらの材料を使ってMIのコンセプトに則った治療処置が行われるべきである．たとえばう蝕以外にも，動揺歯の固定，歯の形態補正，さらにブリッジの作製ではほとんど**健全歯質を削除することなく欠損補綴することが可能になっている**．

[症例1-2-1] 歯頸部楔状欠損　パラカーフ修復　24年経過観察

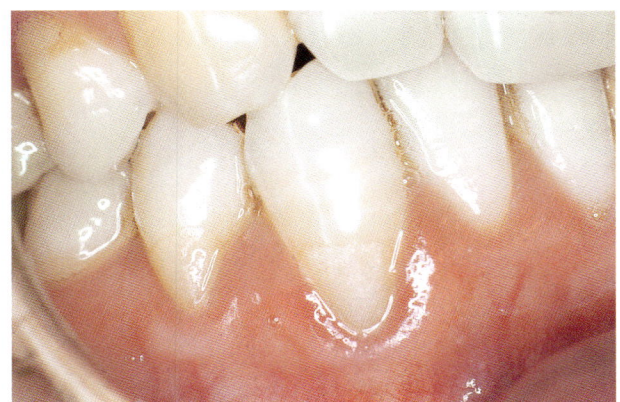

1-2-1a ④③の歯頸部楔状欠損をパラカーフ（PMMA系レジン）で修復（保持形態を作らない接着修復）を行った1年経過時の写真（1975.5.15）．

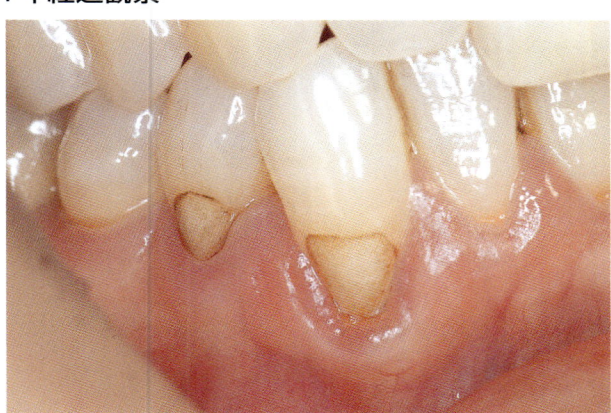

1-2-1b 24年経過時の所見（1999.2.17）．変色はしているがこの症例を含めレジンの脱落例は少ない．

　このように接着修復材とその応用は歯の寿命を人為的に短くする歯科処置を歯科から排除できる材料，方法にまで成長していることは確かである．

　しかし，現在の臨床ではミニマルインターベンションに則ったより良い修復が可能な症例にも，従来型の治療のポーセレン冠，ブリッジなどの製作を行い，健全歯エナメル質の削除はもちろん，便宜抜髄さえもが日常行われている．

　筆者は，最少の切削で修復が行える接着修復の黎明期から，次々に作られてきた修復材料を臨床応用し，接着修復症例の経過観察を長期間行ってきた．これらの症例を紹介しながら，接着修復法について考察したい．読者諸兄の臨床の一助になることを願っている．

修復材料別臨床例

パラカーフ

　パラカーフ（ドイツ・クルツァー社が製品化）は1969年に増原英一によって考案された世界ではじめて臨床に使われた接着性レジンである．接着強さは4～5MPaで高いとはいえないが，臨床試験や臨床例でも歯頸部楔状欠損症例では，保持形態なしの修復で長い年月脱落していない．

[症例1-2-1] 歯頸部楔状欠損　24年経過観察

　歯頸部の楔状欠損に対し，保持形態を作らずに接着修復を試みた（1-2-1a,b）．24年経過時の1-2-1bをみるとPMMA系材料であるので変色と摩耗が著しい．当時多くの学者から「保持形態なしの修復は修復とはみなさない」ともいわれていた．しかしこの症例を含めレジンの脱落例は少なく，象牙質の接着修復は可能であると結論した．

グラスアイオノマーセメント

　グラスアイオノマーセメントは，コンポジットレジンの歯髄為害作用に悩まされていた1973年頃から欧米を中心に多く使用され，現在も使用されている．特徴として材料自体の歯質接着性とフッ素徐放による二次う蝕の予防効果があげられる．そのため適応症には，修復物の周囲から二次う蝕になりやすい義歯に接触している隣接歯根のう蝕の修復などがある．

[症例1-2-2] 歯頸部楔状欠損　22年経過観察

　グラスアイオノマーセメントは感水させなければこの症例のように22年間良好に経過する（1-2-2a～c）．使用した材料は従来型グラスアイオノマーセメント（FujiⅡ，ジーシー）．

[症例1-2-2] 歯頸部楔状欠損　グラスアイオノマーセメント修復　22年経過観察

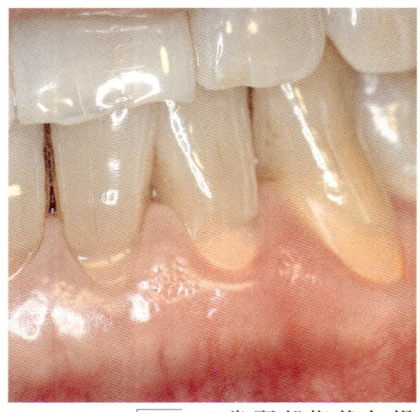
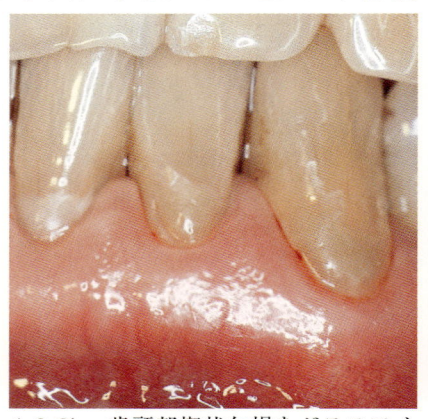

1-2-2a　⎿2　3⏌の歯頸部楔状欠損（1978.11.14）．

1-2-2b　歯頸部楔状欠損をグラスアイオノマーセメントで修復した（1978.11.27）．

1-2-2c　22年経過時の口腔内所見（2001.1.12）．グラスアイオノマーセメントも感水させなければ長期間にわたって経過良好である．

[症例1-2-3] 小臼歯中心結節の破折予防

グラスアイオノマーセメントの性質を利用した特殊な使用法として，小臼歯咬合面の中心結節（弓倉結節）の破折に用いれば歯髄障害の予防効果も期待できる．

中心結節の破折による歯髄壊死や歯根膜炎は避けたい．コンポジットレジンでこれを覆うと将来咬合異常をきたすため，中心結節の先端と周縁を物性的に弱いグラスアイオノマーセメントで覆うことで，中心結節の破折を起こさせることなく，歯の萌出に合わせて結節とともに咬耗させれば，その間に二次象牙質の形成などで，歯髄死を起こさせずに突起を摩耗させることができると期待し，この処置を行ったところ成功した．簡単でありながら，極めて有効な処置法である（1-2-3a〜f）．

コンポジットレジン

コンポジットレジンは，う蝕の修復処置以外にも接着に依存した歯の形態補正や接着ブリッジ，動揺歯の固定まで臨床応用に幅がある．コンポジットレジンは初期の開発コンセプト以上に応用範囲が広がり，MIを支えることになったといえる．

そこでさまざまな臨床応用例の長期間経過観察を紹介し，MIにおけるコンポジットレジンの役割を考えたいと思う．

処置別　コンポジットレジンの臨床例

う蝕処置

歯質への接着ができるようになったため，予防拡大・保持・抵抗形態などの必要がない窩洞形成が可能になり，歯の切削量が少なくなったためう蝕処置は多くの恩恵を受けた．この接着歯学の発展を基にMIのコンセプトが生れてきた．

臨床医としてありがたいのは辺縁封鎖が確実に行われ，審美性とともに修復物辺縁の着色と変色が起こらなくなり，耐久性への信頼をかち得るようになったことである．化学重合型，光重合型のコンポジットレジン修復の長期経過観察例を提示するが，歯冠継続歯よりはるかに勝っているのがわかる．

[症例1-2-4] ⎿1⏌の4級窩洞修復　19年経過観察

大きな4級窩洞を化学重合型のコンポジットレジンで修復した19年間の経過観察である．8年前に行った切端部分のコンポジットレジン（大型フィラー含有のボンディング材なし）修復が破折したので，パルフィークボンディングエージェント（トクヤマデンタル）を使い球状フィラー（パルフィーク，トクヤマデンタル）の化学重合型コンポジットレジンで

［症例1-2-3］小臼歯中心結節の破折予防にグラスアイオノマーセメントで対応　5年経過観察

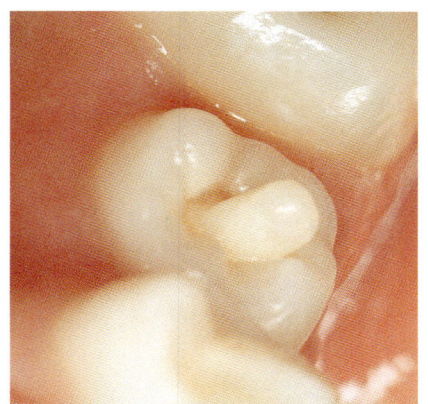

1-2-3a　12歳，女性．5̅萌出時に中心結節を確認する（1980.12.17）．

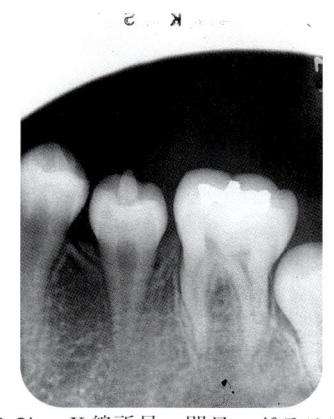

1-2-3b　X線所見．即日，グラスアイオノマーセメントで結節とその囲わりを覆う．

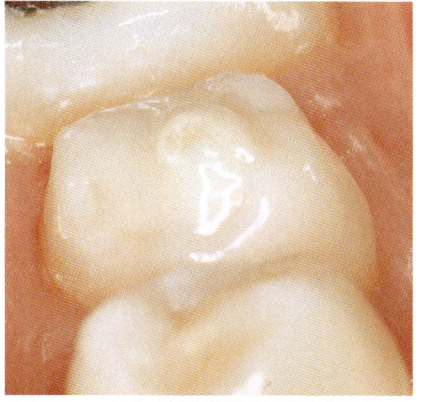

1-2-3c　9か月経過時の所見（1981.9.18）．結節は破折せず，グラスアイオノマーセメントとともに咬耗している．

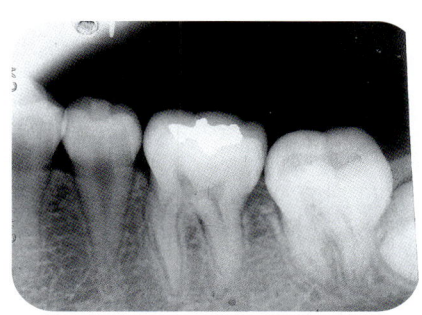

1-2-3d　同日のX線所見．結節の咬耗状態が確認できる（当時のグラスアイオノマーセメントはX線造影性がない）．

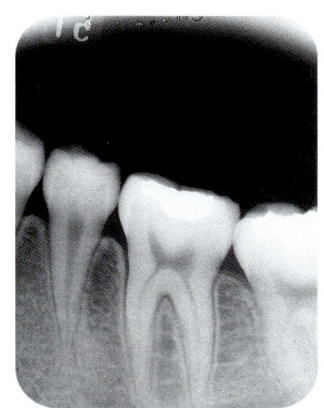

1-2-3e　2年3か月経過時のX線所見（1983.3.22）．

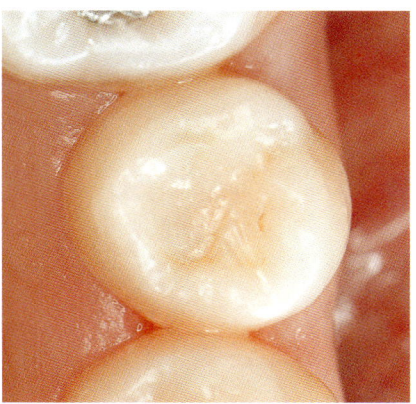

1-2-3f　5年3か月経過時の口腔内所見（1986.3.12）．現在も経過観察中（患者35歳）．

再修復した．

8年，12年，19年経過時の外観を示す（1-2-4a～f）．切端の部分に軽度の摩耗が認められるが，正常な隣接歯の切端エナメル質と同様に咬耗しているところなど，天然歯と全く同じ経過をたどっている．再修復の必要は全くない．

［症例1-2-5］2̅1̅|1̅2̅の3級窩洞修復　14年経過観察

症例は，2̅1̅|1̅2̅の大きな3級窩洞の修復14年の症例である．肉眼での修復部位の検索は不可能に近い（1-2-5a～c）．コンポジットレジンは光重合型になってから，色調の安定性はよくなり，審美性を求められる上顎前歯部の要求に十分こたえられる材料である．使用したのはパルフィークエステライト（トクヤマデンタル）である．

［症例1-2-6］|6̅7̅の1級窩洞修復　18年経過観察

|6̅7̅の1級窩洞に光重合型臼歯用コンポジットレジンを充塡した18年経過観察である．使用した材料はP-10（3M／ESPE）．臼歯用と銘打って作られた初めての光重合型コンポジットレジンで，10年ぐらいまでは咬耗は目立たなかったが，15年を過ぎて窩壁との段差が見られるようになった．しかし患者さんの希望もあり，現在18年で，補修もせず経過を見ることにした（1-2-6a,b）．この症例から大きな1級窩洞でもコンポジットレジンで不安のないことがわかる．

歯の形態補正

正中離開や矮小歯などで歯間が大きく開いている

[症例1-2-4] 1| の4級窩洞修復（化学重合型コンポジットレジン）　19年経過観察

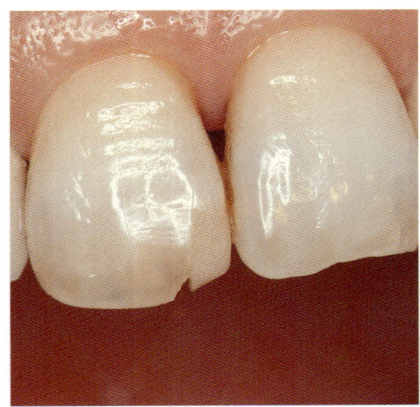
1-2-4a　古いコンポジットレジン（化学重合型）が修復8年後に切端が破折し来院した（1984.10.23）．

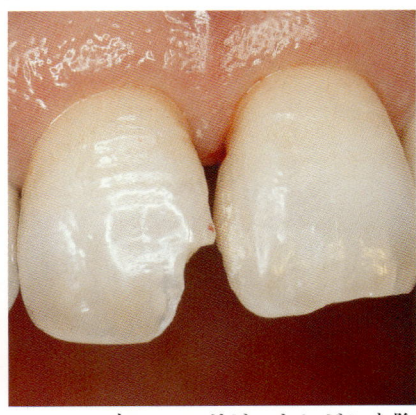
1-2-4b　古いコンポジットレジンを除去し，窩洞を再形成．

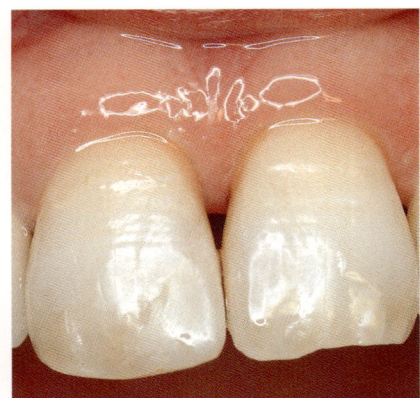
1-2-4c　コンポジットレジン（化学重合型）で再修復．

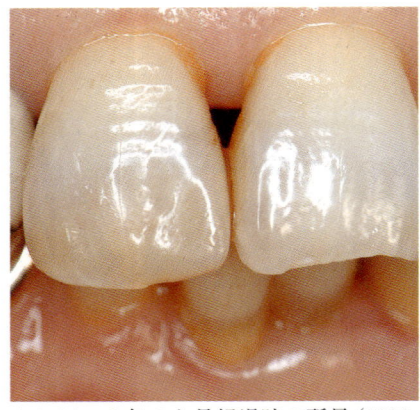
1-2-4d　8年8か月経過時の所見（1993.6.4）．

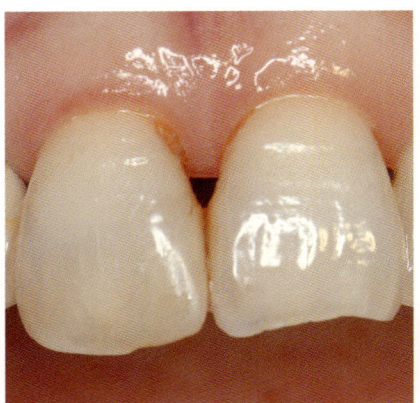
1-2-4e　12年5か月経過時の所見（1997.3.5）．

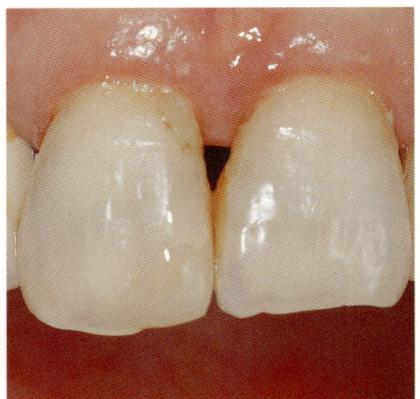
1-2-4f　19年9か月経過時の所見（2004.7.3）．

[症例1-2-5] 2 1|1 2 の3級窩洞修復（光重合型コンポジットレジン）　14年経過観察

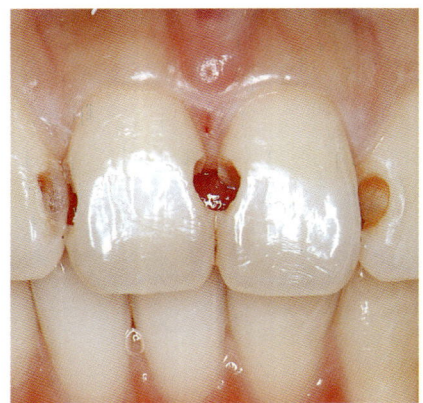
1-2-5a　2 1|1 2 の変色したコンポジットレジン除去時の所見（1990.10.8）．

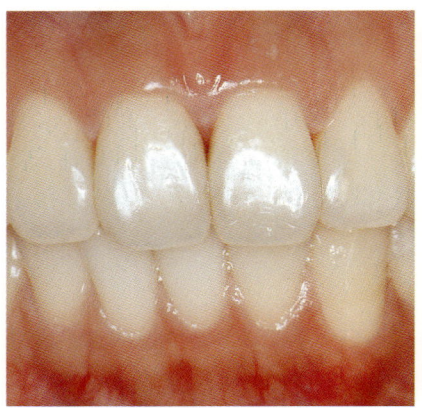
1-2-5b　1年経過時の所見（1991.10.16）．光重合型コンポジットレジン使用．

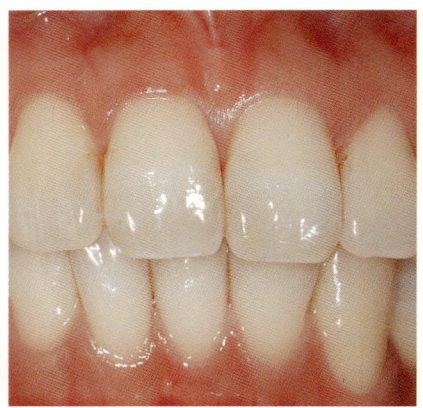
1-2-5c　約14年経過時の所見（2004.6.26）．光重合型になってから色調安定性は向上し，審美的にも優れている．

ときにも，ポーセレンラミネートによる形態回復に比べて，コンポジットレジンでは1回の処置で歯の切削量も少なく自然にみえる形態補正ができる．

[症例1-2-7] 正中離開の形態補正　13年経過観察

1|1 正中離開症例の術後14年間の観察例である．歯頸部の象牙質との接着境界部に褐線が出てきた以

[症例1-2-6] 6̲ 7̲の1級窩洞修復（臼歯部用光重合型コンポジットレジン）　18年経過観察

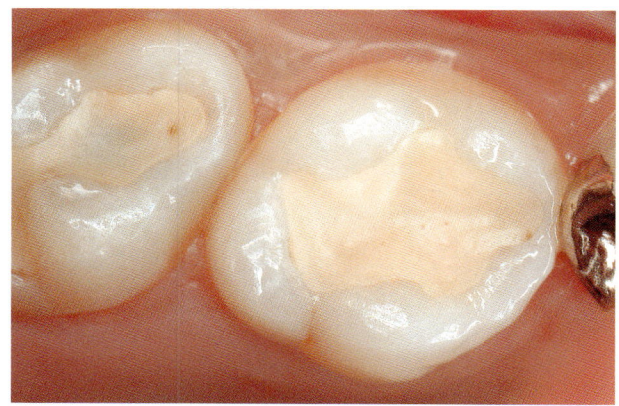

1-2-6a　6̲ 7̲に充填してあったアマルガムを除去後，臼歯用の光重合型コンポジットレジンで修復4年目の所見（1985.12.4）．辺縁封鎖もしっかりしていてメタルインレーにする必要はない．

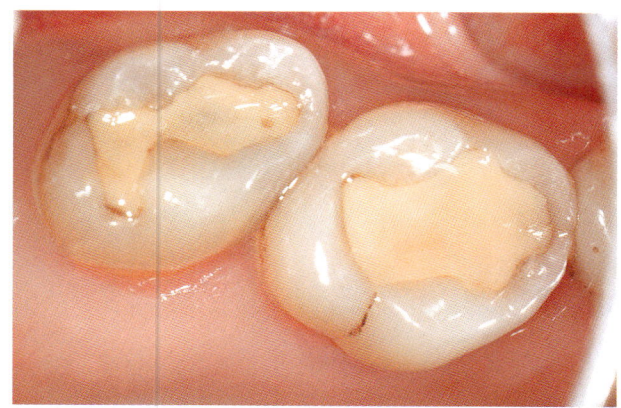

1-2-6b　18年目の所見（2004.5.7）．15年経過時あたりから摩耗が目立ってきた．最近さすがに辺縁の破折が目立ってきたが，本人の希望もあり現在経過観察中である．

[症例1-2-7] 正中離開の形態補正（光重合型コンポジットレジン）　13年経過観察

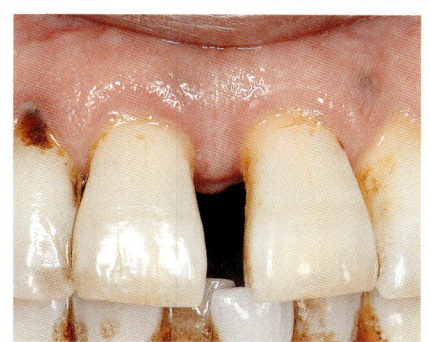

1-2-7a　1̲|1̲の大きい正中離開．

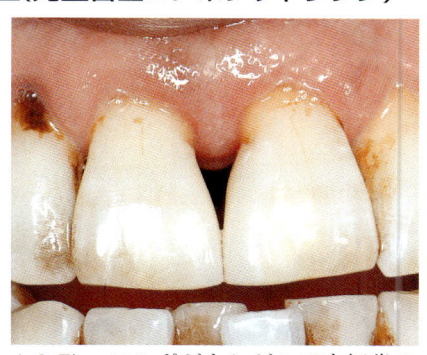

1-2-7b　コンポジトレジンで中切歯の形態を補正して正中離開を閉じる（1990.7.6）．

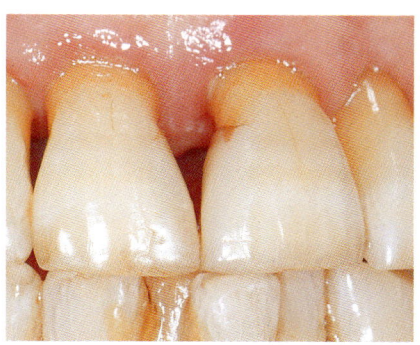

1-2-7c　13年経過時の所見（2003.9.2）．経過良好である．

外は，形態，色調などに異常は起っていない（1-2-7a〜d）．歯を全く削らずに修復できる歯の形態補正は，コンポジットレジンによる接着修復のなかで最も有効で容易なMI処置である．

使用したのはクリアフィルライナーボンド（クラレメディカル）とパルフィークエステライト（トクヤマデンタル）である．

直接法コンポジットレジン接着ブリッジ

直接法コンポジットレジン接着ブリッジ（以下，直接法接着ブリッジと略す）とは，コンポジットレジンで欠損部の人工歯を口腔内で作り，この人工歯を隣接歯にコンポジットレジンで接着させて作るブリッジである．支台歯は接着強さがもっとも強い新鮮エナメル質を出すため，表層を軽く（100ミクロン以内）削除するのみである．この処置法も，歯の寿命を短くすることなくできるMIに基づいた欠損補綴である．3症例を紹介する．

[症例1-2-8] 2̲1̲|1̲2̲欠損　12年経過観察

下顎前歯部欠損補綴は可徹性義歯にしてもブリッジにしてもに面倒なことが多い．ブリッジでは支台歯の動揺，傾斜，健全歯の削去などの問題があり，高齢者の義歯では違和感，発音（発声）の異常，外観などの問題があり，選択に悩む症例があった．しかし，直接法接着ブリッジは術式もやさしく，審美性，耐久性，舌感，即日補綴，容易な補修，処置時の生体への侵襲そして残存歯の保護などを全て解決した．MIのコンセプトに合った最も優れた補綴法の1つである．

症例は2̲1̲|1̲2̲欠損であるが大きい1̲|1̲の形態

う蝕治療のミニマルインターベンション／象牙質－歯髄を守るために

[症例1-2-8] 2̄1̄|1̄2̄ の欠損　直接法接着ブリッジ（光重合型コンポジットレジン）　12年経過観察

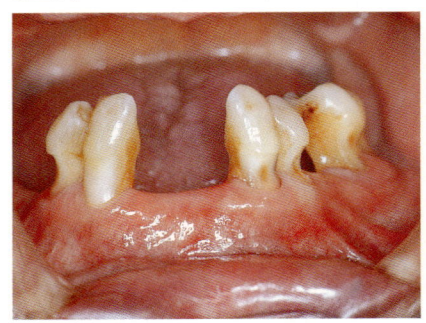

1-2-8a　術前所見．歯根露出が大きく，象牙質接着も必要とした．

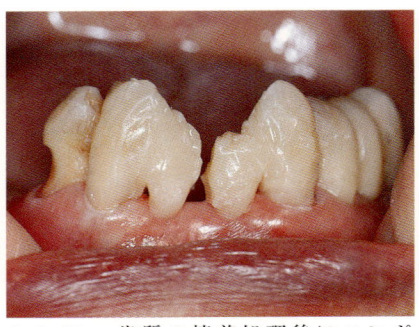

1-2-8b　歯質の接着処理後にコンポジットレジンで人工歯を支台歯に接着させながら築盛する（1991.10.21）．

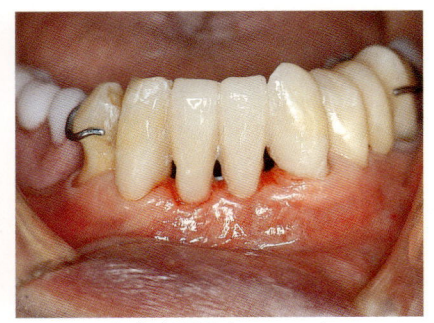

1-2-8c　完成時所見（1991.11.1）．

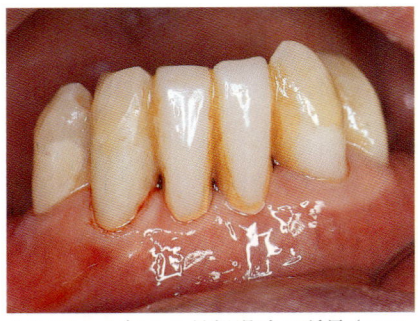

1-2-8d　4年4か月経過時の所見（1996.3.12）．

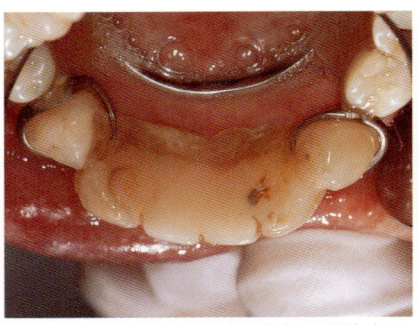

1-2-8e,f　12年6か月経過時の所見（2004.5.21）．2̄1̄|1̄2̄ 欠損を1̄|1̄ の形態を大きめに作り，直接法接着ブリッジで補綴した．ブリッジ前は臼歯欠損義歯に連結していて，疼痛と舌感の悪さに悩んでいたという．これらの問題点が解消し，生活を楽しんでいる．

[症例1-2-9] 1̄| の欠損　直接法接着ブリッジ（光重合型コンポジットレジン）　5年経過観察

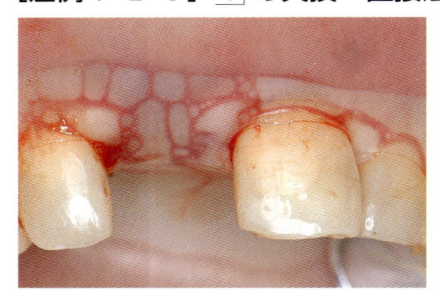

1-2-9a　1̄| の歯根破折を主訴に来院した．抜歯後ラバーダム防湿下で直接法接着ブリッジを作製した．（1997.10.21）

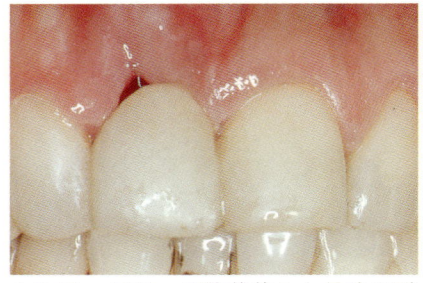

1-2-9b　ブリッジ装着後1か月時の所見（1997.11.15）．

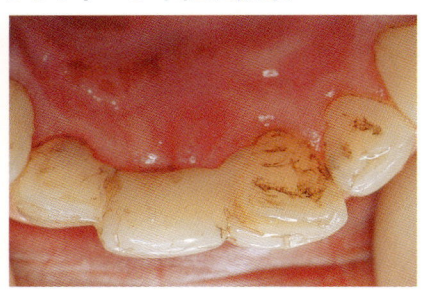

1-2-9c　ブリッジ装着後2年目の口蓋側面観．

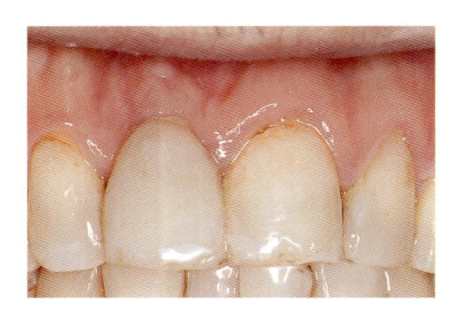

1-2-9d　抜歯窩の治癒にあわせて間隙を修正する．術後5年の所見（2003.4.12）．体格もよく咀嚼力も強そうで，2̄|1̄ の隣接面にコンポジットレジン修復がされているなど，良い条件下ではなかったが，経過良好である．

[症例1-2-10] 3|3 先天欠如　直接法接着ブリッジ（光重合型コンポジットレジン）　1年経過観察

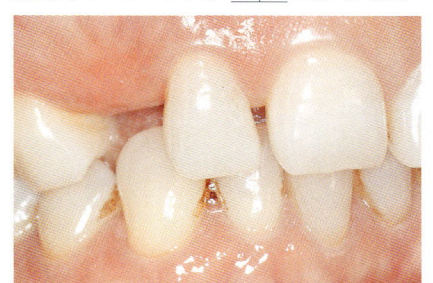

1-2-10a　術前右側面観.

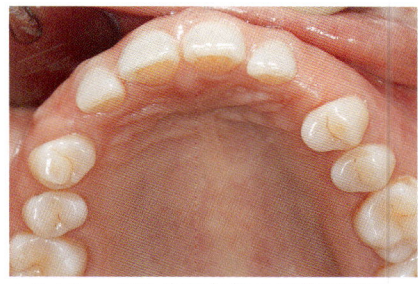

1-2-10b　3|3 先天欠如の口蓋側面観.

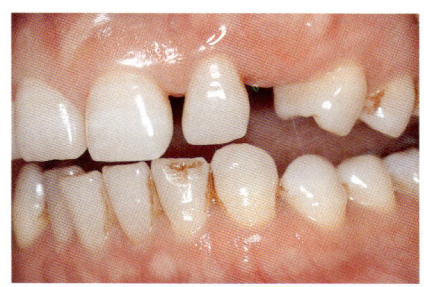

1-2-10c　術前左側面観.

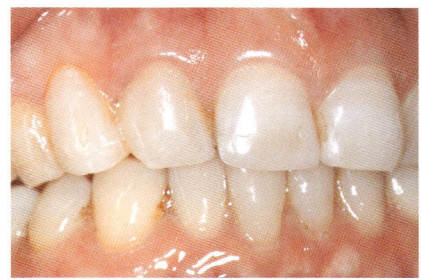

1-2-10d　術後1年6か月経過時の右側面観.

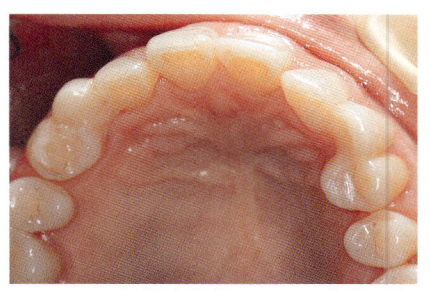

1-2-10e　直接法接着ブリッジ修復1年6か月経過時の口蓋側面観.

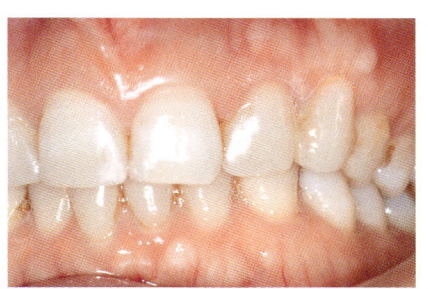

1-2-10f　術後1年6か月経過時の左側面観．従来から犬歯には咬合力が強くかかるようにいわれているが，直接法接着ブリッジでは最も壊れにくく安定した結果が保証できる部位である．

として直接法接着ブリッジで対応した（1-2-8a〜d）．直接法接着ブリッジで回復する前は，この前歯部の欠損が両側臼歯部の欠損と連結した形の義歯で補綴されており，疼痛ととくに舌感の悪さに悩んでいた．使用した材料は症例1-2-7と同様である．

[症例1-2-9] 1| 欠損　5年経過観察

1|を抜歯し，即日に直接法接着ブリッジで対応した5年経過症例（1-2-9a〜d）である．患者は体格もよく咀嚼力も強そうであり，支台となる2|1の隣接面はコンポジットレジン修復されていて直接法接着ブリッジとするには条件が良くなかった．現在，5年6か月経過しているが経過良好である．

[症例1-2-10] 3|3 先天欠損　1年6か月経過観察

経過観察期間は短いが（1年6か月）上顎左右犬歯先天欠如の左右同日に作製した症例（1-2-10a〜f）である．従来から犬歯は咬合力が強くかかるようにいわれているが，直接法接着ブリッジでは最も壊れにくく安定した結果が保証できる部位である．患者の家系は歯科医が多く処置法がいろいろ討議されたとのこともあるので，経過観察期間は短いが紹介した．

動揺歯固定

コンポジットレジンによる動揺歯の固定は，接着させる歯質がエナメル質であれば破損することは少ない．破損させないためには，固定することで歯根膜の圧縮される程度など咬合関係が大きく変わることを理解し，固定後の咬合の強さを含めた咬合関係を必ず固定前の状態に復帰させることである．これを怠ると数日以内に破損する．また，連結する歯の数は最小限にすることなどの注意も必要である（術前の咬合調査，記録を忘れないこと）．

[症例1-2-11] 21|1 連結固定　17年経過観察

1|は歯槽骨吸収が強いため固定処置を行った（当時54歳）．現在，高齢となり不自由な生活を強いられているが，食生活には支障がないと喜ばれている（1-2-11a〜d）．

使用したのはK-エッチャント，クリアフィルニューボンド，クリアフィルSC（いずれもクラレメディカル）である．

う蝕治療のミニマルインターベンション／象牙質－歯髄を守るために

[症例1-2-11] 1|動揺のため 2 1|1 連結固定(光重合型コンポジットレジン) 17年経過観察

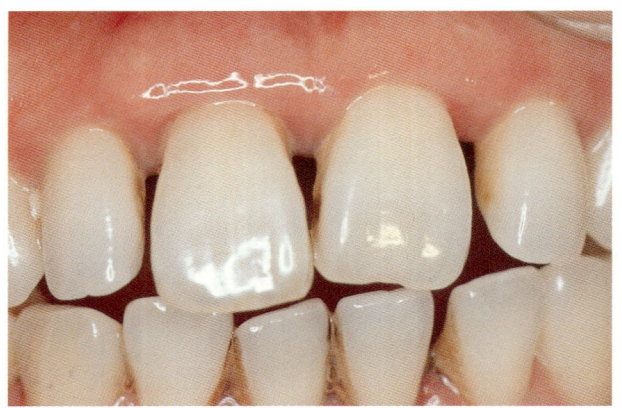

1-2-11a 1|の動揺が強く，自然脱落寸前の状態であった．2 1|1をコンポジットレジンで連結固定した（1983.12.14）．

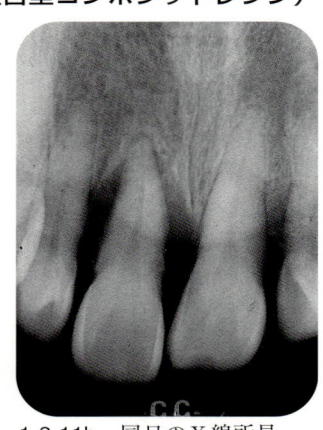

1-2-11b 同日のX線所見．

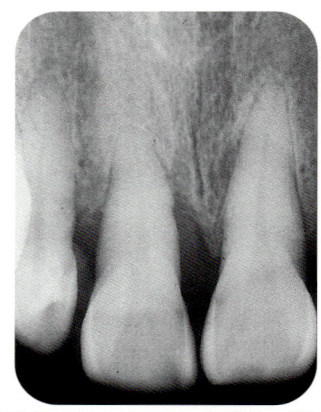

1-2-11c 術後2年目のX線所見では1|周囲の歯槽骨の再生が見られる．

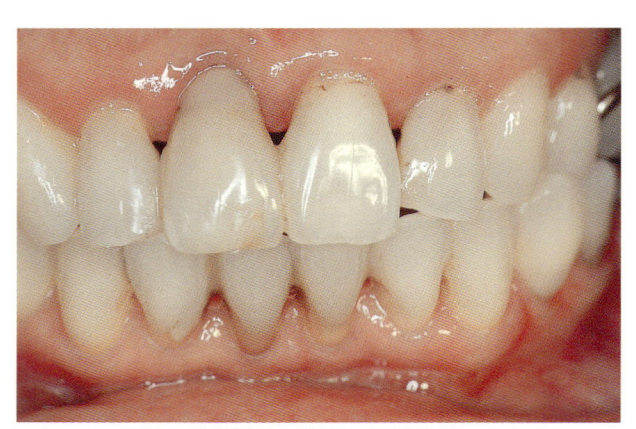

1-2-11d 術後17年経過時の所見．経過良好である（2000.11.28）．下顎前歯も同時に固定しているが，同様に経過良好であり，ご高齢であるが食生活には不自由を感じないという．

[症例1-2-12] 間違った動揺歯固定法（MMA系レジン接着材）

1-2-12a,b MMA系の接着材による固定である．2症例ともに変色が著しく，破損も起こっていて固定になっていない．「接着して4～5か月で接着が壊れることを繰り返していた」との患者の訴えであった．接着材（糊）での動揺歯の固定はすべきでない．MMA系の接着材は経時的変色が起き，物理的にも弱いので，固定にはコンポジットレジンの方が優れている．

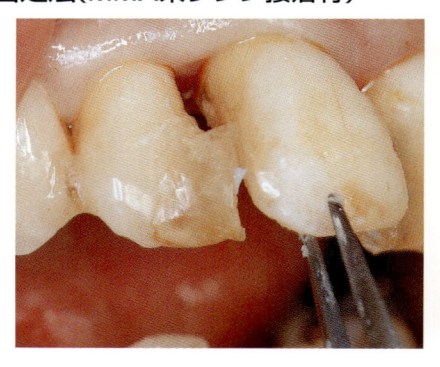

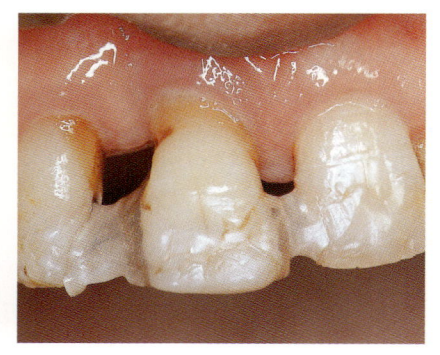

　動揺歯の固定法で永久固定といわれているものは，歯質を削除して金属冠，インレーなどで歯を連結する方法であるらしいが，ほとんどの場合，動揺歯の歯質は健全である．金属焼付ポーセレン冠の連結で動揺歯を固定するのは，生体への侵襲が大きく歯の寿命を短くし反MI的な処置になる．
　また連続冠での固定は，咬合関係などが悪い状態にセットされても連続冠の固定装置は壊れないが，歯槽骨の吸収破壊が起こってしまう．コンポジットレジンの固定は，咬合関係が悪ければ固定が破損するだけで，歯槽骨を破損することはない．外れたコンポジットレジンの補修は容易であり，これはコンポジットレジンで行う直接法接着ブリッジでも同じである．

[症例1-2-13] 1│欠損補綴，隣接歯の抜髄と切削の余波

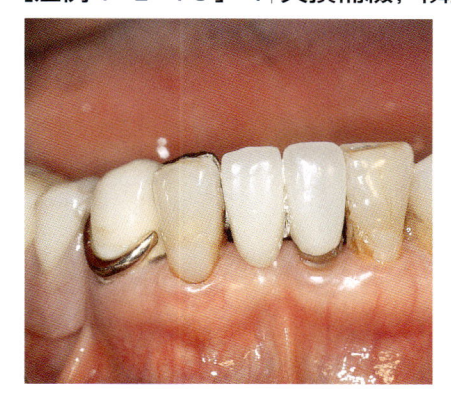

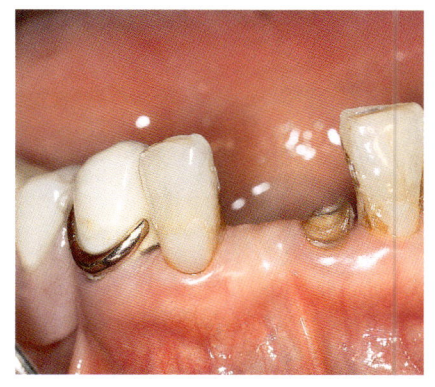

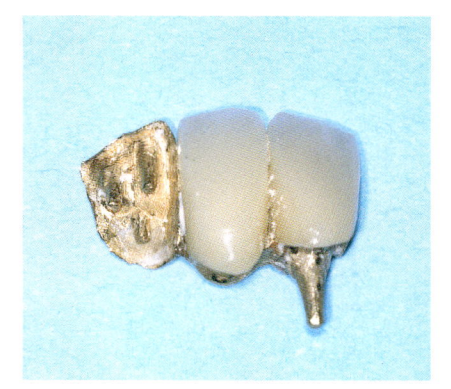

1-2-13a	1-2-13b	1-2-13c
1-2-13d		

1-2-13a　数年で脱離した②1①ブリッジを支台歯に戻してみた所見．
1-2-13b　ブリッジ脱離後の支台歯唇側面観．
1-2-13c　脱離したブリッジ．②はピン保持の舌面板インレータイプ．
1-2-13d　ブリッジが離脱した支台歯の舌側面観．1歯の欠損補綴のために2歯を削って犠牲にするのであれば長期間もつようにするべきである．

　動揺歯の固定法は，コンポジットレジンの接着応用の固定法が最も優れている．

[症例1-2-12] 間違った動揺歯固定法

　動揺歯の固定は，歯間部を含め，間隙を埋めなければならない．ある程度の体積が必要な場合，PMMA系の接着材は，物性的に弱く耐えきれない．また審美性を損なう変色が起こり，吸水のために物性が劣化し，ついには接着が破壊されるので固定する間隙が広いときには勧められない（症例1-2-12, a, b）．

[症例1-2-13] 1│欠損補綴の余波

　1│欠損補綴のために隣接歯の抜髄と歯質の削除を行ったブリッジが数年で脱離したため，歯科医不信の元となった症例である（1-2-13a～d）．1本の歯を入れるために隣在歯を抜髄したり，健全な歯を形成したりすることで，不幸な出来事を招いた症例である．1歯欠損のため2歯を犠牲にしたのであれば，もっともってほしいと思うのは患者の当然の気持ちだろう．このような小さな欠損の症例こそ直接接着ブリッジの適応症例である．直接法ブリッジであれば万一離脱しても再度接着は可能であるし，患者の納得も得られるだろう．

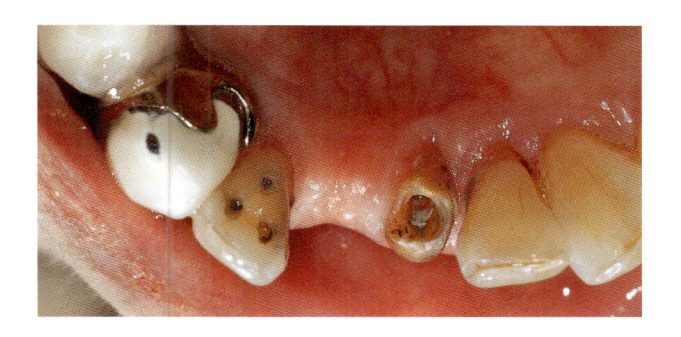

考察

　世界ではじめての接着性レジン材料を使った修復であり，MIのはじまりともいえるパラカーフ症例については，わが国の接着の研究と臨床が世界を牽引していくことがここからはじまったこともあり紹介させていただいた．

　小臼歯咬合面の中心結節にグラスアイオノマーセメントを利用する方法は，コンポジットレジンでは硬すぎ，咬合異常の原因ともなりかねない．結節を破折させず材料とともに自然に咬耗させるには，グラスアイオノマーセメントが良い．合着用でも，Fuji IX GPも利用できる．歯髄の保護はこのようなところにもある．この方法は有効なのでぜひ行っていただきたい．

　症例1-2-4,5はともにコンポジットレジンが修復用材料として完成度と信頼度が高くなったことを示している．一般臨床ではこの程度の欠損になると，クラウンの修復になるようであるが，MIのコンセプトからコンポジット修復にする方が歯の寿命に

[症例1-2-14] 誰にでもできる直接法接着ブリッジ(光重合型コンポジットレジン)　7年経過観察

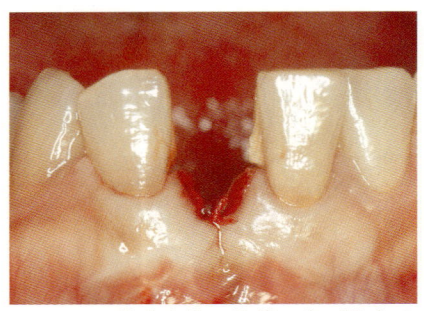

1-2-14a　抜歯直後の状態．歯石除去はもちろん，歯面の清掃を十分に行い，同時にエナメル質表層をダイヤモンドポイント，メタルストリップスなどで擦り，新鮮なエナメル質面を出す．削るという意識はなく，細かいサンドペーパーで1回擦る感じで行う（エナメル質は表層の方が固くて強いため）．

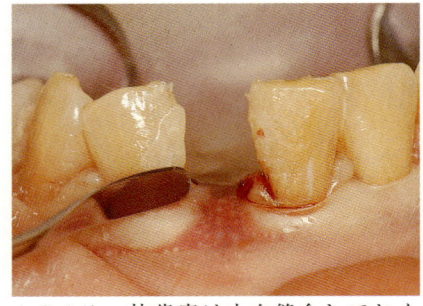

1-2-14b　抜歯窩は止血縫合しておくが，ラバーを使用する．
リン酸処理とボンディング操作を終え，低粘性レジン塗布後に光照射し，コンポジットレジンを圧接する．光照射は頻繁に行う．コンポジットレジン表面に，血液などの環境液が付着しても，スプレー洗浄し強く乾燥すれば接着に問題は起きない．しかし，ボンディング材の層のみではこのような汚染で接着の劣化が起こる．ボンディングレジン面の上に必ず低粘性コンポジットレジンを塗布し重合させる理由の一つは，ボンディング材表面を口腔内の環境液による汚染から守るためである．

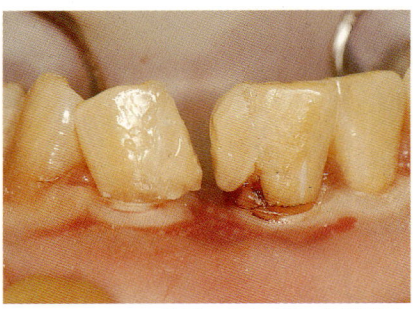

1-2-14c　コンポジットレジンを築盛する．左右の間隙を少し開けて完全に重合する．この症例のように大量のペーストを1度に重合させると，重合収縮で歯そのものが引っ張られ，患者さんは圧迫感と違和感を訴える．咬合も変わり，破損の理由になる可能性がないとはいえないので，間隙はなるべく少ない状態にして重合する．

とっても自然感からもはるかに勝っている．

　臼歯部修復では，大きな2級窩洞を初期の大型フィラーの化学重合型コンポジットレジンで行うと2〜3年はあまり変化しないが，5〜6年経過の時点から大臼歯2級のアマルガム修復の経過に似て隣接面に向けて変形する．1級窩洞では，20年前のコンポジットレジンでも咬合に耐えられている．現在のコンポジットレジンの性質はこの時代よりはるかに向上していることから考えて，二次う蝕の発生の可能性の低さもあり，臼歯咬合面の修復にもコンポジットレジンは金属インレーより勝ることは確かである．

　現在のコンポジットレジンによる接着修復は，う蝕処置時の歯質削除量を少なくできる．またエナメル質への接着が強いため，歯の形態補正や動揺歯の固定，そして前歯の直接法接着ブリッジを作ることも容易にでき経過も良好である．

　簡単な歯の形態補正で歯の間隙を塞ぐだけでも「魔法のようだ」，「歯科の治療も随分進みましたね」といわれる．さらに先天欠如歯のある方々は，健全歯質の切削を嫌い，処置後，感激され「いつかこの日が来ることを信じて待っていた甲斐があった」と心から喜ばれる．また，先天欠如例では犬歯が最も多い．犬歯には咬合圧が強く加わるイメージがあるが，直接法接着ブリッジの最適応症であり，破損は起こらない．しかしこれらを行うにはいくつかの隘路，障害がある．

あげてみると，
①接着術式が完全にできない（理解不足）
②窩洞による保持や金属に頼る考えを捨てられない
③経済的にクラウン補綴の方が利益率が高い
④失敗（破損，脱離）すると，怖くてできなくなる（失敗の原因究明が大切である）
⑤術前術後の咬合診査を十分に行わない
などであろう．

　初めて直接接着ブリッジを行う場合は，症例1-2-14のような下顎前歯1歯欠損症例から始められるとよいだろう．まず失敗はしない．

[症例1-2-14] 直接法接着ブリッジ製作法

　1̄のポーセレン冠の歯根破折で抜歯することになった症例である．条件として，①歯科医としては，抜歯後前歯を欠損したままにして帰すことはできない．②患者さんはポーセレン冠を作ったときの経験

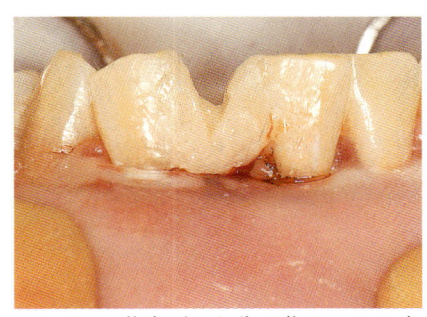

1-2-14d 基底面から先に作る。この症例では、抜歯窩が治癒してから基底面は後日修正する。このように橋渡しをして重合し、さらにコンポジットレジンを追加する。この場合、コンポジットレジン面の凹凸があり、追加ペーストとの間の気泡迷入が心配なときは、低粘性レジンを塗布し平坦にする。

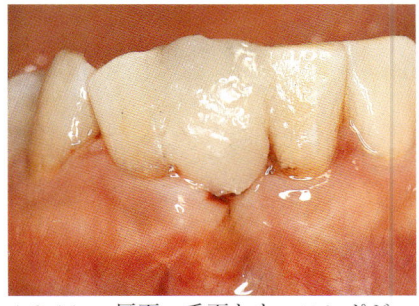

1-2-14e 唇面、舌面とも、コンポジットレジンを多めに填塞し、完全に重合する。ラバーを除去する。

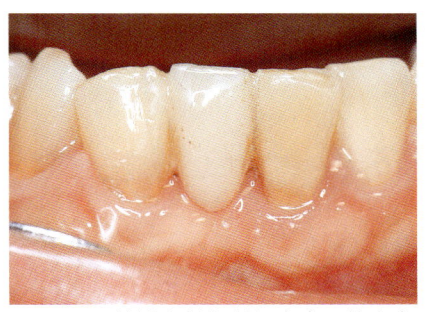

1-2-14f 外観を削りだし完成．縫合糸は除去する．

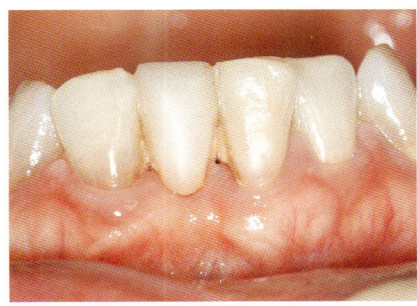

1-2-14g ブリッジ装着後4年経過時の所見（1999.5.31）．

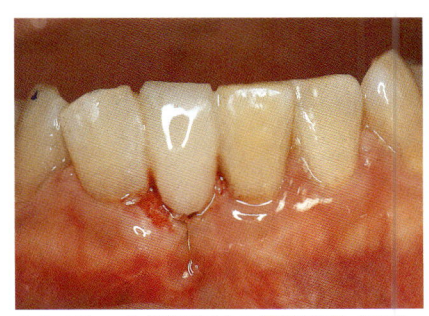

1-2-14h 7年経過時の唇面所見（2002.10.21）歯石の沈着があるが、ブリッジ製作前から歯石は沈着しやすい症例である．

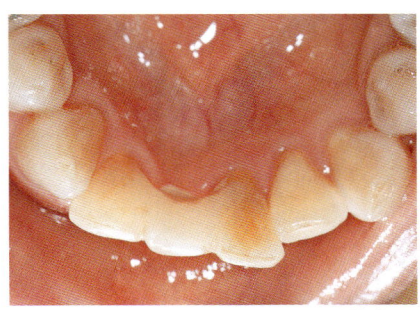

1-2-14i 同年の舌側所見．下顎前歯は咬合の関係上、舌面は接着に使える面積が広いので、直接法接着ブリッジの作製が容易である．

から、健康な歯は絶対に削りたくない。これらを満足させるには直接法接着ブリッジが最適である。

この程度の小さな欠損の直接法接着ブリッジは、方法もやさしく、隣接歯の歯肉や歯槽骨も健康であることから製作後に破損する恐れはまずない。はじめて手がける症例としては最適であるため、製作法の手順を紹介しておくこととする。

このように健康な歯に人為的な障害を与えない処置が、本当の意味でのミニマルインターベンションだと筆者は考えている。なお、直接法接着ブリッジについての症例数、術式、経過などの詳細は参考文献を参照いただきたい。

[エナメル質に対してはリン酸エッチングを]

筆者は、動揺歯固定や直接法接着ブリッジのみでなく、すべての症例においてエナメル質に対してはリン酸処理を行っている。昔の症例では、当時はレジン接着システムがすべてリン酸処理を採用していたため当然のことであるが、現在のセルフエッチングシステムにおいてもセルフエッチングプライマー処理に加えて、リン酸処理を行っている。

リン酸処理することで、エナメル質に対する接着強さが著しく高くなることは、私どもの実験でも確認できた。牛歯エナメル質に対するクリアフィルメガボンド（クラレメディカル）の接着強さは、リン酸処理なし（メーカー指示どおり）では11.7Mpaであったものが、リン酸処理を追加した場合は22Mpaと明らかに高くなった（論文参照）。

[フロワブルレジンを活用する]

また、より良好な接着を得るために外せないポイントがもう一つある。筆者は、歯面に塗布後重合させたボンディング材表面に、必ず低粘性レジン（フロワブルレジン）を塗布する。これは低粘性レジンの濡れのよさで、術中に起こりうる接着のエラーを少しでも少なくすることの外に、ボンディング塗布

後の唾液汚染による影響を避けるためである．この理由については，1-2-14bの図説で触れた．

この方法は高齢者を含み，長時間の開口に耐えられない患者の修復処置時には不可欠な術式である．

[1ステップシステムは今のところ静観]

最近の1ステップレジン接着システムにおけるエッチング・プライミング・ボンディング一括処理は，直接法接着ブリッジや動揺歯固定など，より強いエナメル質への接着が求められる場合に，その要求に応えられるかどうか，筆者は極めて不安に思っており，1ステップシステムは使用していない．

一刻も早く，直接法接着ブリッジや動揺歯固定など，過酷な条件に耐えうるエナメル質の強い接着を目的としたレジン接着材を作らなければならない．

[失敗を材料や方法のせいにする前に……]

本章で紹介した症例の使用材料について，種類だけでなく製品名も表示してもらいたいとの編者の希望があったので，ここでは記載した．しかし，臨床経過を述べる場合，筆者は原則として製品名は記さない方針にしている．その理由は，経過の良い症例も，良くない症例もその経過がその製品の性質と誤ってとらえられがちだからである．

確かにその製品の結果ではあるが，臨床経過を左右する因子で最も大きいのは，①材料に対する術者の理解度と，②修復操作に対する術者の習熟度である．1例を挙げれば，修復用グラスアイオノマーセメントが術式によって経過が大きく異なることでわかると思う．コンポジットレジン修復の場合も，接着操作術式の良否が臨床経過に強い影響を与える．現在のコンポジットレジンは，製品自体の理工学的性質には差が少ない．悪い経過は，診断を含めた術者の臨床操作に由来するものであり，良い経過は材料本来の姿であると筆者は考えている．

ミニマルインターベンションの普及

う蝕の処置で最優先されるべきは，将来に禍根を残さないような感染歯質の完全除去であり，そこに直接接着修復法を応用することで，歯質と生体への侵襲を最小限にとどめることにより，よりよい経過を得ることができる．これがミニマルインターベンションのコンセプトである．そのとき削除されるべき健全または病的歯質は，口腔環境，歯質の状態，歯の年齢，歯肉縁との関係など総合的に考慮されなければならない．これらの配慮がなく，ただ歯質削除量を少なくするだけの処置は，現在の修復材料と術式の完成度から考えて妥当ではない．

歯の形態補正は，修復されるべき部分の大きさに関係なくコンポジットレジンの接着修復で満足できる結果が得られる．その延長線上に動揺歯の固定があり，そこにある間隙を補塡すればブリッジになる．現在，正常な歯を削り冠としてこれを連続し，前歯の動揺歯固定やブリッジを行う必要は全くない．

直接法接着ブリッジは，う蝕の接着修復ができる術者ならば十分に可能である．しかし，わが国の行政が，多量に歯質を削除する冠やブリッジに高い報酬を与える保険制度を保護している限り，生体にとって侵襲の少ない治療が普及せず，そのあおりを受けるのは国民である．しかし，その国民の間にも自衛のため，健康な歯の切削を嫌う声，認識がとみに高まっていることを歯科医自身が認識しなければならない．世界で最も優秀な修復材料を持つわれわれは，それにふさわしい歯科処置を行い，これを誇りとし世界の先駆けとなるべきである．

参考文献

1. 齋藤季夫：エナメル質接着修復（歯の色を変える，形を変える，動揺を止める，ブリッジを作る，歯を削らずに）．DE．2002；143：25-28．
2. 齋藤季夫：直接CRブリッジの"超"長期経過症例，デンタルダイヤモンド．2000；25(6)：56-65．
3. 齋藤季夫：直接CRブリッジの臨床応用と意義，接着歯学．1994；12：17-22．
4. 齋藤季夫：コンポジットレジン接着ブリッジの製作の要点と予後，歯界展望別冊「わかる，できる，接着」．1997：184-190．
5. 齋藤季夫：接着歯学への疑問に答える，直接CRブリッジの耐久性，歯界展望．1995；86(6)．
6. 齋藤季夫：増齢に伴う根面う蝕の処置と接着，歯界展望別冊「歯科臨床と接着」．1983；130-138．
7. 齋藤季夫：幼若永久歯の処置と考え方，歯界展望．1982；59(2)：277-287．
8. 齋藤季夫：パラカーフ，ジーシーサークル．1971；17：6-16．
9. 齋藤季夫：歯髄を守るために，the Quintessence．1985；4(5,6,7,8,9,10)．
10. DE編集委員会：エナメル質接着をテストする　DE　2003；144：17-20．

2 感染象牙質の除去基準とコンポジットレジン充塡の基礎と臨床

2-1 感染象牙質の除去基準と
コンポジットレジン充塡の基礎と臨床
猪越重久

う蝕治療のミニマルインターベンション／象牙質－歯髄を守るために

1 感染象牙質の除去基準とコンポジットレジン充塡の基礎と臨床

東京都開業

猪越重久

窩洞形成で求められるもの

　エナメル質を超えて象牙質に達するう窩ができてしまった場合，う窩のプラークコントロールができなければ，切削を伴う充塡修復処置を行うことに異論はないであろう．その窩洞形成法は，歯質接着性レジンを使用することで，従来の機械的保持形態を必要とする方法とは全く異なるものとなる．すなわち，接着によって修復物の保持安定がはかられ，修復物と歯質の補強効果も得られるため，機械的な保持形態を彫り込む必要がなくなり，う蝕や欠損の範囲が修復するべき窩洞の範囲となる．窩洞形態は，歯科医師が保持の原理に基づいて決めるものではなく，う蝕の形態そのものが窩洞形態を決めることになる．

　機械的保持を主体としたメタルインレー修復では，効果的な保持を発現する窩洞形態を意図的に削る技術が要求されたが，接着性コンポジットレジン修復では，う蝕の範囲をいかに把握し，削除・非削除の判断基準をどうするかがポイントとなる．

　象牙質う蝕に対してう蝕象牙質をどこまで削除するかについては，さまざまな見解がある．ここでは，う蝕検知液を使用した感染象牙質削除法[1-3]と，それに基づく接着性コンポジットレジン修復について述べる．

象牙質う蝕の構造と窩洞形成法

う蝕象牙質内層と外層

　充塡修復の対象となる象牙質う蝕は，小窩でも平滑面でも，その構造に特徴がある．それは象牙細管の走向に平行な窩側壁では，う蝕と健全象牙質の境界は明瞭であり，象牙細管を横断する窩底部では，う蝕象牙質は硬さの異なる層構造をしていることである（図1）[4]．

[う蝕と健全象牙質の境界]

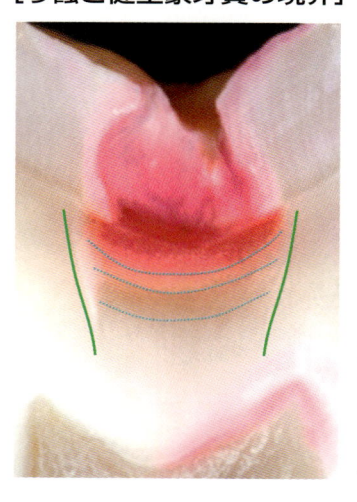

図1　象牙質う蝕は，側壁は境界明瞭だが，窩底部は層構造をしている（北海道大学，佐野英彦教授の厚意による）．

[う蝕象牙質内層と外層]

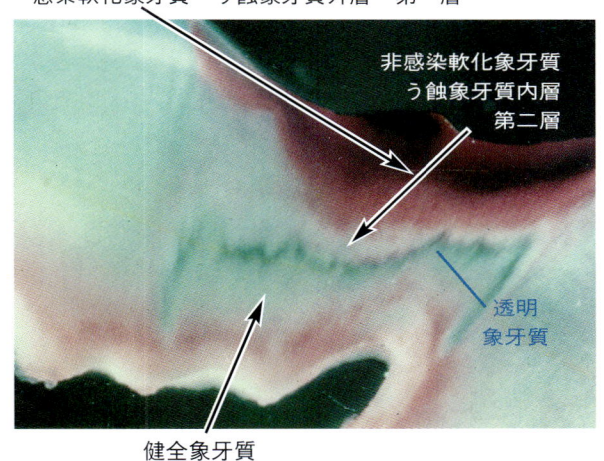

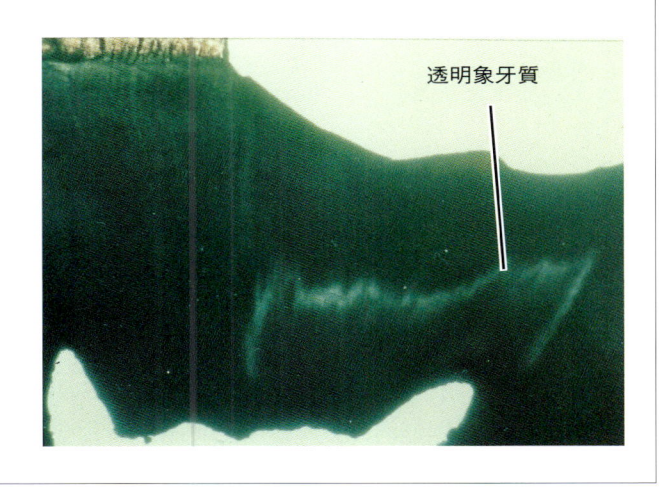

図2 象牙質う蝕歯の研磨標本（巽哲二郎博士の厚意による）.
　小窩裂溝象牙質う蝕を有する歯から研磨標本を作製し，う蝕検知液で染色した．左は，反射光線下で撮影したものであるがう窩の表層部が赤染され，赤染部（第一層）の下は透明層の上にわずかな幅の不染部（第二層）がある．右は透過光線下で撮影したものであるが，透過光線下でみると透明象牙質の存在が明らかである．窩洞形成は，この透明層を越えてはならない．

[感染象牙質削除のステップ写真]

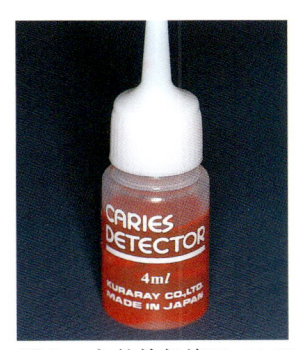

図3　う蝕検知液(Acid Red 52 をpropylene glycolに1%溶かしてある)は，う蝕治療の必需品である．

▶図4　咬合面の小窩に発生した象牙質う蝕．う窩を開拡し，検知と削除を繰り返した．(5)が削除完了時点の咬合面観，(6)がその断面観．う窩のDEJと側壁は不染で，窩底部は淡ピンク染部が残っている．

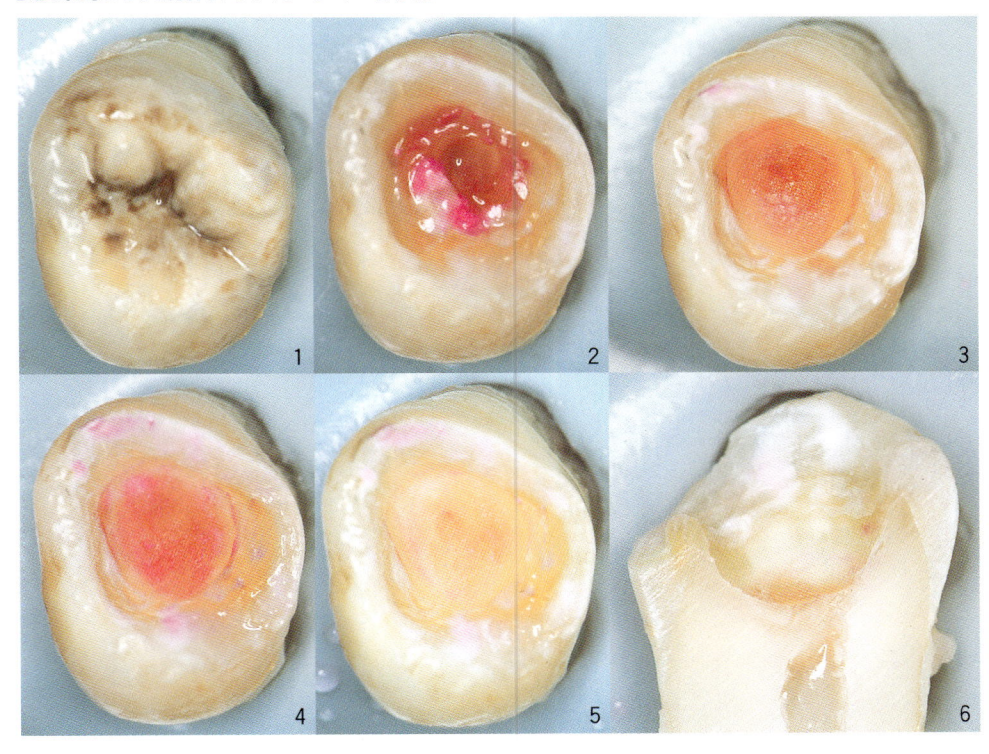

　象牙質う蝕を断面で見ると，う窩の表層象牙質は検知液で赤染され，その下に不染の象牙質と透明象牙質が確認され，さらにその下層の健全象牙質へと移行している（図2）．う蝕象牙質は外層の第一脱灰層（第一層）と内層の第二脱灰層（第二層）に分けられ，その下層に健全象牙質が位置する．第一層，第二層とも脱灰層（軟化層）であるが，細菌感染が見られるのは著しく軟化した第一層であり，中間的な脱灰層である第二層には細菌感染が見られず，適切な処置により再石灰化が可能であるといわれている．し

[う蝕象牙質第二層の分布]

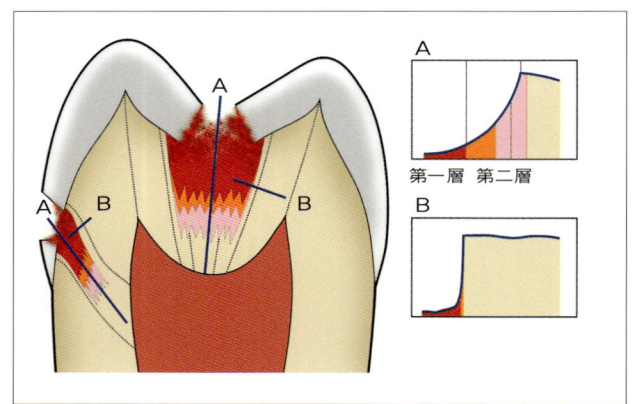

図5　う蝕象牙質第一層（赤）の下のう蝕象牙質第二層（橙：混濁層、桃：透明層）は、象牙細管の走向と平行な側壁部で薄く、細管と直行する窩底部で厚い．透明層（桃）は第二層中層から深層部にかけて存在し、その上の表層部の混濁層（橙）はう蝕検知液でわずかに染色される．第二層は中間的に脱灰された移行層であるため、この層の厚い窩底方向には硬さ（KHN）が徐々に増加し（A／右上グラフ）、この層の薄い側壁方向には硬さ（KHN）が急激に変化する（B／右下グラフ）．

[検知液で不染になるまで削除した症例]

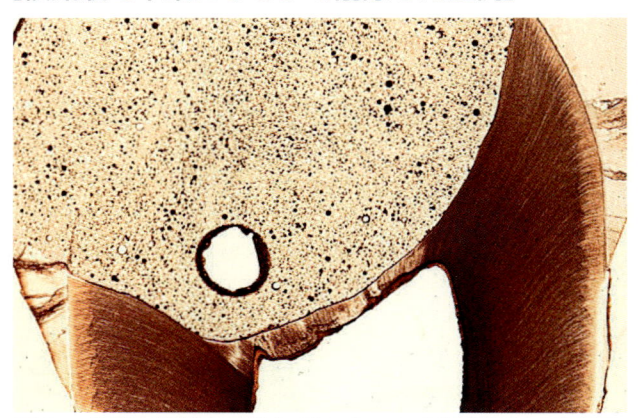

図6　う窩を開拡し、検知液にまったく染まらなくなるまで削除した．クリアフィルボンドシステムＦで修復した．う窩の側壁は象牙細管に平行で、健全象牙質に達している．窩底部は透明象牙質に達している（研磨標本を透過光線下で撮影：新潟大学福島正義教授の厚意による）．

[う蝕検知液をガイドにした感染象牙質削除]

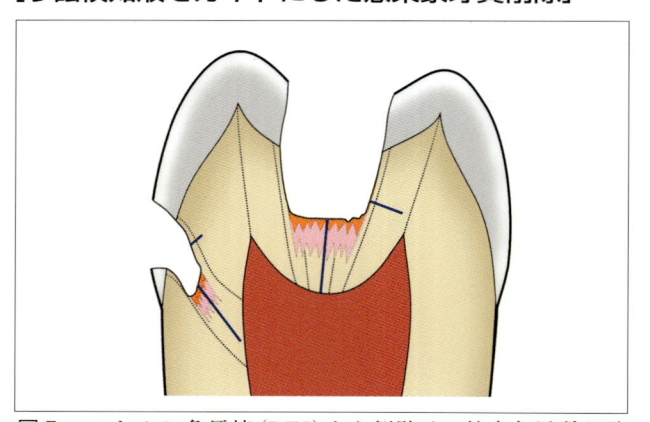

図7　エナメル-象牙境（DEJ）から側壁は、健全象牙質が露出し、う蝕検知液に不染である．窩底部は、透明層直上の混濁層が残り、不染もしくは淡いピンク染状態を削除の目標とする．

表1　福島によるう蝕検知液によるう蝕象牙質の染色所見と細菌侵入との関係[5]．

う蝕検知液の染色所見	組織学的評価	細菌の有無
赤染部	脱灰層	＋
ピンク染部	脱灰層	－時に＋
淡いピンク染部	脱灰層	－
不染部	透明層・健全象牙質	－
自然着色部	脱灰層	＋

がって、第一層を確実に除去すればよく、それを染別するのがう蝕検知液である[1]（図3）．

しかしながら、染色性をガイドにしながら削除を進めると、窩洞の側壁部は早期に不染になるが、窩底部ではかなり硬さが増してもいつまでも島状やリング状に染色された部分が残ることがある（図4）．これは中間的な脱灰層である第二層も検知液に染まるため、第二層が薄い側壁部では、削除によって健全象牙質部が露出して早期に不染状態になるが、窩底部では第二層が比較的厚く存在するためである[4]．この部分を不染になるまで削除すると確実に透明層や健全象牙質まで到達してしまう[4,5]（図5～7）．

福島によれば「う蝕象牙質は削除にしたがい、赤染からピンク染、そして淡いピンク染へと漸次移行するが、淡いピンク染程度ならば細菌が確認されず、残しても良い[5]」とある．したがって、第二層の厚い窩底部では、不染になるまで削除する必要はなく、淡いピンク染までで削除を止めればよい（表1）．

[小窩裂溝と隣接面象牙質う蝕の拡がり方]

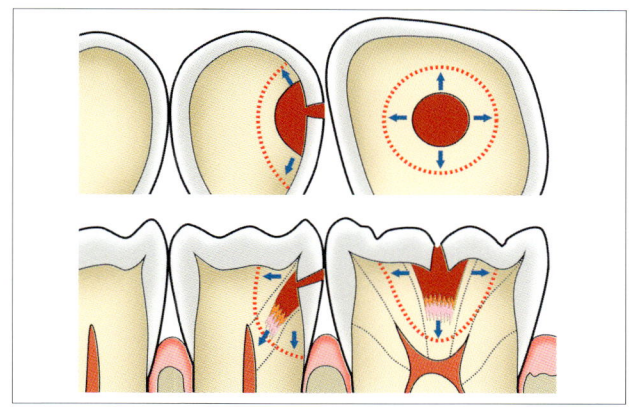

図8　象牙質う蝕は咬頭隆線をえぐるように丸く(半球状に)広がる．

[う窩の開拡は丸くなる]

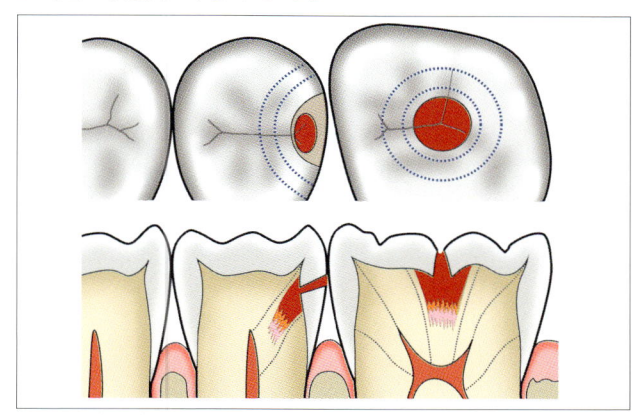

図9　感染象牙質を確実に削除するためには，う窩がある程度大きくなると咬頭隆線を削除しなければならない．窩洞形成における咬頭隆線保存の原則と相反するが，確実な感染歯質削除のためには致し方ない．

[遊離エナメル質保存例]　25歳，女性

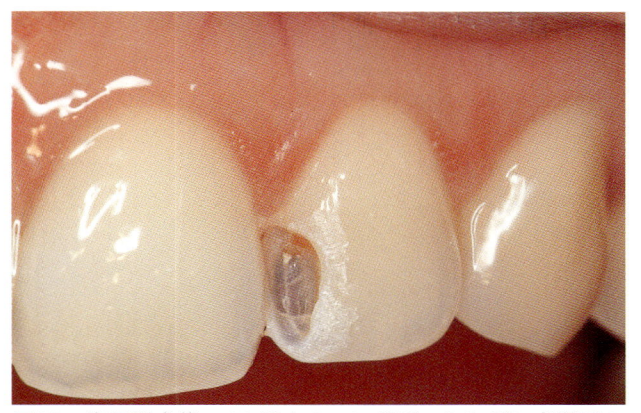

図10　窩洞形成後．⏌2近心のコンポジットレジン充塡下の二次う蝕．充塡操作を容易にするため，舌側壁の遊離エナメル質は残した．

[遊離エナメル質保存例]　18歳，女性

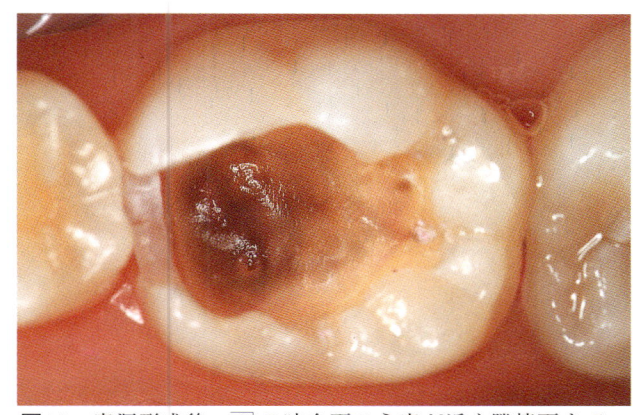

図11　窩洞形成後．⏌6の咬合面のう窩が近心隣接面までつながっていた．充塡を容易にするため，近心頰舌側と歯肉側の遊離エナメル質は保存した．

う窩の開拡と遊離エナメル質の処理

　前歯臼歯を問わず，小窩裂溝う蝕や隣接面う蝕は，咬頭や隆線をえぐるように半球状に，しかも穿下性に進行する(図8)．そのため，感染象牙質を確実に除去するためには，遊離エナメル質を削除するう窩の開拡は丸い形態となり，う蝕がある程度の大きさになると，咬頭隆線を大きく削除せざるをえない(図9)．接着性レジンを使用した修復では，健全歯質の保存と感染象牙質の削除が第一義であるから，う窩の開拡では，従来の機械的な保持を主体とした窩洞形態にとらわれる必要はない．

　う窩の開拡に際して，エナメル-象牙境(DEJ)の感染象牙質の除去を妨げる遊離エナメル質は削除するべきである．しかしながら，前歯部の3級窩洞で唇面からアクセスした場合，舌側壁のエナメル質が健全であれば，これを極力残すと，充塡操作が楽になる(図10)．

　また，2級窩洞において頰舌側壁を大きく削除すると隔壁が装着できなくなり，充塡が技術的に難しくなる．したがって，内側から感染象牙質を削除してもしっかりとしたエナメル質が残せるのであれば，頰舌側の遊離エナメル質は極力残す努力をする．さらに歯肉側壁は，マージンが歯肉縁下に入ってしまうと，マトリックスの適合や止血が難しくなり，充塡が困難となってしまう．ここでも，遊離エナメル質を積極的に残すよう注意する(図11)．

［症例2-1］ 臼歯隣接面う蝕

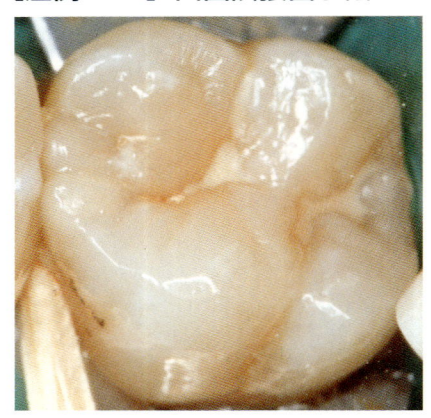

2-1-1 ⌊6̲ 近心隣接面う蝕．男性，19歳．冷水痛を主訴として来院した．この状態では，う窩の拡がりはわからない．

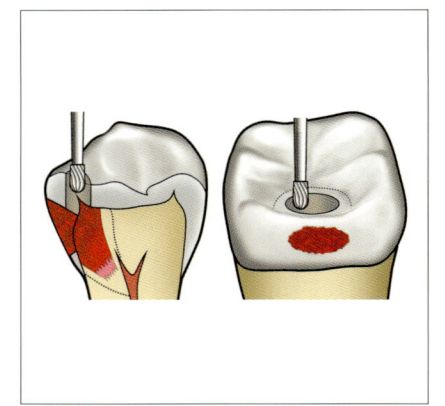

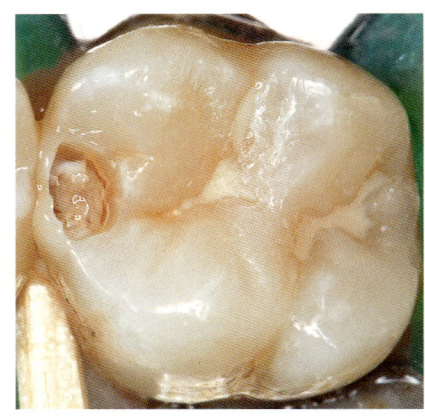

2-1-2a,b 接触点より内側の辺縁隆線部から隣接面のう窩にアクセスする．隣在歯の隣接面を傷つけないように注意する．う窩の開拡は，う蝕直上の辺縁隆線部から行い，隣在歯を傷つけないように注意する．バーがエナメル質を抜け，う窩に達すると，急にバーの抵抗がなくなり，バーがズボッとう窩に吸い込まれるので，う窩に達したことがわかる．

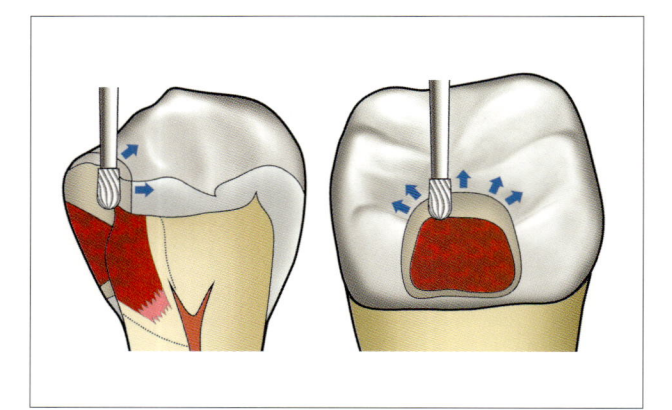

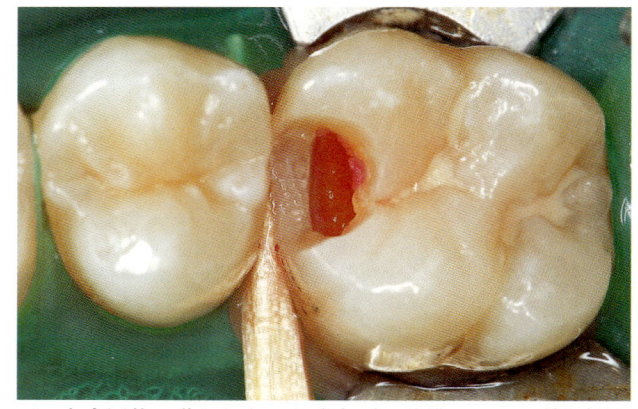

2-1-3a,b 隣接面う蝕は，隣接面を中心として半球状に進むので，バーを半円状に動かしながら咬合面の遊離エナメル質を削除して，う窩の開拡を行う．う窩の開拡後，検知液で染色．DEJ直下から感染象牙質が赤染している．マイクロモーターに装着した球形スチールバーを低速回転で使用し，DEJに沿って赤染した感染象牙質を削除する．

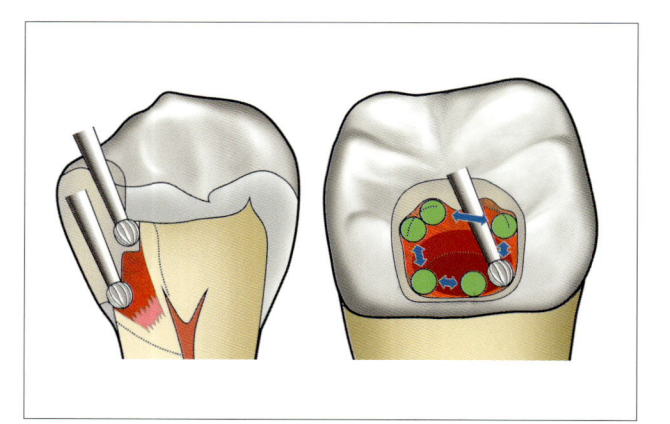

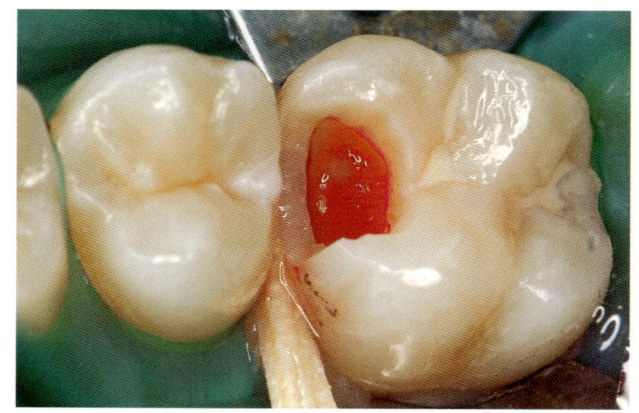

2-1-4a,b 咬合面側DEJの感染象牙質がアクセスしにくいので，さらに咬合面のエナメル質を削除してう窩を広げ，再度染色した．低速球形スチールバーでDEJに沿って感染象牙質を削除する．DEJと側壁が不染状態になるまで，染色と削除を繰り返す．臼歯部の歯肉側や頬舌側DEJは直視できないので，赤染部の削除に際して手指の感覚をガイドとする．DEJや側壁の赤染感染象牙質が削除しにくければ，2-1-3に戻ってさらにう窩の開拡を行う．

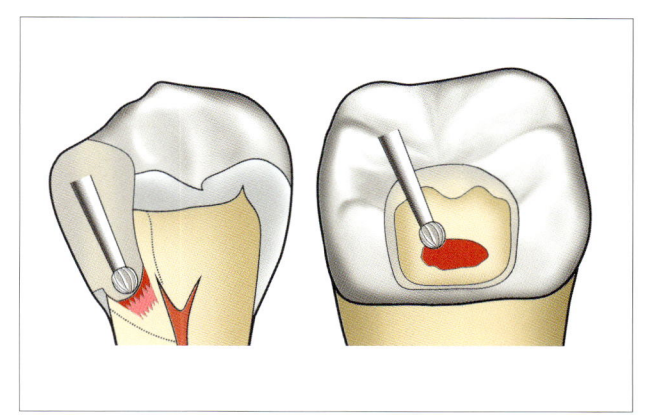

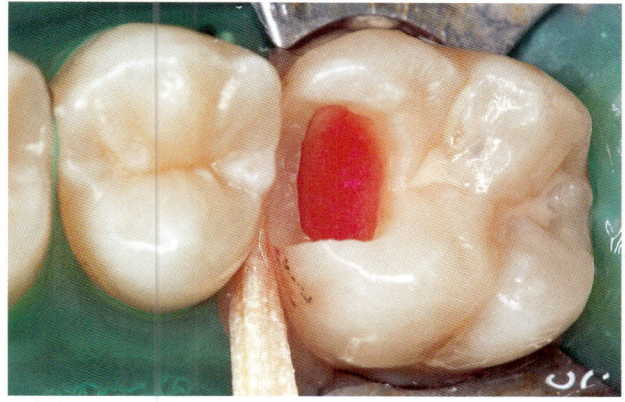

2-1 感染象牙質の除去基準とコンポジットレジン充塡の基礎と臨床

2-1-5a,b　DEJから側壁にかけて不染となった状態で，う窩中央部の赤染部を，注意深く削除する．染色と削除を繰り返す．この写真では，中央部はまだ削除していない．このときは手指の感覚に頼らず，赤染部のみをミラーで確認しながら，注意深く少しずつ行う．中央部が不染もしくは淡いピンク染を呈するまで，染色と削除を繰り返す．

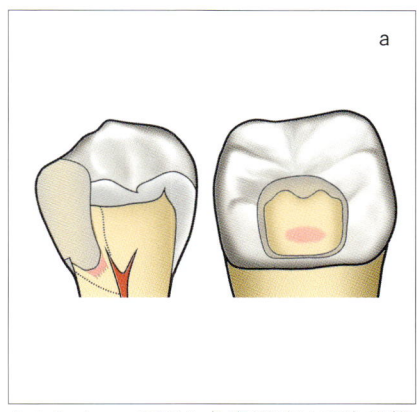

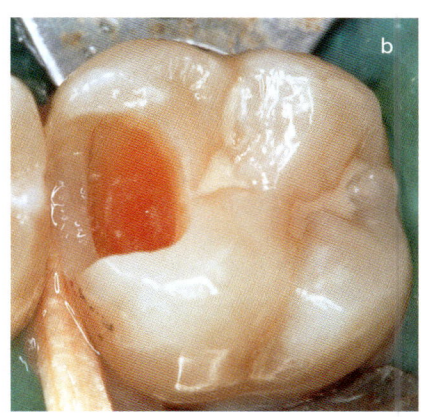

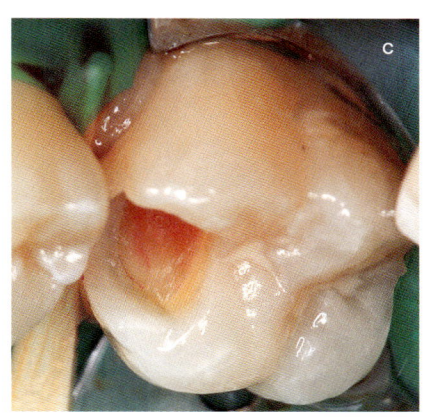

2-1-6a,b,c　DEJとう窩側壁は不染状態であり，中央部は飴色の透明層がわずかにピンクに染色されている（a）．この状態で削除完了とする．染色状態と削除時の硬さでその時点を判断する．2級窩洞では，隣接面歯肉側マージンに遊離エナメル質を残し（b），マージンが歯肉縁下に入らないよう注意する．舌側壁のDEJを確認する（c）．

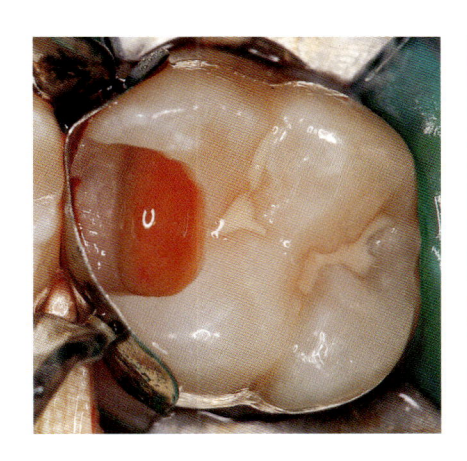

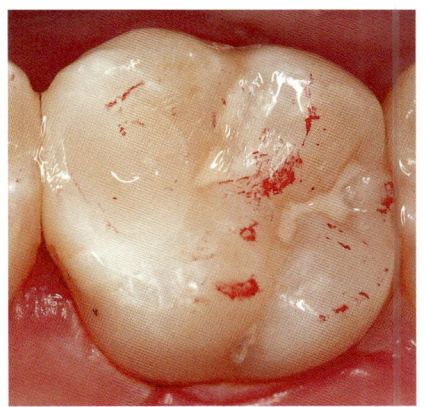

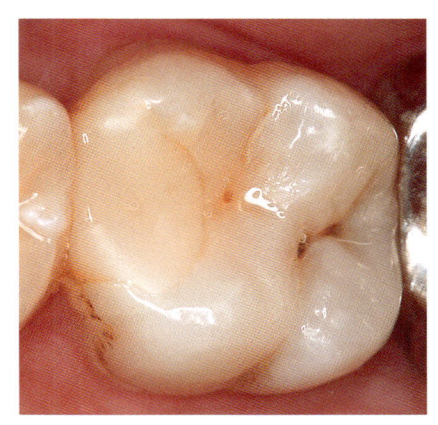

2-1-7　隔壁とセパレーターの装着．窩洞は感染象牙質とそれを覆っている遊離エナメル質を削除したのみであり，機械的な保持形態は与えていない．
2-1-8　ライナーボンド2，プロテクトライナーF，クリアフィルAP-X（A2／いずれもクラレメディカル）で修復を行った．
2-1-9　修復6年後．
　6年間ぶりに来院したときの写真．離れている間に，|7 がFCKになっていた．
2-1-10　修復6年後のX線写真．
充塡物下の透過像はプロテクトライナーF．歯肉側のマージンの透過像はボンドレジン．

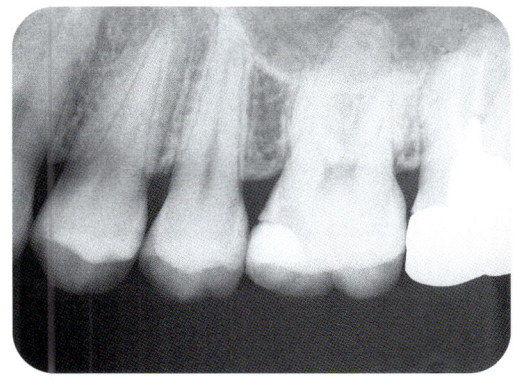

[症例2-2] 自然着色の削除　レジンインレー脱離例

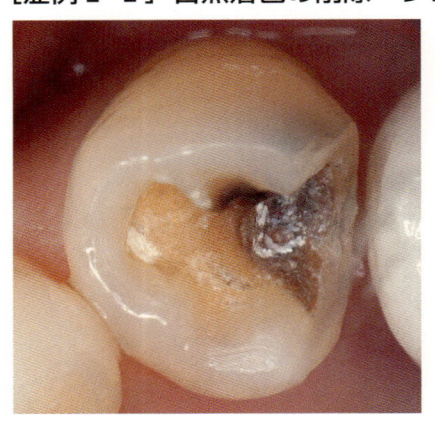

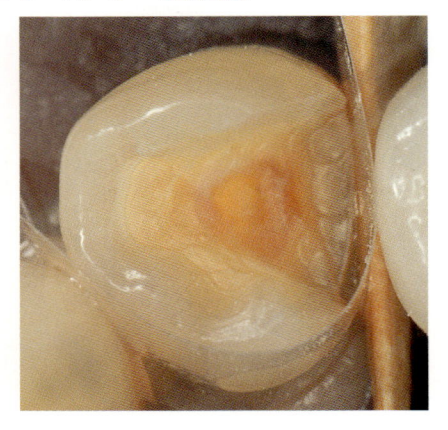

2-2a｜2-2b

2-2a　4| に濃い自然着色がみられる．
2-2b　濃い自然着色は比較的軟らかく，すべて削除できた．窩底部には飴色の透明層が見える．

[症例2-3] 自然着色の削除　充填物脱離例

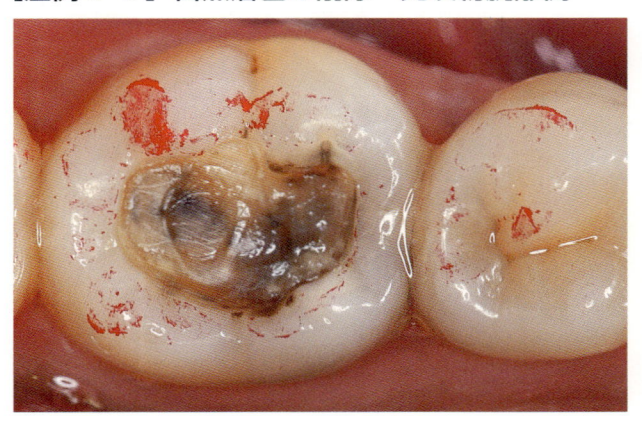

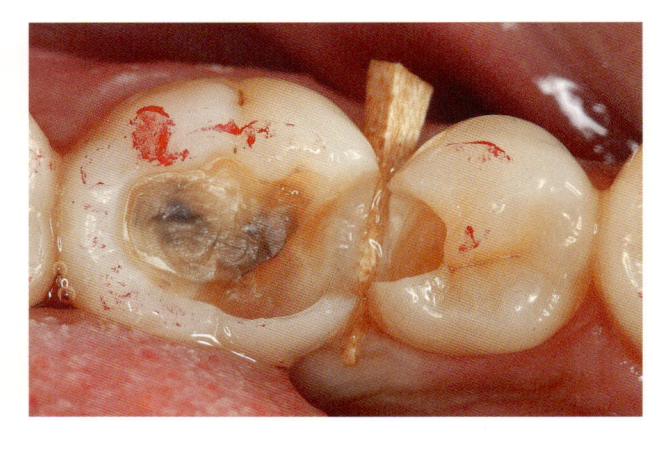

2-3a｜2-3b
2-3c｜

2-3a　|6 咬合面．
2-3b　う蝕検知液をガイドとしてう蝕象牙質削除後．窩底部の濃い着色は，硬いので残した．
2-3c　エナメル-象牙境や側壁は，検知液に不染で，自然着色した象牙質はない．

感染象牙質の除去とその基準

　感染象牙質の染別にはう蝕検知液を用いる．う窩の開拡後，DEJ付近の感染象牙質から削除する．その理由は，う蝕が穿下性に進むために，処置時に予めう窩の大きさを正確に予測することは難しい．DEJから除去をはじめに行えば，開拡すべきう窩の範囲が容易につかめ，う蝕の大きさが早い段階で判断できる．

　また，この部分は歯髄から遠いため，露髄の危険がなく，直視しにくい臼歯部隣接面などでは，手の感覚を頼りに削除を進めても露髄する危険はない．さらに，この部分は第二層が薄いので，感染象牙質と健全象牙質の境が明瞭であり，容易にう蝕検知液に染まらない状態にすることができる．まずは，DEJとう窩の側壁を不染にし，それを妨げる遊離エナメル質は削除する．

[う蝕象牙質の接着]

図12 シングルボンド（3M／ESPE）とライナーボンド2Σ（クラレメディカル）のう蝕象牙質に対する接着強さ[7,13].
S-D：健全象牙質
U-C：透明層に相当する不染部
LP-C：淡いピンク染部
P-C：ピンク染部
　う蝕検知液に染色されるう蝕象牙質（P-C）に対する接着はきわめて悪い（図中のNDは測定不能であったことを示す）．

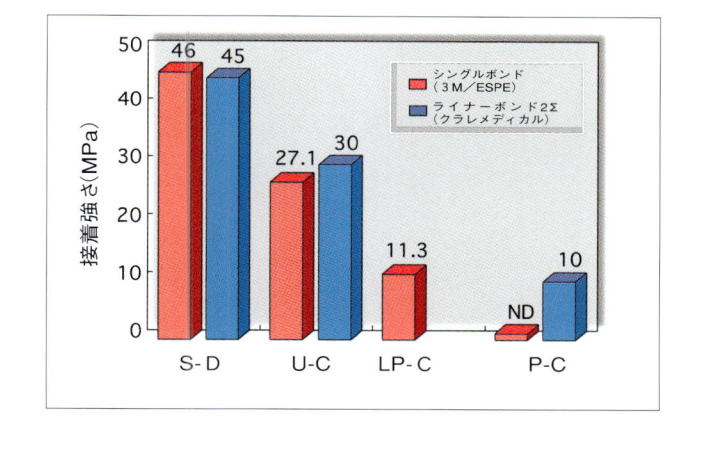

　ついで，う窩の中央部は，さまざまな染色性を示すう蝕象牙質第二層が厚いため，福島の基準にしたがい，不染状態にすることを目標とするが，淡くピンク色に霞んだように染色された状態でも可とする．こうすることで，窩洞周囲の健全象牙質と透明象牙質を残すことができる（症例2-1）．

自然着色の削除

　脱灰の進んだう蝕象牙質では，う蝕検知液による染色が目安となるが，自然着色が強いう蝕象牙質では，検知液に染色されないことがある．奥瀬[6]によれば，このようなう蝕象牙質では，細菌侵入が軟化と着色の前縁に近接しているので，自然着色をすべて削除すれば細菌が除去できると述べている．

　また福島[5]によれば，低速のスチールバーによる切削に対しても抵抗があるような自然着色部でも，病理組織標本では細菌が観察されたので，自然着色部は完全に削除することを勧めている．この自然着色を完全に削除すると，透明層に達すると述べている（症例2-2）．

　しかしながら，周囲の健全象牙質と同程度の硬さになった着色象牙質は，細菌を残置してしまってはいるが，その下に透明層があるわけだから，私個人としては残しても差し支えないと思っている（症例2-3）．吉山ら[7]のModified Sealed Restorationに通じる考え方である．

う蝕検知液に対する批判

　う蝕検知液は，当初コラーゲンの変性した感染象牙質を特異的に染色すると考えられたが[1]，現在では，脱灰や低石灰化により構造的に疎な部分に色素がトラップされることで生じる[4,5]という考えが妥当であると思う．その理由は，図1でう蝕象牙質だけでなく，歯髄に近い象牙質が染色されていることをみれば理解できる．しかしながら，この染色の範囲が細菌侵入より広いことが感染象牙質の削除の目安となる根拠となっている[4,5]．

　McComb[8]やKiddら[9]は，DEJや歯髄に近い象牙質が，細菌が見られなくても染色されることから，染色の特性を理解しないで不用意に使用すると過剰切削になると批判し，使うべきでないという見解をとっている．

　これに対して，吉山ら[7,10]は免疫組織化学的手法を用いた研究を基にして，先駆菌層での細菌侵入は細管レベルで異なっており，福島[5]や佐野[4]が病理組織学的に細菌を検出できなかった淡いピンク染部や不染部でも，細菌が残っている可能性を指摘している．

　またKiddら[9]は，口腔内に露出した象牙質では，象牙質の脱灰を伴わずに象牙細管に細菌が侵入する可能性を指摘し，軟化したう蝕象牙質をすべて除去したとしても，わずかな細菌が残されうると述べている．

　いずれの意見も，う蝕検知液は，細菌に感染した象牙質を特異的に染めるものではないという点で一

[症例2-4]

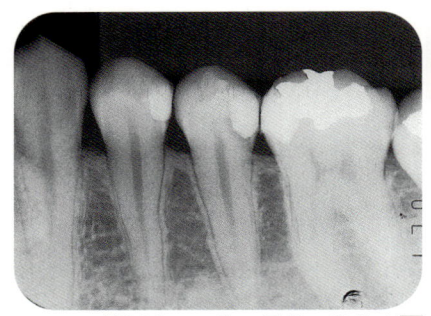

2-4a　X線写真．23歳．男性．患者は|5付近の強い冷水痛を訴えており，|5にはコンポジットレジン充填物下に透過像が見られ，明らかに感染歯質の取り残しであった．他院で1か月前に行った充填である．冷水痛が強かったため浸潤麻酔をして接着性コンポジット修復を行った．

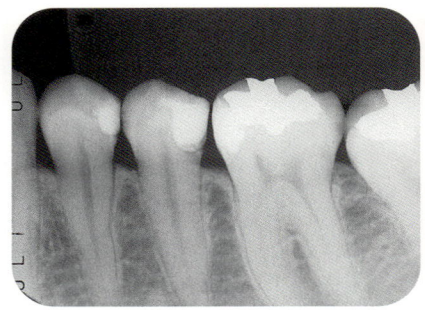

2-4b　X線写真．5年後．とくに異常は見られない．クリアフィルメガボンドとクリアフィルAPX（いずれもクラレメディカル）を使用．

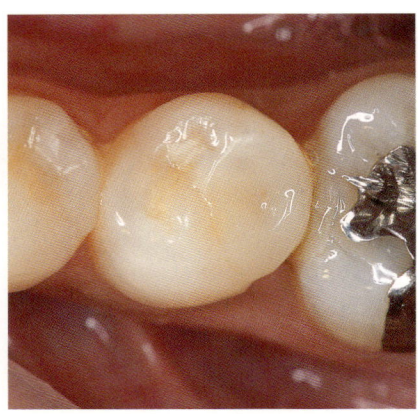

2-4c　臨床写真．5年後頬側マージンが摩耗によりステップが形成されているが，ほかに異常は見られない．

[開放象牙細管へのう蝕検知液侵入]

図13　咬合面に象牙質う蝕のある抜去歯に，健全象牙質に及ぶ窩洞（頬側面）を形成し，色素液に浸漬した．咬合面のう窩から侵入した色素はすべて透明象牙質で止まっているが，健全象牙質まで形成した窩洞では，色素が窩底部から象牙細管を伝わり歯髄腔まで侵入している．
　接着性材料を使用した窩洞形成では，う窩の下の透明象牙質を越える切削はしない．健全象牙質に切り込んだ窩洞（隣接面）は，象牙細管が開放しているため，さまざまな術後痛を誘発しやすい（新潟大学　福島正義教授の厚意による）．

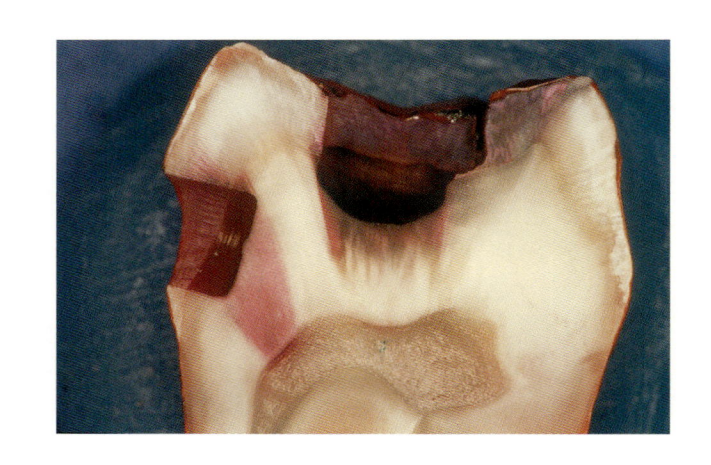

致している．

なぜう蝕検知液を使うのか

　臨床の場で，う蝕象牙質の細菌侵入前縁を肉眼で確認することはできない．従来，う蝕象牙質の除去は触診による硬さと着色状態を経験で判断するのがもっとも確実であるといわれている[8,9]．しかしながら，染色状態の判断が主観的であるのと同様に，硬さの判断も主観的なものである．しかも，スプーンエキスカで注意深く削除するにしろ，窩洞のすべての部分の硬さを確認することは不可能である．
　「う蝕の進行は停止できる」というカリオロジーの知見[11]や，歯質接着性材料の進歩が根拠と思われるが，「感染象牙質をすべて削除することは不可能であるし，危険である．窩洞のシールがよければ，部分的に軟化した感染象牙質は残してもよいかもしれない」[9]とか，「臨床的に感染・非感染象牙質の区別は正確でなくてよい．その理由は，感染象牙質のすべてを除く必要はなく，感染象牙質をあらかた削除して窩洞を封鎖すれば，うまくすれば残置した細菌を死滅させられるし，悪くても細菌の活動を停止できる」[12]という窩洞内に細菌の残置を容認する意見が，カリオロジーや保存修復学のテキストに書かれ始めている．
　しかしながら，う蝕象牙質削除の目的は，修復によるう蝕の進行停止と歯質・歯髄保護である．接着性レジンを使った修復を行う場合，う蝕検知液に染色されるう蝕象牙質に対するレジンの接着は，低いことが報告されており[2,7,13]，壁面に著しく軟化した

[前歯部隣接面う蝕切削用ダイヤモンドバー]

図14 窩洞形成用のダイヤモンドバー（マニー）．
前列左から，CD-53F，CD-61F，CD-60F，CD-62F．
後列左から，BR-48F，BR-S45，BR-S46．

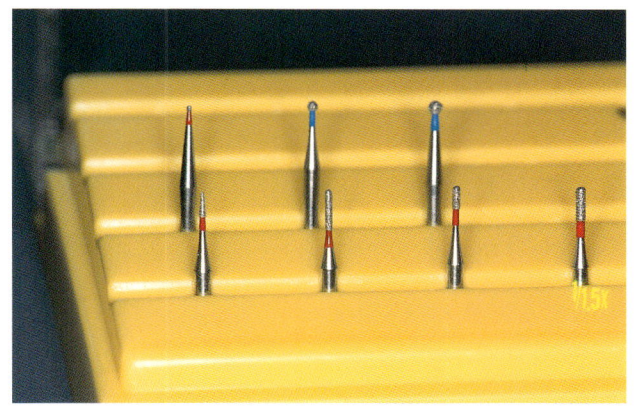

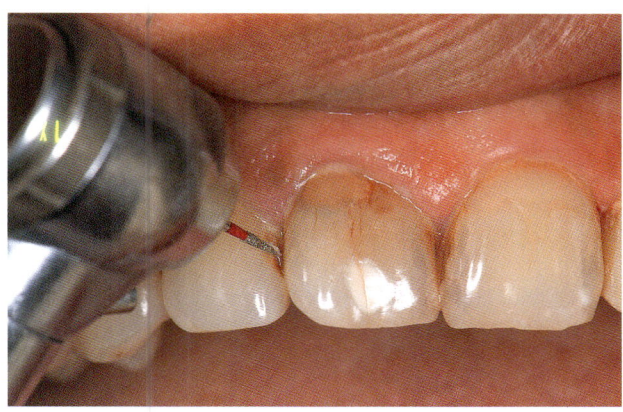

図15 ダイヤモンドバー（CD-53F）使用例．
刃部が小さいので隣在歯を傷つけずにう窩の開拡ができる．

象牙質が露出していては，術後痛の原因にもなりかねない（図12，症例2-4）．したがって，削除後は接着できる硬い壁面でなければならない．しかしながら，黄白色の健全象牙質に入るまで削除すると，象牙細管が開いている痛覚の鋭い部分まで削除が及ぶ．現時点で，完璧な接着は無理だから，これも術後痛が生じやすくなる．

したがって透明層を最大限保存でき，しかも接着に有利な窩壁を露出できる，過不足がないと判断される削除の基準を，自分なりに持たないと，自信を持った充填処置ができないことになる（図13）．このような窩壁に淡いピンク染部が残ることはおおいにあり得ることである．淡ピンク染部に細菌残置の可能性があれば，意図せずにModified sealed restoration[7]を行っていることになる．

視野の限られた口腔内で再現性のある処置を行うためには，う蝕検知液は強力な一つの判断基準となるものである．確かに，染色性の判断も硬さと同様に主観的なものだが，象牙質う蝕の構造を理解し，硬さや着色状態と併せて判断することにより，修復処置の再現性を高めることができると考える．

う蝕の構造による染まり方の特性を理解しないと，過剰切削になってしまうため，う蝕検知液は他の基準を排除できるような唯一絶対のものではない．ただ，う窩のどの部位ではどの染色性まででとどめるかという使いこなしが重要なのである．現時点ではこれ以外に方法はない．

前歯部コンポジットレジン修復（3，4級を中心に）

どの時点で削るのか

前歯部隣接面のう蝕は，歯冠部の唇舌幅が臼歯部に比べて薄く，発見もアクセスも容易なので，私は明らかに象牙質に達したう蝕から切削治療の対象としている．

窩洞形成

[舌側からか唇側からか]

従来，前歯部の隣接面窩洞では，極力舌側からアクセスして唇側のエナメル質を残すような窩洞形成法が推奨されてきた．これは，変色しやすいコンポジットレジンが極力唇面に露出しないための工夫である．しかしながら多くの場合，舌側からのアクセスは器具が届きにくく，窩洞内も見にくいため，感染歯質を取り残したり，隣在歯隣接面を傷つけてしまったりすることもあり必ずしも容易な処置ではない．

現在の光重合型コンポジットレジンは，開発当初のコンポジットレジンとは比較にならないほど変色が少なく，確実な感染歯質の除去と，その後の接着

［前歯部隣接面う蝕の開拡と感染象牙質の削除］

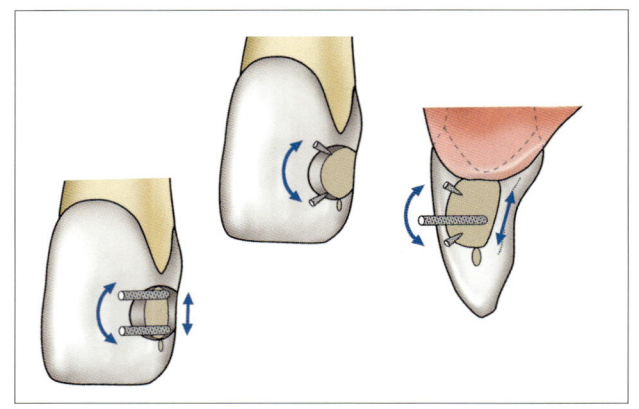

図16　唇側からのう窩の開拡．CD-53Fでう窩を開拡し，CD-61F（もしくはCD-60FまたはCD-62F）でさらに窩洞の形を作る．

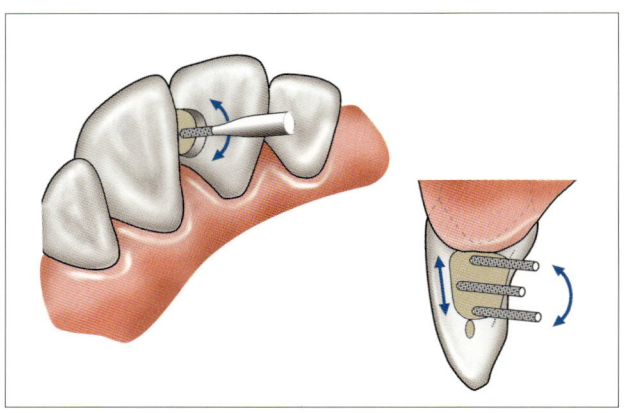

図17　舌側からのう窩の開拡．舌側からアクセスする場合は，辺縁隆線部からCD-61Fでう窩を開拡する．

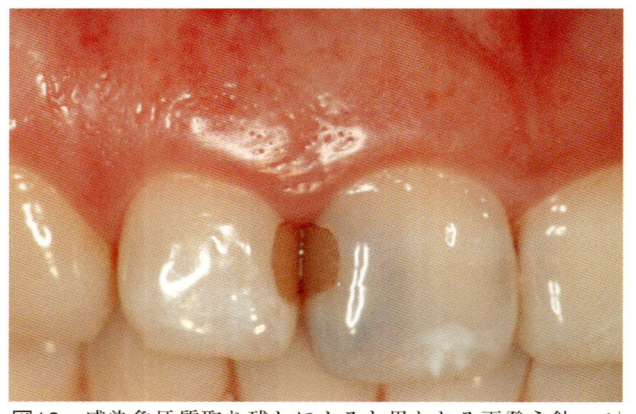

図18　感染象牙質取り残しによると思われる再発う蝕．1｜遠心隣接面．

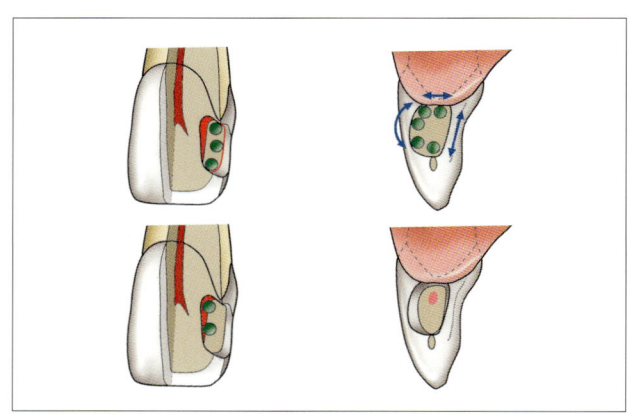

図19　感染象牙質は，低速スチールバーを使用して，まずエナメル-象牙境に沿って削除し，それからう窩の中央部を削除する．

充填操作のやりやすさを考えれば，唇側からう窩を開拡することは，大きなメリットがある．

したがって，う窩の開拡は唇側舌側を問わず，やりやすい方向からアクセスすればよい．隣接面う蝕が舌面に近い症例では，う窩を舌側から開拡した方がやりやすい場合もある．

［う窩の開拡と感染象牙質の削除］

前歯部の隣接面う蝕は，接触点下から半球状に広がる．そのためう窩の開拡は，唇側からアクセスしても，舌側からアクセスしても，類半円形の形態となる．開拡に際して，いきなり大きめのバーを使うと隣在歯隣接面を傷つけやすいので，はじめに使うのは先の細い小児歯科用のダイヤモンドバーがよい（図14）．隣在歯の隣接面を傷つけにくく，小さなう窩を開拡するには便利である．ある程度の大きさのあるう窩ならば，ラウンドのポイントでもよいが，隣在歯隣接面に近接した部分の削除には，前述の小さなバーがよい（図15）．

う窩の開拡がある程度進んだら，細長い円柱状のバーに替えて窩洞の外形を整えていく．バーが止まる点は，歯頂側と歯肉側の窩縁部で，バーが動く軌跡は，う蝕の形態に沿ったなめらかな類半円形となる（図16,17）．

感染象牙質の削除は，前述のように低速スチールバーでエナメル-象牙境からはじめ，同部がう蝕検知液で不染状態になってから，う窩中央部へと移る（図18,19）．

う窩の開拡の目安は，直視もしくは鏡視でエナメル-象牙境（DEJ）にう蝕検知液に赤染する象牙質が

[唇面のベベル形成]

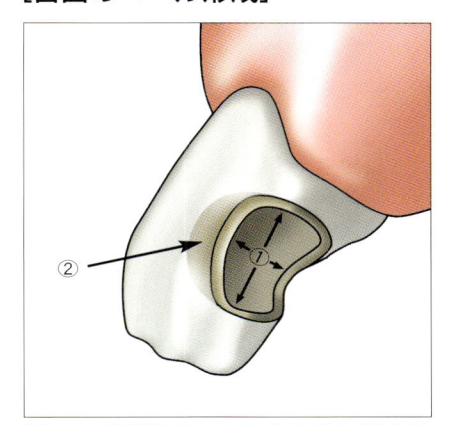

図20　窩洞形成では，う蝕検知液を使い，エナメル-象牙境に赤染部を残さない（①）．唇面には，広めのベベルを付ける（②）．

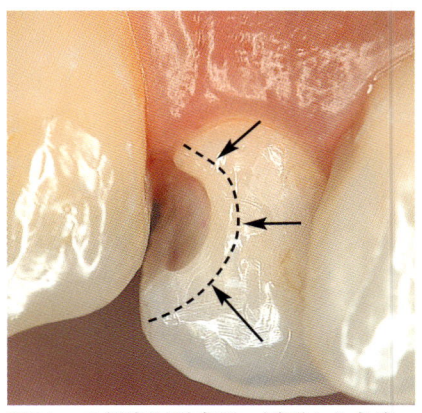

図21　3級窩洞形成例．唇面からう窩を開拡．唇面窩縁部にストレートベベル（破線と矢印）を付与した．う窩中央部はう蝕検知液で淡いピンクに染色されている．

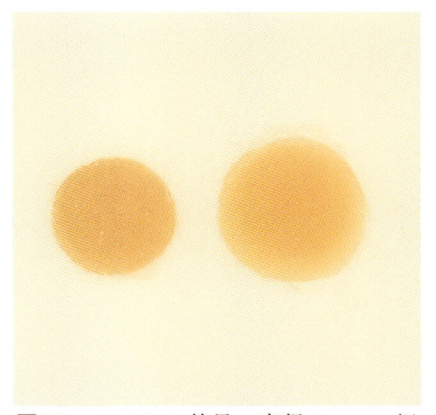

図22　ベベルの効果．直径6mm，深さ10mmの円柱形窩洞を白板に形成し，右側の窩洞の窩縁部に幅1mmのストレートベベルを付与した．同一のコンポジットレジンを充塡したが，ベベルのある窩洞の方が，背景色の影響がでて明度が高く見える．

[マトリックス]

図23　透明マトリックス（ルミストリップス：井上アタッチメント）．25μmと38μmの2種類の厚さがある．4等分してケースに保管しておく．使用時は，歯冠の高さに合わせてハサミで切って幅を調整する．

図24　妻楊枝を整形した自家製クサビ（上）とウッドウェッジ（デンテック／下）．

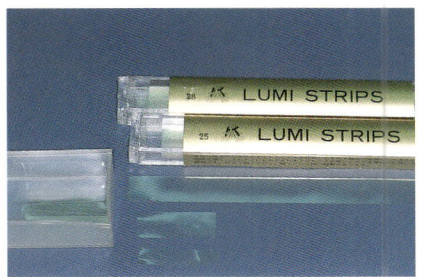

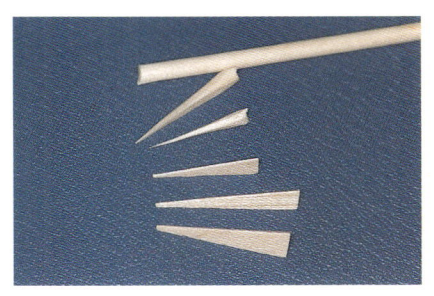

図25　3級窩洞のマトリックスのかけ方．透明マトリックスは，両隣在歯がある場合は，ぐるりとまわして両隣接面に通す（①，②）．その後，マトリックスを窩洞歯肉側の歯肉溝内に入れ（③），クサビで固定する（④）．マトリックスの装着は，接着操作前か，もしくはボンドレジン塗布後，光照射前に行う．

図26　3級窩洞マトリックス装着例．写真撮影のため，マトリックスは着色してある．

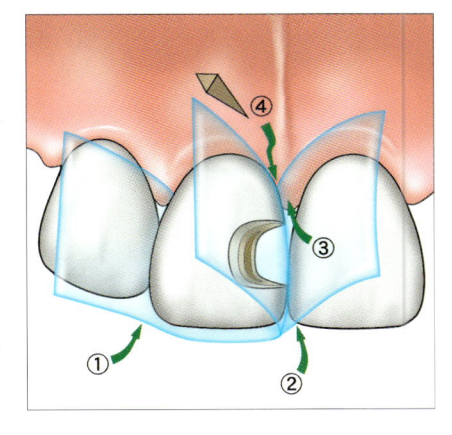

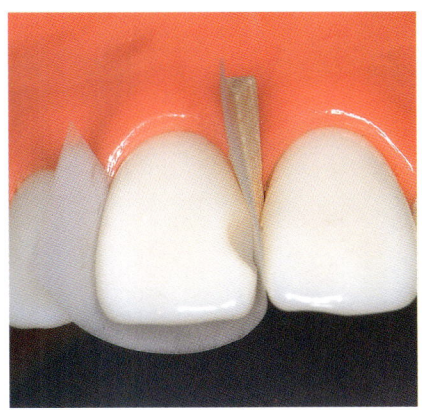

確認できなくなるまでである．とくに歯頂側のDEJは感染象牙質を取り残しやすいので要注意である．また，窩洞形成にあたって，歯肉側窩縁は極力歯肉を傷つけないように注意する．歯肉側窩縁全体が縁下に入ってしまうような症例は，止血できなければ充塡はできない．

[唇面のベベル形成]

　前歯部のコンポジットレジン充塡は，色が合っていなければ意味がない．充塡するコンポジットレジンのシェードには限りがあり，これに対して充塡される側の歯は，窩洞内やその周囲の色調はさまざまである．限られたシェードで多様な色調に対応するためには，コンポジットレジンの色調が歯質と漸次

[症例2-5] 3級修復例

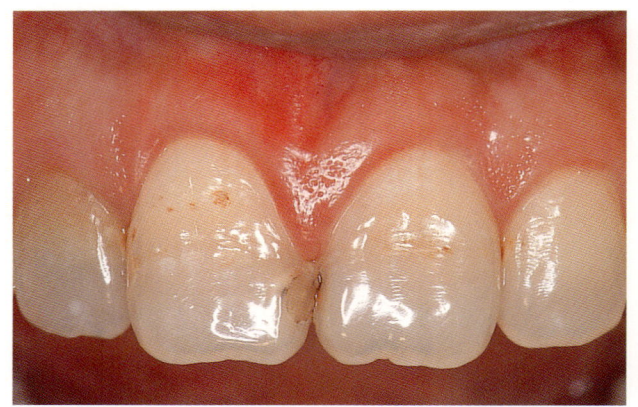

2-5a　術前所見．34歳，男性．上顎中切歯近心隣接面の充填物の変色．

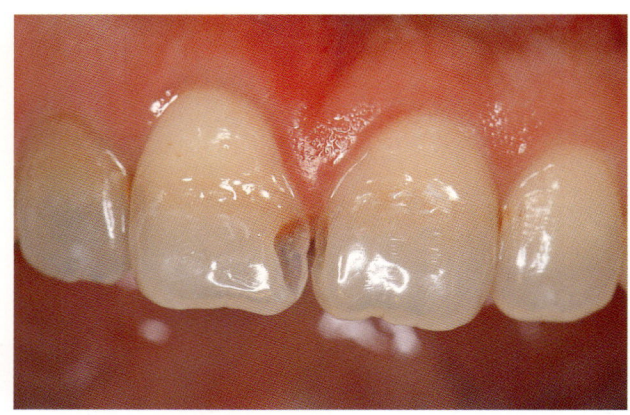

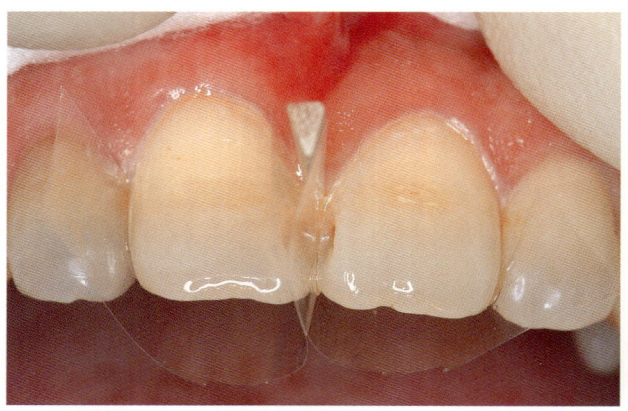

2-5b　窩洞形成後の所見．唇側からアクセスし，舌側の遊離エナメル質を残した．

2-5c　マトリックス装着時の所見．1|1 に図25のようにマトリックスを装着し，正中部でクサビにより固定した．

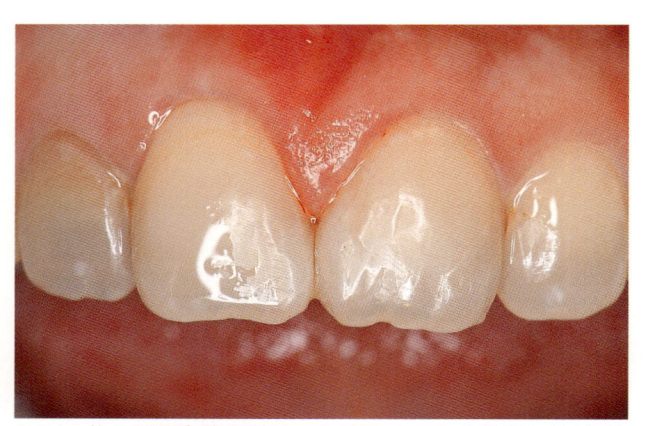

2-5d　仕上げ研磨後の所見．クリアフィルメガボンド（クラレメディカル）とビューティーフィル（シェードA2，松風）を使用．

[使用器具]

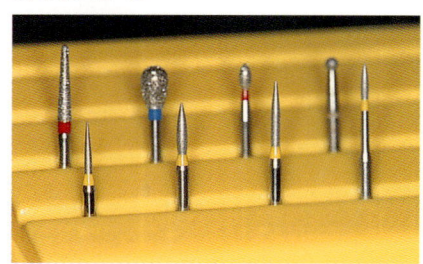

図27　形態修正用のダイヤモンドバー（マニー）．

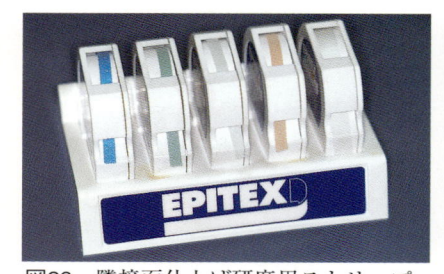

図28　隣接面仕上げ研磨用ストリップス，エピテックス（ジーシー）．

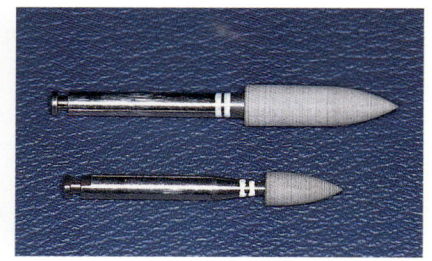

図29　コンポマスター（松風）#13s，#28．

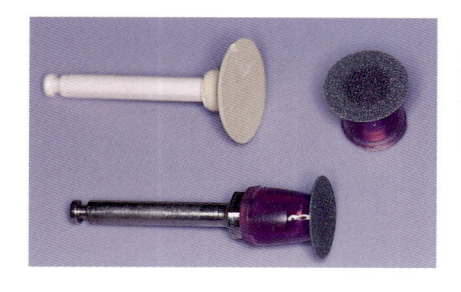

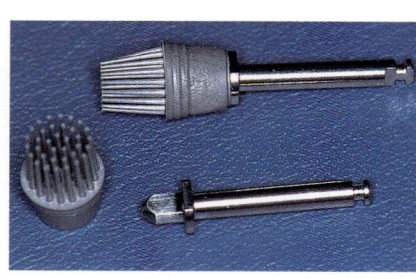

図30　上はポゴ：ジスクタイプ（デンツプライ三金），下はスーパースナップ紫8（松風）．平滑面の仕上げ研磨に最適である．

図31　フィニッシングブラシ（3M／ESPE）．咬合面のような起伏のある面の仕上げ研磨によい．

2-1 感染象牙質の除去基準とコンポジットレジン充塡の基礎と臨床

[症例2-6] 3級修復例

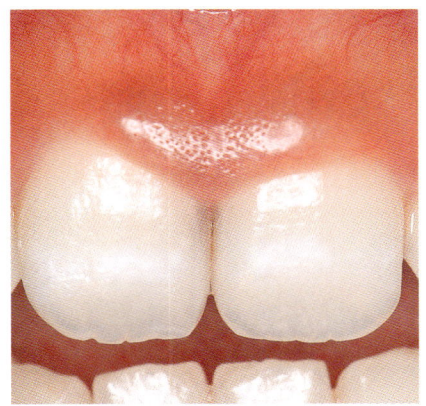

2-6a 術前所見．20歳，女性．1|1に近心隣接面の小う蝕．冷水痛を訴えていた．

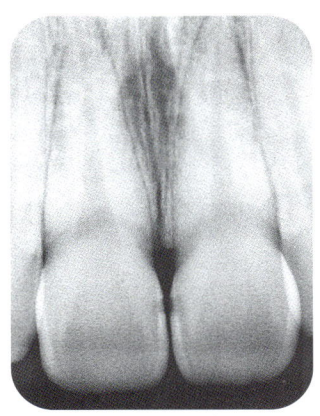

2-6b X線写真．脱灰はエナメル-象牙境を越えている．

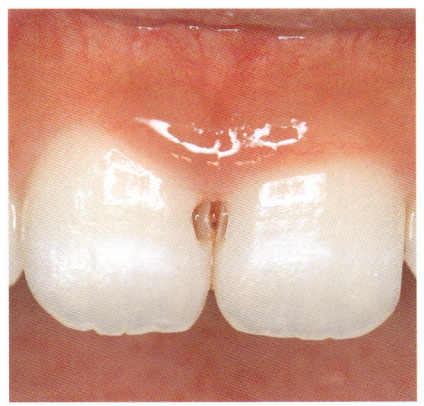

2-6c う窩を開拡して感染象牙質を除去した．

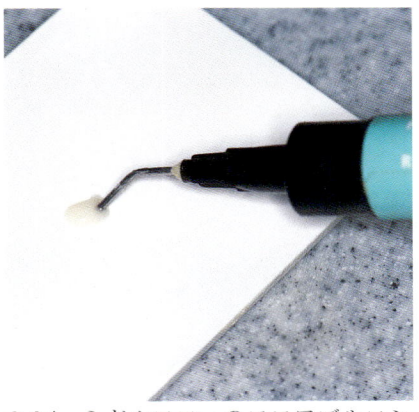

2-6d ミドルフローのフロアブルコンポジットレジン（スターフロー，ダンビルマテリアル／未輸入品）．

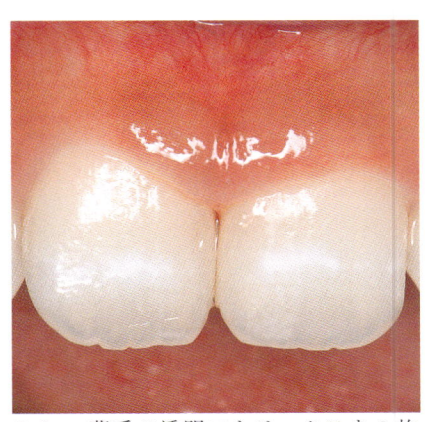

2-6e 薄手の透明マトリックスを2枚入れて，フロアブルコンポジットレジン（シェードA2）を流し込んで充塡した．

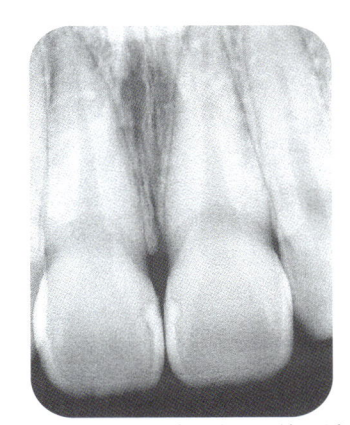

2-6f 充塡後のX線写真．X線不透過性のコンポジットレジンの下に見える黒線はボンドレジンの層．クリアフィルメガボンド使用．

[症例2-7] 4級修復例

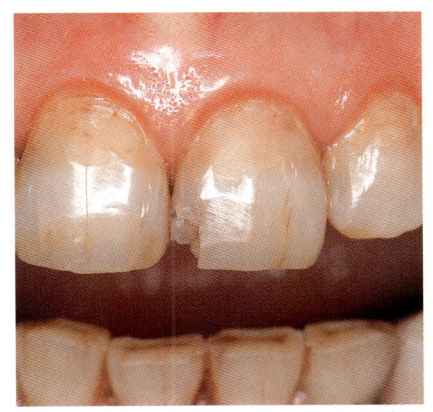

2-7a 術前．70歳，女性．|1の歯質破折．

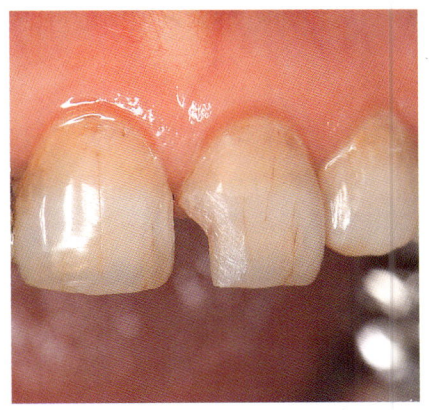

2-7b 窩洞形成後：旧充塡物を削除し，ストレートベベルを付与した．

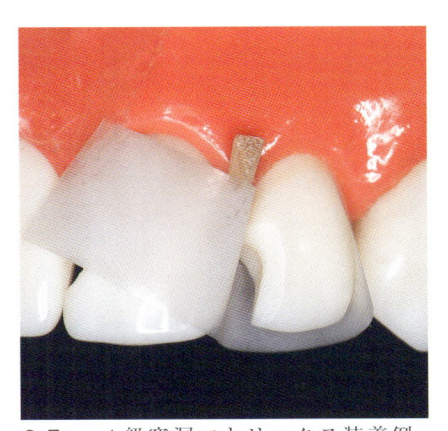

2-7c 4級窩洞マトリックス装着例．写真撮影のため，マトリックスは着色してある．

移行するように，前歯部では窩縁にベベルを付与することである（図20，21矢印，22）．

マトリックス

充塡修復は1面窩洞では容易であるが，2面以上

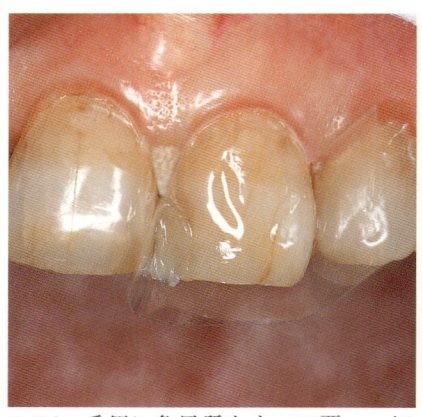

う蝕治療のミニマルインターベンション／象牙質－歯髄を守るために

2-7d 舌側に象牙質をすべて覆い，切縁の高さまでクリアフィルAP-XシェードC3を充填．クリアフィルメガボンド使用．

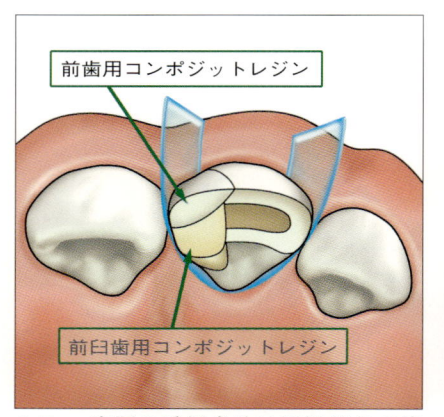

前歯用コンポジットレジン
前臼歯用コンポジットレジン

2-7e 窩洞の舌側半分は切縁側まで前臼歯用コンポジットレジンを使用し，強度を確保する．

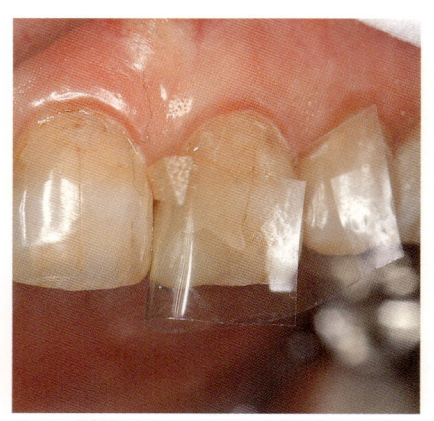

2-7f 唇側にクリアフィルSTシェードA4をAP-XシェードC3の上に重ねて充填し，マトリックスを圧接した．

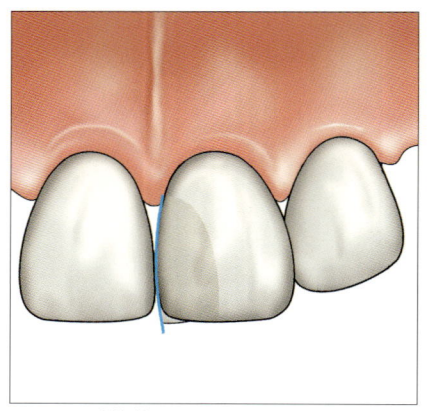

2-7g 形態修正時に，隣接面から唇面にかけてのline angleとincisal embrasureを適切に付与する．

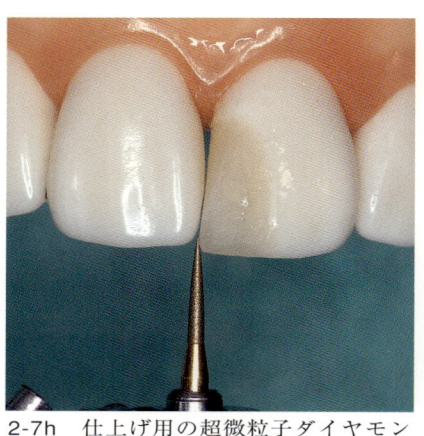

2-7h 仕上げ用の超微粒子ダイヤモンドポイントを用いて，注意深く切縁隅角を丸める．

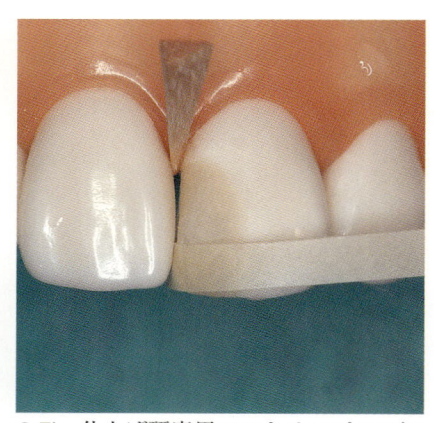

2-7i 仕上げ研磨用のストリップスで切縁隅角部と唇面の近心隅角を仕上げる．

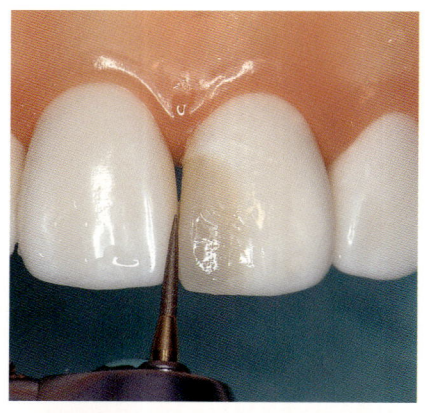

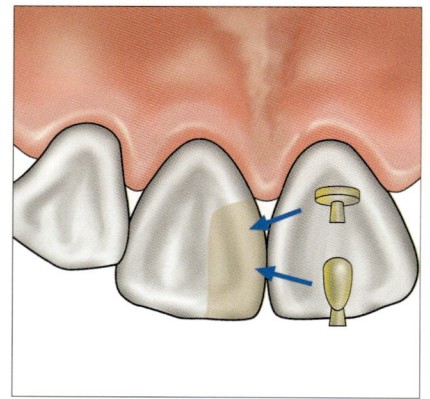

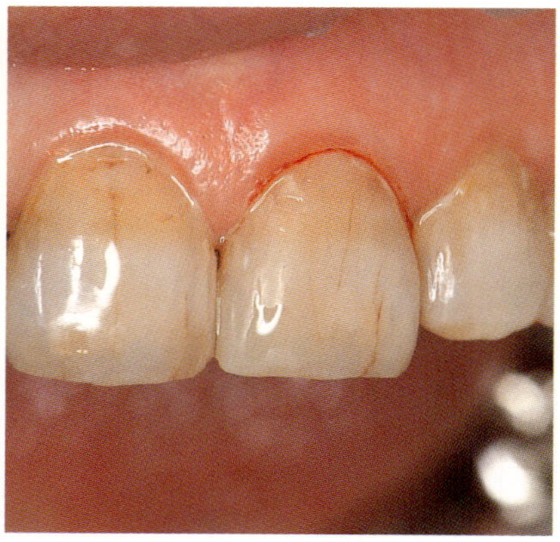

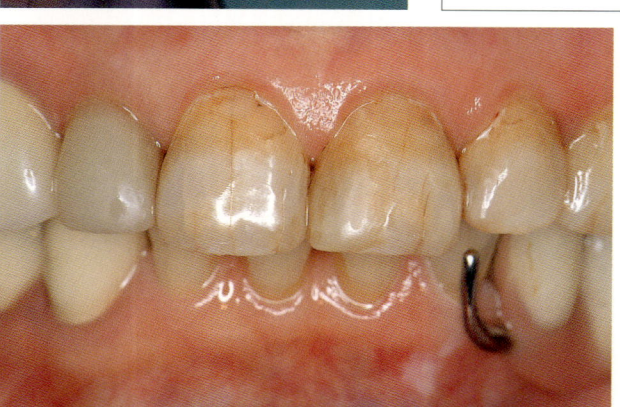

2-7j	2-7k	7-7l
2-7m		

2-7j 近心隣接面と唇面の隅角部を同一のポイントで丸め，隅角線を明瞭にする．
2-7k 舌面に大きくはみ出した場合は，タービン用ダイヤモンドポイントEX26（マニー）またはマイクロモーター用のカーボランダムポイント#48（松風）を使って削除すると早い．
2-7l 仕上げ研磨直後の所見．
2-7m 修復4年後の所見．

［症例2-8］ 4級修復例

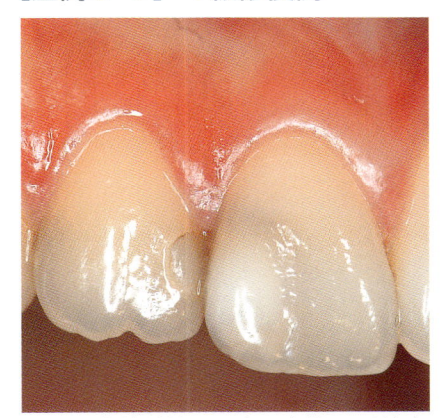

2-8a　術前所見．27歳，女性．1⏋遠心隣接面う蝕と2⏋近心の充填物変色．

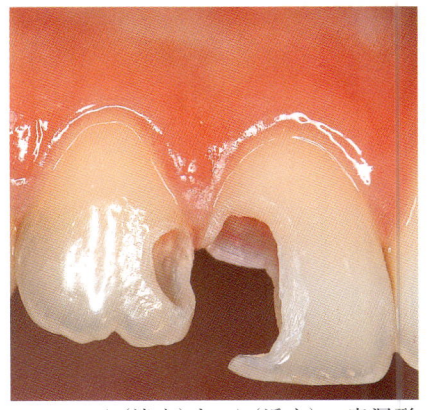

2-8b　1⏋（遠心）と2⏋（近心）の窩洞形成後の所見．

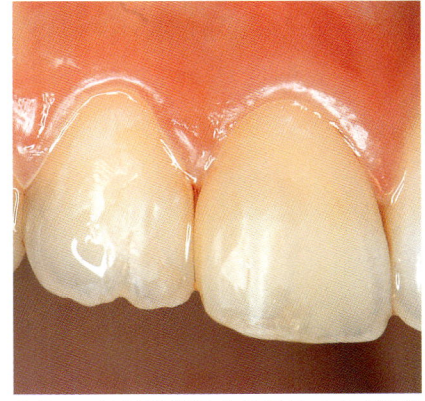

2-8c　1⏋は舌側にクリアフィルAP-X（シェードXL）を充填し，唇側にクリアフィルST（シェードA3）を積層して充填した．2⏋はクリアフィルST（シェードA3）のみで充填した．クリアフィルメガボンド使用．

［症例2-9］ 3，4，5級修復例

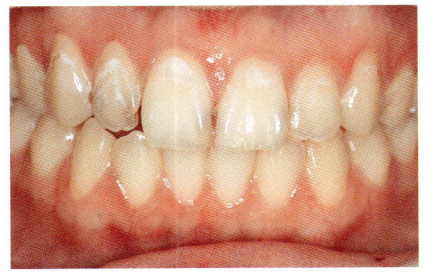

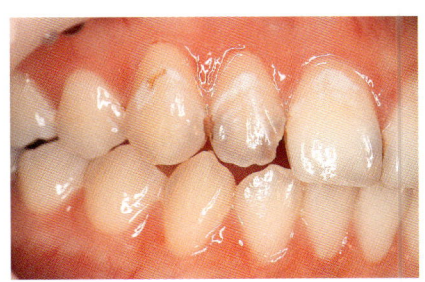

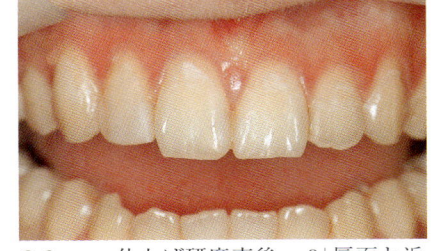

2-9a,b　術前．20歳，女性．上顎前歯部隣接面う蝕．

2-9c　仕上げ研磨直後．3⏋唇面と近心，2⏋唇面と近遠心，1⏋近心，⏌1遠心，⏌2近心にクリアフィルAP-X（シェードXL）とクリアフィルST（シェードA1）を積層して充填した．クリアフィルメガボンドを使用．

になるととたんに難しくなる．ですから，2面以上にわたる複雑窩洞を1面単純窩洞にする隔壁法は非常に重要である．したがって，窩洞形成時もあらかじめマトリックスを装着することを考えて歯質削除を行わなければならない．

両隣在歯が存在する3級ならびに4級窩洞では，近遠心両隣接面にわたって歯冠部を囲むようにマトリックスを装着する．これを可能にするためには，厚みの薄い透明マトリックスが不可欠で，図に示すルミストリップス以外にはない（図23）．

ルミストリップスには，厚さの異なる2種類（25と38μm）があり，38μmのものが，腰があって扱いやすい．25μmのものは，薄くて隣接面に通しやすいが，腰がないぶん，付形などのときの扱いが難しい．扱い方のコツがわかってしまえば，25μmの方が使いやすいだろう．しかし，この薄いマトリックスでも，コンタクトのきつい患者さんでは通りにくいことがある．その場合は，細長いクサビ（図24）をきつく挿入して歯間を離開させておいて挿入する．このとき乱暴に挿入すると，歯肉から出血させてしまうので，注意が必要である．

手順は，まず窩洞のない方の隣接面に通し，舌側を回して窩洞のある隣接面に通す．それからマトリックスを注意深く歯肉溝に入れ，マトリックスの両端を軽く引きながら，歯頸側をぴったりと密着させる．こうすることで，多少歯肉から出血があっても窩洞内に入ってこなくなる．クサビは，マトリックス歯頸側を歯面に密着させるのが主目的で，歯間離開をさせるほど強く挿入する必要はない（図25, 26）．

う蝕治療のミニマルインターベンション／象牙質－歯髄を守るために

[どの時点で削るのか]

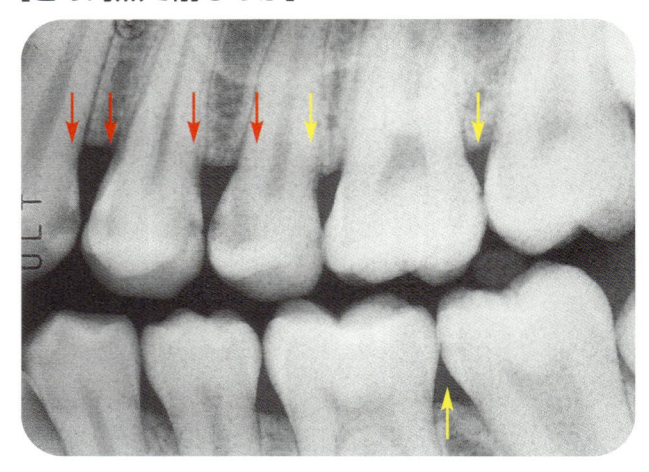

図32 バイトウイングX線写真から切削の基準をみていただきたい．患者は16歳，女性．
　赤矢印は，切削対象である．黄矢印は，経過観察する．
　5̲は冷水痛を訴えていた．ここまで深いと感染歯質の除去に神経を使う．
　X線写真上でDEJを越え象牙質に1/3入れば迷わずに切削の対象であり，充填修復の適応としている．
3̲D，4̲MDくらいであれば，充填処置が最もやりやすい．

[コンタクトを回復させるための器具]

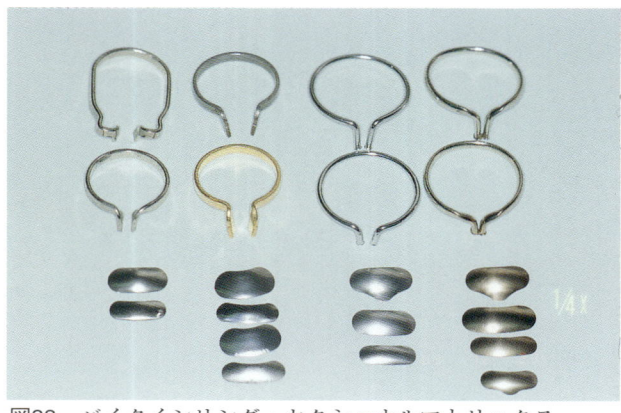

図33 バイタインリング・セクショナルマトリックス．
左：パロデントマトリックスシステム（デンツプライ三金），ラウンドリング（手前）とオバールリング（奥）
中左：コンタクトマトリックスシステム（ダンビル），近心用（手前），遠心用（奥）
中右：コンポジタイト（GDS），小臼歯用（手前），大臼歯用（奥）
右：コンポジタイトゴールド（GDS），小臼歯用（手前），大臼歯用（奥）

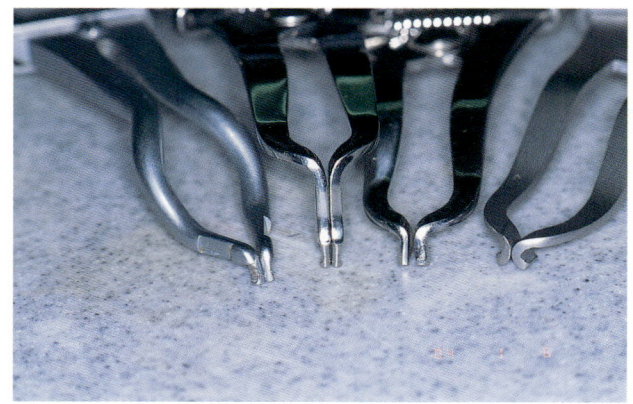

図34 クランプフォーセップと専用フォーセップ．
左：クランプフォーセップ（ワイデムヤマウラ），中左：デンツプライ三金，中右：ダンビル，右：GDS．
　デンツプライ三金やダンビルのものは，クランプフォーセップと比較して把持部が長くできている．GDSはフック状になっている．

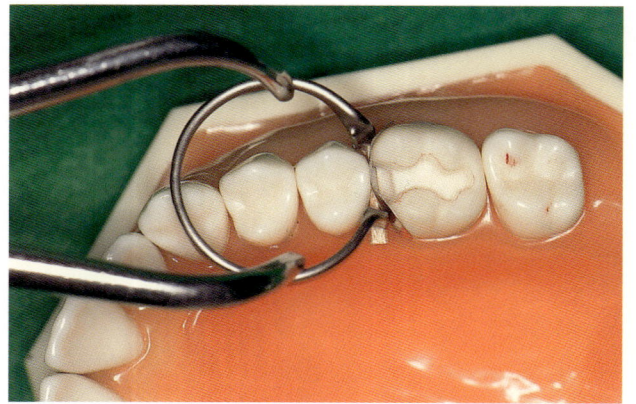

図35 フォーセップを用いてバイタインリングを装着する．

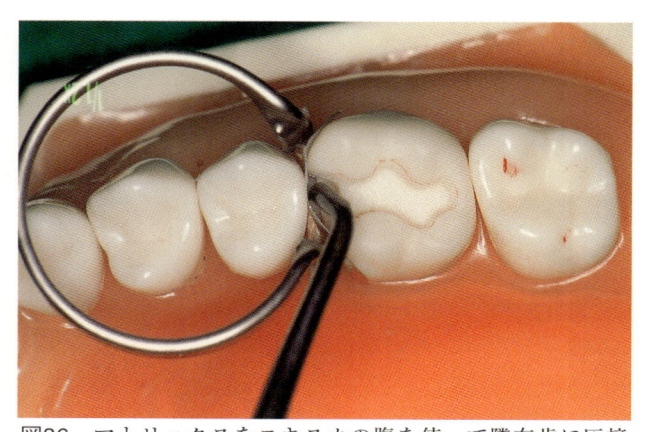

図36 マトリックスをエキスカの腹を使って隣在歯に圧接する．

2-1 感染象牙質の除去基準とコンポジットレジン充塡の基礎と臨床

[症例2-10] 2級修復例

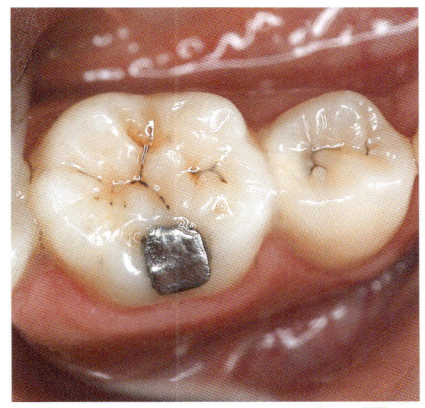

2-10a 術前所見．22歳，男性．⑤遠心隣接面う蝕．

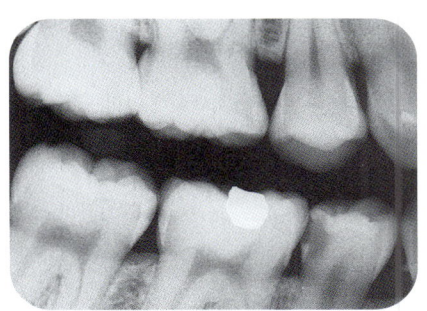

2-10b 同部位のX線写真．⑤遠心隣接面に象牙質内1/2に及ぶ透過像が見られる．

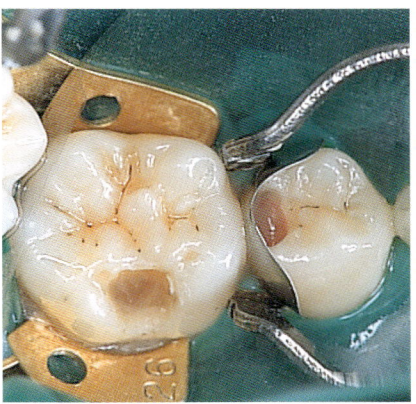

2-10c 窩洞形成，コンタクトマトリックス（ダンビル）装着後．

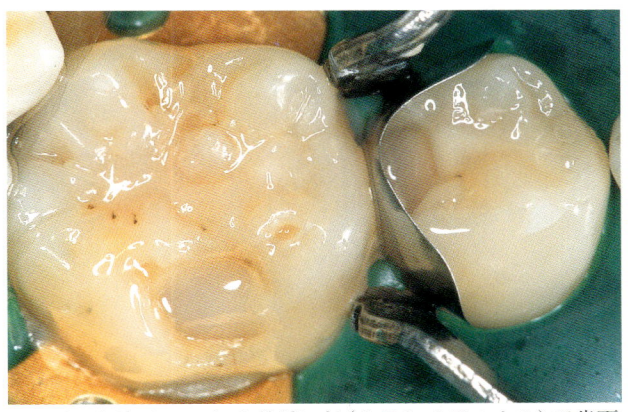

2-10d クリアフィルメガボンド（クラレメディカル）で歯面処理後，フロアブルコンポジットレジンフィルテックフロー，シェードA2，3M／ESPE）でライニング．

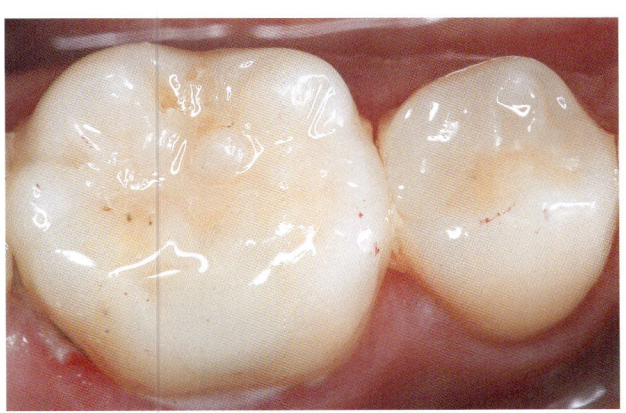

2-10e Z250（シェードA2，3M／ESPE）を充塡し，仕上げ研磨した直後．

マトリックスの装着は，コンポジットレジン充塡前かもしくはボンドレジン塗布後，光照射させる前に行う．

修復例は，臨床症例を参照にしていただきたい．

臨床例

前歯部コンポジットレジン修復の臨床例をあげる．3級修復を2症例（症例2-5，6），4級修復を2症例（症例2-7，8）あげ，3，4，5級修復を行った症例（症例2-9）を1症例提示した．

臼歯部コンポジットレジン修復（2級を中心に）

どの時点で削るのか

臼歯部隣接面う蝕で充塡修復の適応となるのは，X線写真で象牙質に1/3ないし1/2入った象牙質う蝕からといわれている[14]．私は，1/2では深すぎると感じているので，X線写真上でDEJを超え，1/3入っていれば迷わず切削の対象としている（図32）．この程度の象牙質う蝕は，自覚症状がないことが多く，X線写真上で発見される．

象牙質内1/3程度であれば，感染象牙質除去時に

う蝕治療のミニマルインターベンション／象牙質−歯髄を守るために

[症例2-11] 2級修復例

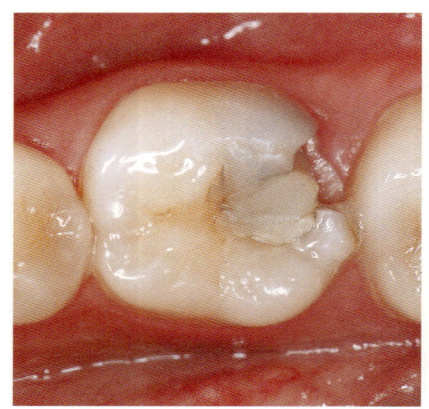

2-11a 術前所見．25歳，女性．6⏌旧コンポジットレジン充塡周囲の歯質の破折と二次う蝕．

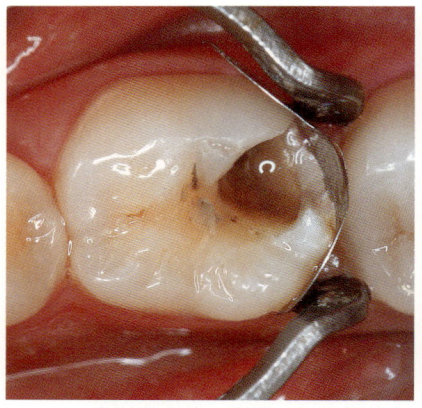

2-11b 窩洞形成後の所見．旧充塡物を除去し，う蝕検知液に赤染する感染歯質を低速スチールバーで除去．窩底部の着色は強かったが，健全象牙質程度の硬さがあり保存．OD窩洞用のコンタクトマトリックス（ダンビル）を装着．

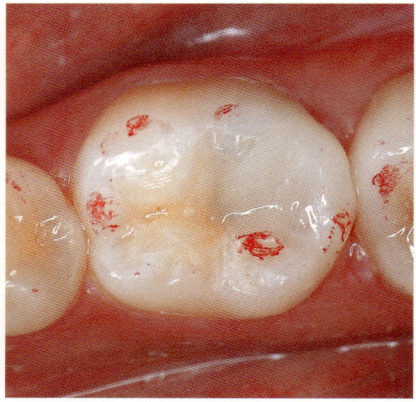

2-11c 仕上げ研磨後：ビューティーフィル（シェードA2，松風）で修復した．クリアフィルメガボンド使用．

[症例2-12] 2級修復例

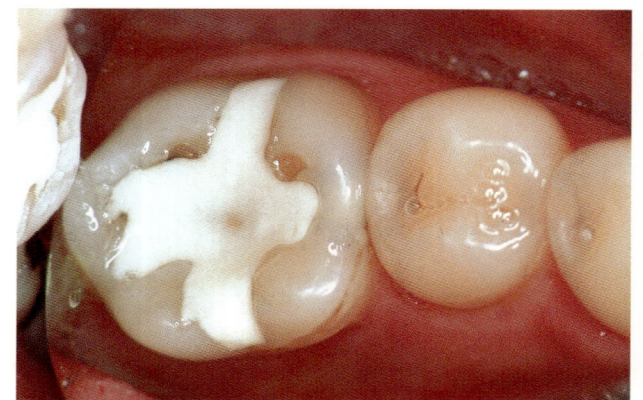

2-12a 術前．23歳，男性．5⏌遠心ならびに6⏌近心隣接面象牙質う蝕．

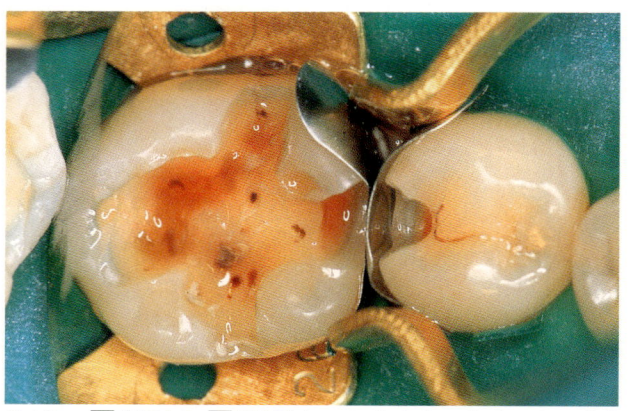

2-12b 5⏌(OD)と6⏌(MO)にコンタクトマトリックス（ダンビル）を装着．

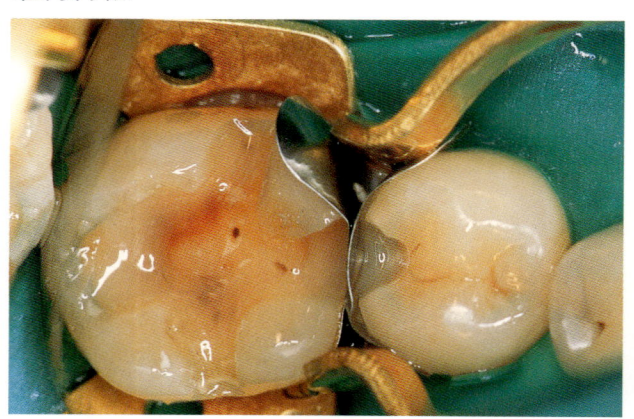

2-12c フロアブルレジンで歯肉側を封鎖．

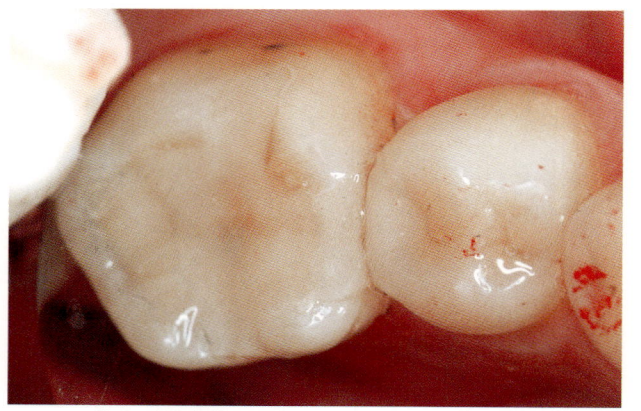

2-12d 仕上げ研磨後．ビューティーフィル（シェードA2，松風）使用．

露髄の心配がなく，コンポジットレジンで容易に対応できる．臼歯隣接面う蝕は，発見が遅れると歯髄処置が必要となる場合が多いので，来院時にはバイトウイングX線写真を撮影し，確認しておく．

窩洞形成

窩洞形成に関しては，症例2-1を参照にしてい

[症例2-13] 2級修復例

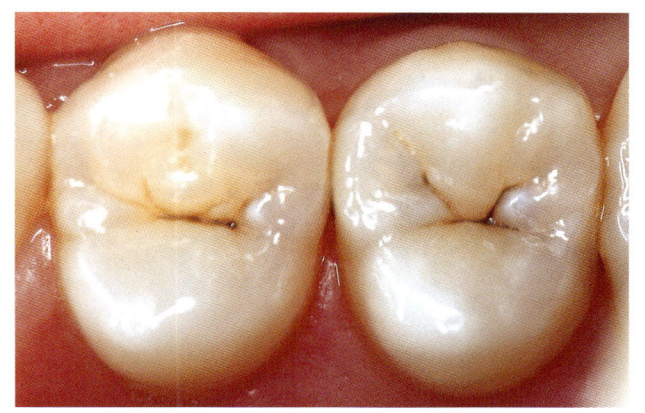

2-13a　術前所見．22歳，女性．|4 5 隣接面う蝕．

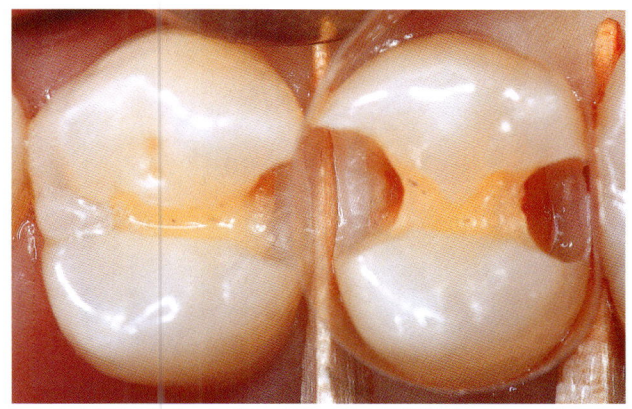

2-13b　窩洞形成，透明マトリックス装着後の所見．

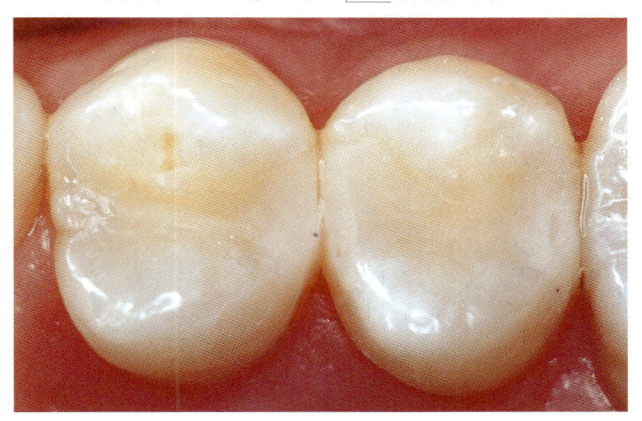

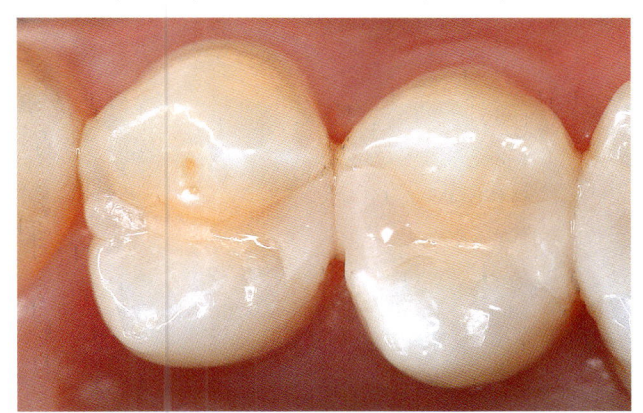

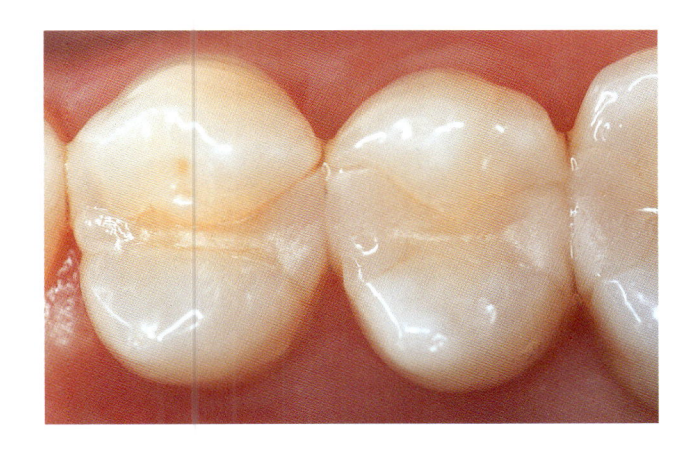

2-13c	2-13d
	2-13e

2-13c　仕上げ研磨直後．ライナーボンド2とクリアフィルAP-X（シェードA2）使用．
2-13d　1年経過後．|4 遠心隣接面頬側マージンにボンドレジンの変色が生じている．
2-13e　10年経過後．1年経過後と同様にマージンの変色が見られるが，問題となる異常は認められない．

ただきたい．

セクショナルマトリックスとバイタインリング

2級直接充塡でもっとも問題となるのがコンタクト（接触点）の回復である．この問題を解決するのが，セクショナルマトリックスとバイタインリングである[15]（図33）．バイタインリングはリング状のセパレーター兼用マトリックスリテーナーで，2本の角がある．この角の部分（把持脚）でマトリックスを挿入した歯間部を挟み込むことで，マトリックスリテーナーとしてだけでなく，セパレーターとしても機能する．

セクショナルマトリックスは，弾性に若干の違いがみられるが，いずれの製品もほぼ30μmの厚さの金属製で豊隆が付与されており，リングを併用することで強固な接触点を有するふくらみのある隣接面を再現することができる．

［症例2-14］ 2級修復例

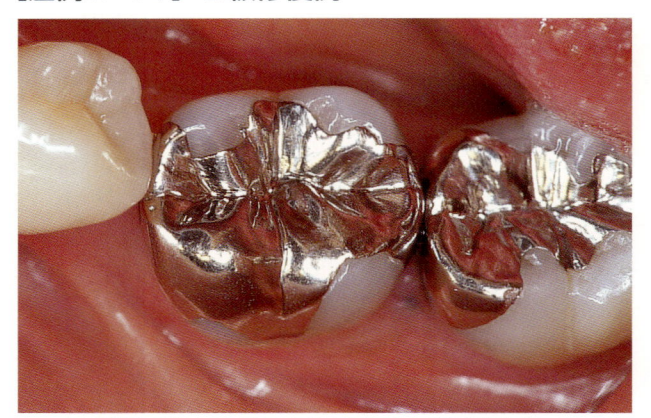

2-14a　術前所見．28歳，女性．┌67 の再修復希望．

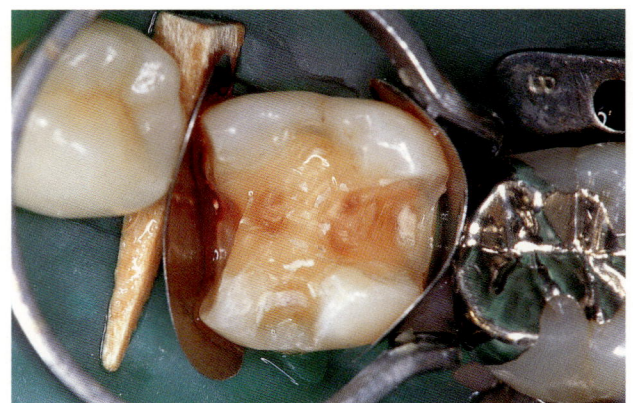

2-14b　┌6 のアンレーをはずし，マトリックスを装着し，遠心部には遠心用リングを装着した．近心部は欠損が大きすぎるため，このままではコンタクトリングでもかけることはできない．近心部は，まず隔壁をクサビで軽く固定した．この状態で歯肉側窩縁部と壁面の充填を済ませ，その後に近心用リングを装着してコンタクトを回復する．

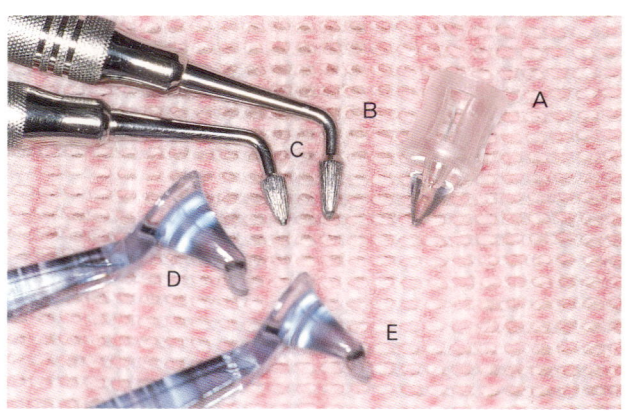

2-14c

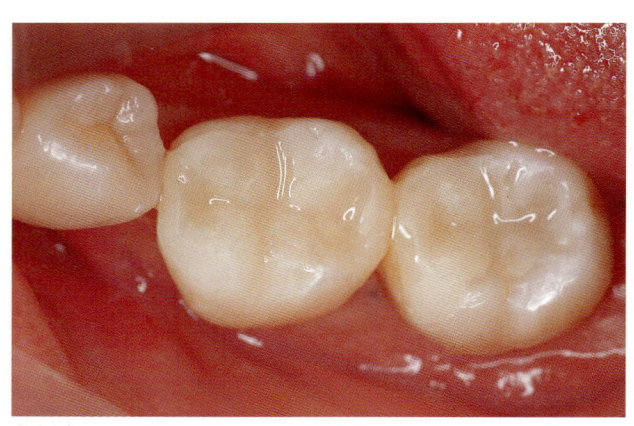

2-14d

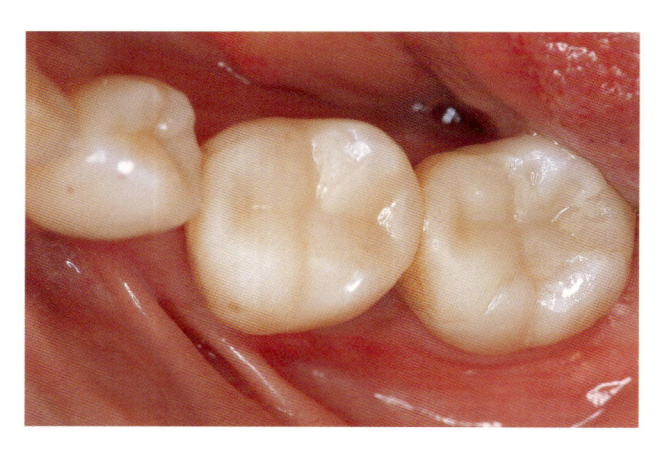

2-14c　コンタクト回復の補助器具．リングがかかりにくい場合に使用し，隣在歯に圧接しながらコンポジットレジンを硬化させる．A：ライトチップ（SDI，フィード），B,C：Belvedere Contact Former（American Eagle），D,E：コンタクトプロ2（CEJ，モリムラ）．ライトチップは光照射器の先に装着して使うため，細かな調整がきかない．コンタクトプロ2（輸入販売元エイコー）が，もっとも使いやすい．

2-14d　仕上げ研磨後．クリアフィルメガボンドとクリアフィルAP-X（シェードXL，いずれもクラレメディカル）使用．┌7 の近心部は，外向きのコンタクトリングで対応できた．

◀2-14e　3年経過後の所見．

　リングの着脱用に各社とも専用のフォーセップ（ダンビル社はプライヤーと呼んでいる）を用意している．クランプフォーセップより格段にやりやすく（図34），デンツプライ三金とダンビルのフォーセップがさまざまなリングに対応できる．
　金属マトリックスは空豆型をしているので，症例に応じて凹部もしくは凸部のいずれかを歯肉側にして挿入する．隣接面部に挿入したマトリックスをクサビで固定する（歯間空隙が狭くクサビを使用できない場合も多い）．フォーセップを用いてバイタインリングを装着する（図35）．コンタクトを確実にするために，リング装着後，エキスカの先の丸い部分

[症例2-15] 長期経過症例　5⏌24年，6⏌21年経過観察

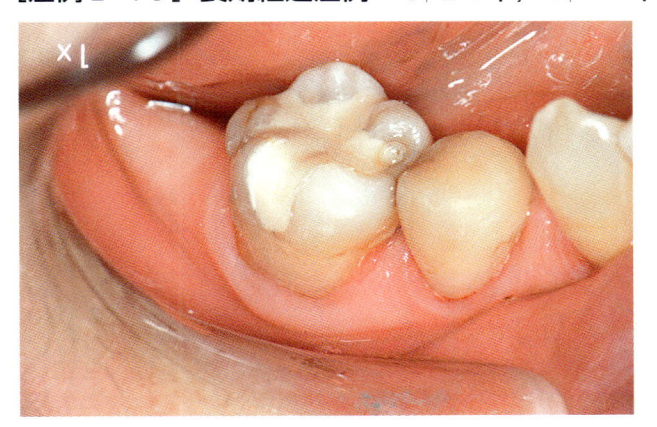

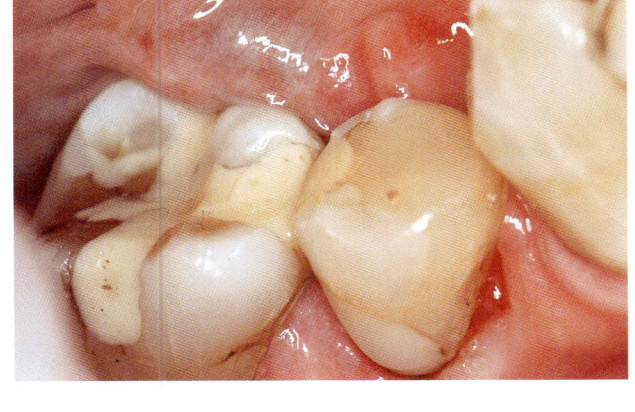

	2-15a	2-15b
		2-15c

2-15a　60歳，女性．5⏌（MO）と6⏌歯頸部をクリアフィルFで1979年に，6⏌咬合面をクリアフィルポステリアで1982年に修復した（1982年5月撮影）．

2-15b　21年後の同患者（81歳）の修復歯．2003年9月撮影．この間に部分的なパッチ充塡を行った．コンポジットレジンは歯質と一緒に摩耗している．

2-15c　同部位のX線写真．2003年9月撮影．良好に経過しており，歯を削らないコンポジット充塡の良さを実感できる．

（腹）や先の丸い充塡器を使ってマトリックスを隣在歯に圧接する（図36）．

このマトリックス以外に，通常の透明マトリックスを使用する方法もあるが，それは臨床例を参照にしていただきたい．

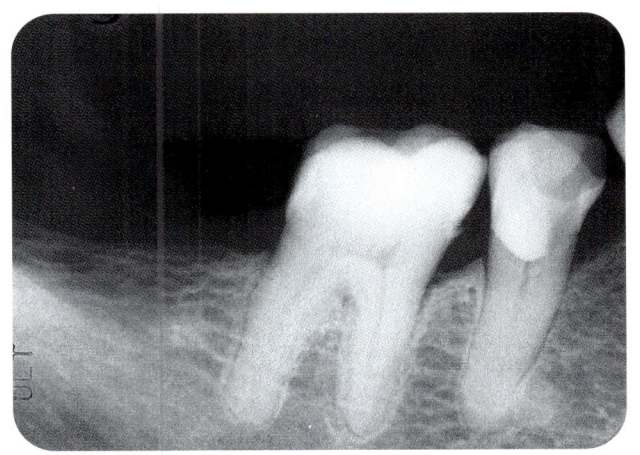

臨床例

臼歯部隣接面う蝕の症例を6例提示してみる（症例2-10〜15）．

参考文献

1. 総山孝雄：無痛修復．クインテッセンス出版，東京，1979．
2. 田上順次：う蝕象牙質の概念とその除去法．歯界展望．1999；94(5):994–996．
3. 猪越重久：窩洞形成の原則と実際，新・MI臨床＆接着修復，デンタルダイヤモンド増刊号．2002；384:58–65．
4. 佐野英彦：う蝕検知液によるう蝕象牙質の染色性と構造について，う蝕除去法の再検討を目指して．口病誌．1987；54(1):241–270．
5. 福島正義：接着性レジンのウ蝕象牙質内侵入度に関する研究．口病誌48(4):362–385.1981．
6. 奥瀬孝一：ウ蝕象牙質の硬さと着色および細菌侵入度との関係．口病誌31(4):187–200，1964．
7. 吉山昌宏，松尾敬志，尾崎和美：う蝕象牙質へのシールド・レストレーションの可能性．細菌を封じ込める治療とその現在．The Quintessence．1999；18(1):77–89．
8. McComb D: Caries–Detector Dyes– How Accurate and Useful Are They? J Can Dent Ass. 2000；66(4):195–198．
9. Kidd E, Fejerskov O. & Mjor I: Caries removal and the pulpodentinal complex, Fejerskov O. & Kidd E. ed. Dental Caries. The Disease and its Clinical Management. Blackwell Munkusgard, Oxford, 2003：267–274．
10. 吉山昌宏：シールド・レストレーションの可能性．デンタルダイヤモンド．2000；25(6):36–40．
11. Kidd E & Fejerskov O: Prevention of dental caries and thecontrol of disease progression: concepts of preventive non–operative treatment. Fejerskov O. & Kidd E. ed. Dental Caries. TheDisease and its Clinical Management, Blackwell Munkusgard, Oxford, 2003：167–169．
12. Roberson T & Sturdevant C: Fundamentals in Tooth Preparation. Roberson T, Heymann H. & Swift E ed. Sturdevant's Art and Science of Operative Dentistry 4th ed. Mosby. St. Louis. 2002：269–306．
13. Yoshiyama M, et al: Resin Adhesion to Carious Dentin. Am J Dent. 2003；16(1):47–52.．

14. Kidd E & Van Amerongen J: The role of operative treatment. Fejerskov O. & Kidd E. ed. Dental Caries. The Disease and its Clinical Management, Blackwell Munkusgard, Oxford, 2003: 245-250.

15. 猪越重久，田上順次，奈良陽一朗，日野浦光，福島正義，桃井保子編：使いこなそうコンポジットレジン，Minimal Interventionのための修復テクニック．歯界展望別冊，医歯薬出版．東京，2004．

3 接着時代のインレー・アンレー修復とMI
長期症例が示唆すること

3-1 接着時代のインレー・アンレー修復とMI
　　長期症例が示唆すること
　　秋本尚武

う蝕治療のミニマルインターベンション／象牙質－歯髄を守るために

1 接着時代のインレー・アンレー修復とMI
長期症例が示唆すること

鶴見大学歯学部第一歯科保存学教室

秋本尚武

MI時代の間接修復　インレー・アンレー修復

　1970年後半，総山によりう蝕検知液と接着性レジンを用いた無痛修復法が確立された[1]．この治療法は現在では広く臨床に用いられており，う蝕検知液に染色される感染象牙質（う蝕象牙質外層あるいは第一層）のみを削除し，接着性コンポジットレジンを用いて修復を行う，歯質の保存を最優先したう蝕治療法である．ここ数年注目されているミニマルインターベンション（MI）の考えの原点である．

　ほとんどのう蝕は，この接着性レジンを用いた無痛修復法により修復が可能である．最近ではコンポジットレジンの物性の向上から，前歯部はもとより臼歯部においてもほとんどの症例でコンポジットレジン修復が可能になった（図1）．

　ところが，とくに臼歯部において広範囲にう蝕が進んだ症例では，感染歯質の除去によって歯質の実質欠損が大きくなってしまい，コンポジットレジンによる直接充填では咬合関係を考慮した解剖学的形態の回復や適切な隣接面との接触点の再現が困難な状況にしばしば遭遇する．このような症例に対しては，間接修復が選択される．しかし，間接修復法を選択したために，健全な象牙質を削って修復物の保持を求めることになっては，無痛修復法により時間をかけてていねいに感染象牙質を削除した意味がなくなってしまう．

　これまで間接法の治療手段として「接着修復」という選択肢はほとんど考えられなかった．つまり歯質欠損が大きくなった時点で，術者の考えは従来法（非接着性間接修復）にシフトし，修復物を歯に「ガッチリ」つけるために，何の疑いもなく健全歯質を修復物保持のために削除する方法がとられていたのである．

　しかし接着技術が発展してきた現在，間接修復においても接着を利用して直接レジン充填と同様に，感染歯質を除去した状態を最終的な窩洞形態とし，接着性レジンセメントにより間接法で製作した修復物を歯に装着することで間接修復を行うことが可能になってきた（図2a〜e）．

接着性間接修復における窩洞形成のデザイン

感染象牙質の切削治療

　直接法，間接法に限らずう蝕に対するアプローチは同じである．う蝕検知液を指標にう蝕象牙質外層（感染層）を注意深く削除後，レジン接着システム（セルフエッチングシステム）で処理し，表面に樹脂含浸層とボンド層を生成させる．う蝕病変に対し感染した部分の硬組織を除去し，露出した組織を高分

［臼歯コンポジットレジン充填］

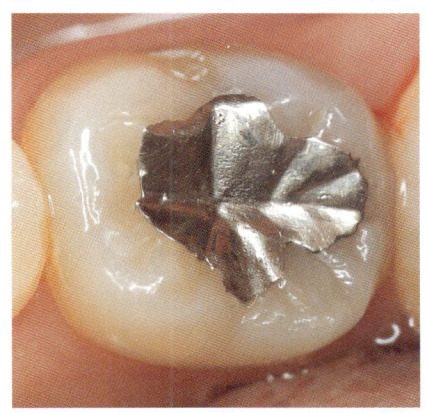

図1a　1級メタルインレー部に二次う蝕を確認した．術前所見．

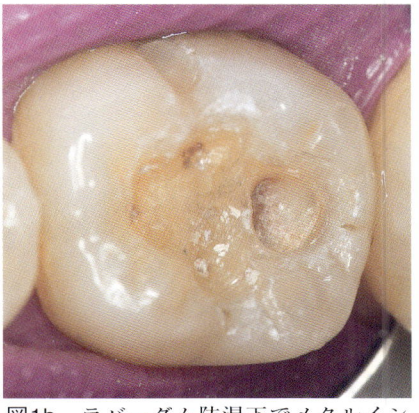

図1b　ラバーダム防湿下でメタルインレーを除去後に感染象牙質を削除した．

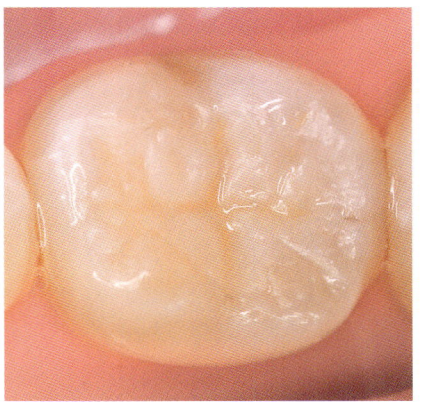

図1c　コンポジットレジン修復後の所見．

［上顎大臼歯の広範囲のう蝕に対する接着性間接修復］

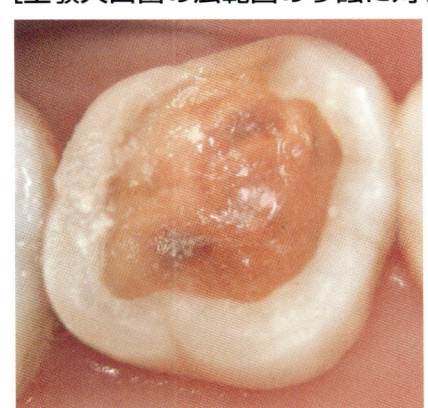

図2a　う蝕検知液を指標に，咬合面全体に広がっている感染象牙質を削除している途中の状態．このままう蝕除去を続け感染象牙質が全て削除できたとしても，窩洞は中掘れ状になり周囲は遊離エナメル質になる．また窩底部は皿形になり，従来の間接修法では修復物の保持が不可能である．

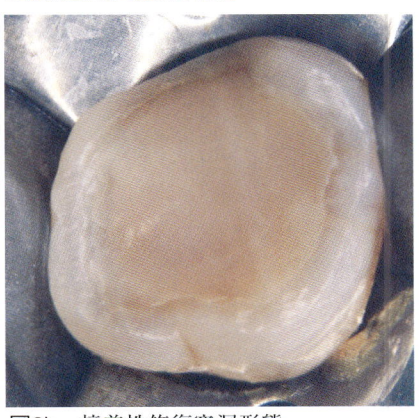

図2b　接着性修復窩洞形態．
う蝕検知液を指標に感染象牙質を削除した後，象牙質面にレジン接着システムを用い象牙質コーティング，さらにコンポジットレジンによりアンダーカット部の裏層（レジンベース）を行った．窩洞形態には全く保持形態が付与されていない．

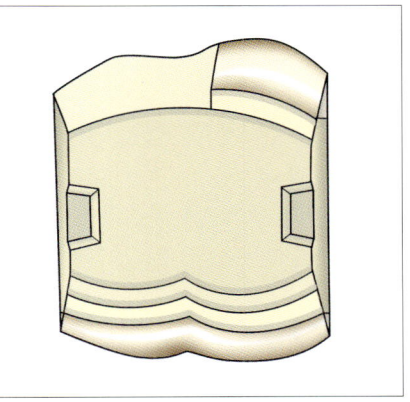

図2c　従来の非接着性修復を行うための窩洞形態．
非接着性間接修復を行うには，窩洞の要件を満たした歯質削除量の多い窩洞形成が必要である．

図2d｜図2e

図2d　作業模型．
作業模型から，窩洞には保持形態が全く付与されていないことがわかる．
図2e　装着5年7か月後の所見．
全く保持形態が付与されていないが，修復物は口腔内の過酷な環境においても脱落せず，臨床的に十分機能している．

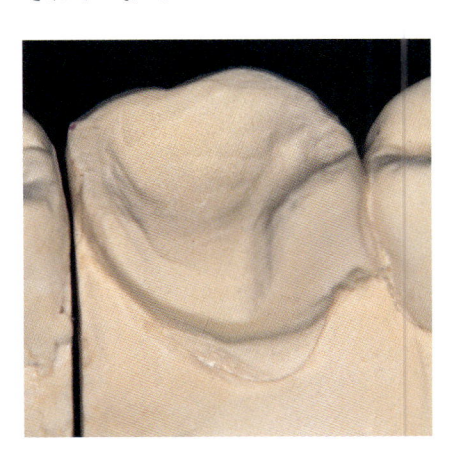

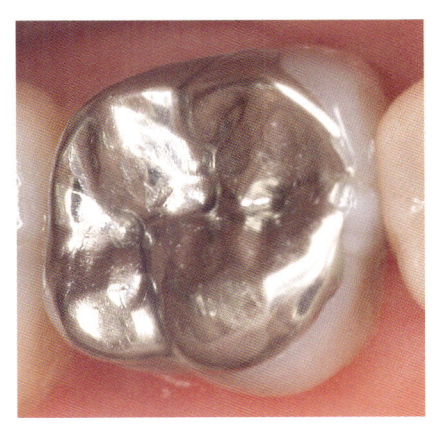

子材料により人工的に保護するのである．ここまでが，う蝕に対する治療である（直接法では，この後にコンポジットレジン充填を行い，欠損部分を再現し治療を終了する）．

間接法において，保護されたこの硬組織表面は象牙質コーティング面と呼ばれ．さらに象牙質コーティング面にフロアブルレジンを塗布し保護面を強化することが一般的に行われる．

間接修復における接着性修復窩洞の形成

象牙質コーティングおよびフロアブルレジンによる形成面の強化を行ったら，間接修復を行うための窩洞のデザインを考える．間接修復を選択する症例は，直接レジン充填では修復できないほど実質欠損が大きい場合が多い．もし窩洞にアンダーカットが存在する場合には，コンポジットレジンでアンダーカット部を充填し裏層する（以下，レジンベースという）．

接着性間接修復のための窩洞形態についてG.V.Blackが著わした『A Work on Operative Dentistry』[2]のなかに示されている窩洞の要件（①窩洞外形，②抵抗形態，③保持形態，④残存う蝕象牙質の除去，⑤便宜形態，⑥窩縁形態，⑦窩洞の清掃）に照らし合わせて考える．なお，④残存う蝕象牙質の除去と⑦窩洞の清掃に関しては，前述のう蝕の治療に含まれるため省略する．

[窩洞外形]

直接レジン充填と同様に，基本的にう窩の開拡部が窩洞外形となる．接着性レジンセメントとの接着を考慮しマージンはエナメル質内に設定するが，自浄域にまで拡大する必要はない．

また症例によりレジンベース内に窩洞外形を設定する場合がある．とくに2級修復における歯肉側窩縁において，う蝕除去後のマージンが歯肉縁あるいは歯肉縁下にある場合には注意が必要である．マージン部分が歯肉縁に近接した状態では，修復物の装着時に歯肉側窩縁部における歯肉溝滲出液や唾液などのコントロールが困難になり，接着が不確かになる危険がある．

このような症例では，あらかじめ隣接面歯肉側窩縁部の確実な封鎖を接着性コンポジットレジンで行い，本来のマージンから歯頂側より0.5〜1.0mm上に歯肉側のマージン位置を設定することで，修復物装着時の防湿が確実になる（ラバーダム防湿が可能である）．はじめに隔壁法を応用し接着性コンポジットレジンによる歯肉縁付近の修復を行うのである．歯肉縁付近の防湿のコントロールは難しいので，細心の注意を要する．コンポジットレジンによる隣接面歯肉側の修復（レジンベース）が完了後，窩洞形成を新たに行い，間接修復物のマージンをレジンベース内に設定する（図3）．

接着修復では，修復物のマージンはすべて歯質に設定するという考えも必要ない．

間接修復法を選択する目的は，隣接面と咬合面の解剖学的形態そして隣接歯との接触関係の回復である．接着操作の難しい隣接面歯肉側窩縁部分は隔壁法を用いた直接レジン充填で確実なマージン部の封鎖を行い，直接修復では困難な部分のみを間接修復で行うようにする考えが重要である．

[抵抗形態]

修復歯あるいは修復物の破損あるいは破壊を避けるために，非接着性修復では抵抗形態に考慮し窩洞形成を行った．接着性間接修復では，残存歯質と修

象牙質コーティングの効果

う蝕治療において，う蝕検知液を指標に感染象牙質を削除した後の象牙質には透明層が存在する．透明層の象牙細管中には結晶生成物が密に存在し，この透明層は自然の裏層（防御層）であるといわれている．

しかし，象牙細管中に結晶生成物が沈着していても，完全に封鎖されているわけではない．外来刺激から露出象牙質を保護することを目的に象牙質コーティング法が考案された．象牙質コーティングによる保護効果は，コーティング前後の電気抵抗値の変化により証明されている[3]．象牙質コーティング法の詳細は第5章を参照．

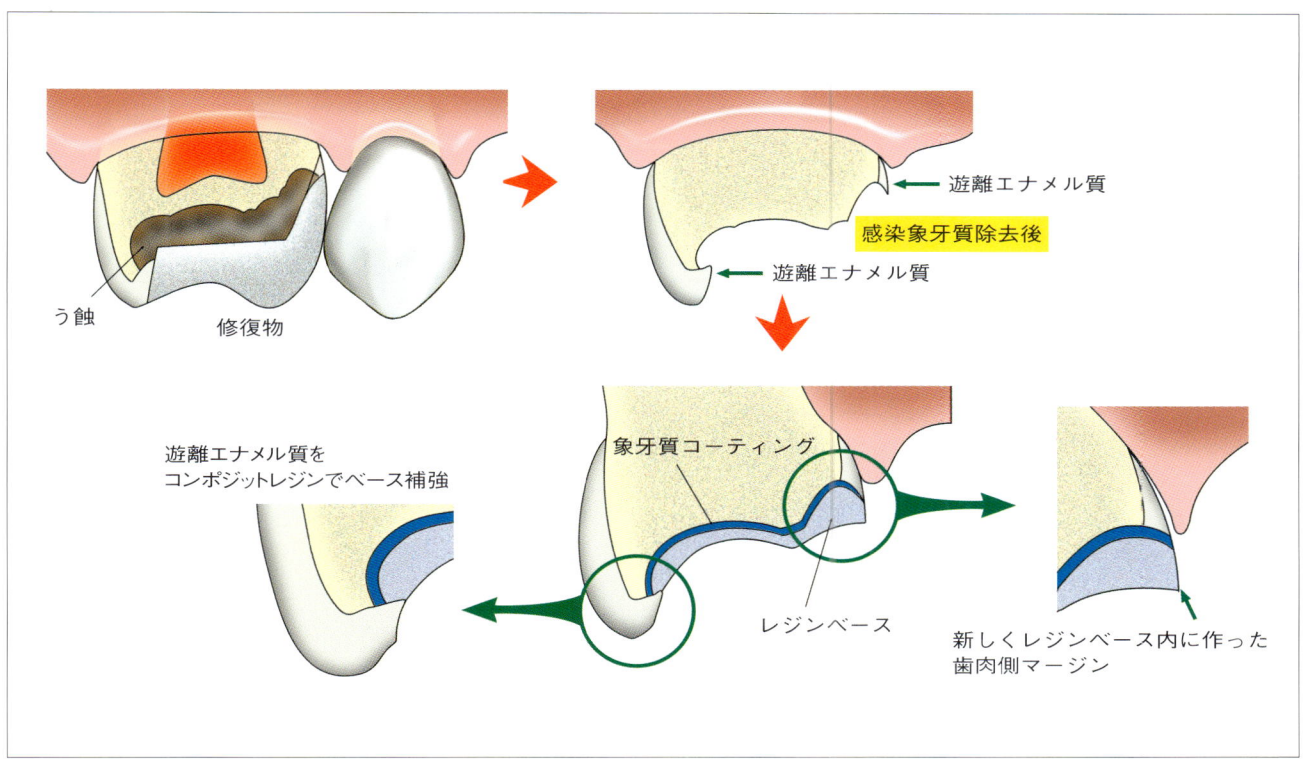

図3 歯肉側窩縁部の窩洞形態.

復物が接着し一体化するので抵抗形態に配慮をすることはほとんどない．う蝕治療（象牙質コーティング）後，遊離エナメル質や厚みのない歯質はレジンベースにより補強を行う（図3）．修復物に対する抵抗形態に関しても修復物と歯質を確実に接着させることで，歯冠色修復物の物性を向上させることができるので，特別な形成を施すことはない．

[保持形態]

非接着性修復法の窩洞形成において最も考慮しなければならなかったのは保持形態の付与であろう．従来の窩洞形成法では，いわゆるボックスフォーム（G.V. BlackのA Work on Operative Dentistryには"Box Form"という単語の記載はない）による機械的保持が必須であり，修復物の保持のためう蝕の範囲に関係なく健全象牙質中に窩洞を削り込むことが必要であった．ちなみに，従来型セメントを用いた場合では，内側性窩洞における軸壁のテーパーが20°を越えると保持力が激減すると報告されている[4]．すなわち非接着性間接修復において，相対する窩壁に理想的なテーパーが形成されなければ修復物の機械的保持は全く得られないことになり（セメントの合着力のみで修復物は保持されていることになり），全く無駄に健全歯質の削除を行っていることになる．

接着性間接修復においては，接着性レジンセメントの接着による保持力に期待し，従来法のようなボックスフォームは形成しない．

[便宜形態]

接着性修復の窩洞形態は，ほとんどが皿形窩洞であることから，修復物製作において少し苦労する．また口腔内で試適する際も修復物の安定が悪くなる．そのため窩底部のレジンベース内に，余裕があれば円柱窩洞などの安定部分を形成する．しかしレジンベース内にこのような形成が行えない場合には省略する．これらはあくまでも術者あるいは製作者のための便宜的形成であり，患者の歯質保存が最優先される．

[窩縁形態]

窩洞形成後，窩縁部のエナメル質はエナメル小柱の走行により遊離エナメル質となる場合がある．窩

コラム

接着性鋳造修復物の保持力について

　接着技術が格段に進歩しているにもかかわらず，接着性レジンセメントに関しては，接着強さ，重合性，操作性あるいは耐久性など依然として問題点が多く，まだまだ発展中の材料である．しかし，従来型無機セメント（カルボキシレートセメントやグラスアイオノマーセメント）と比較すれば，これらのセメントがいくら歯質と化学的結合をしているとはいえ，レジンセメントの接着強さは比較にならないほど大きい．

　それでは，いまだ発展中の接着性レジンセメントを用いた鋳造修復物の保持力は，いったいどれくらいなのであろうか？

　約15年前，中村は「接着性レジンセメントのインレー保持効果とその耐久性に関する研究」のなかで，インレー窩洞のテーパーと保持力の関係について報告している[4,5]．使用されたレジンセメントは，世界に先駆け日本で開発された代表的な2つの接着性レジンセメント，スーパーボンドC&B（サンメディカル）とパナビアEX（クラレメディカル）である．中村はこの研究のなかで，インレー窩洞における窩壁のテーパーが，10°から40°へと変化すると，従来型合着用セメント（カルボキシレートセメントとグラスアイオノマーセメント）で合着したインレー体の保持力は低下したのに対し，接着性レジンセメントを用いた場合では保持力は低下しないことを報告した．従来法におけるインレーの保持は，機械的嵌合効力に頼ることが大きいのに対し，接着性レジンセメントを用いた場合には，保持力は窩洞形態に影響を受けないことを示している．

　なお中村の研究では，インレー体の保持力を測定しているが，保持力を測定した窩洞形態が箱形で窩底部が平坦であることから，テーパーが大きくなり窩壁の嵌合効力が消失した場合では，窩底部に対するインレー体と接着性レジンセメントの引っ張り接着強さを測定しているとも考えられる．

　臨床においてう蝕検知液を指標とし感染象牙質を削除した後の窩底部が平坦になることは皆無であり，通常は皿形に近い形状になる．この臨床状況を考慮し保持形態がない半球状の接着性修復窩洞に対する，メタルインレーの保持力に関する研究を行った[6]．少し古い研究であるが概要を紹介する．

　ウシ下顎前歯唇側面に図4に示す半球状窩洞を形成した．この保持形態のない窩洞に対し，鋳造体を作製し，表に示す接着性レジンセメントにより装着を行った．

　使用した接着性レジンセメントはスーパーボンド

表　実験に使用した材料と装着前処理．

製品名	メーカー	インレー体前処理	窩洞前処理
スーパーボンドC&B	サンメディカル	サンドブラスト＋加熱処理	表面処理剤グリーン（10-3Fe処理剤）
パナビアEX	クラレメディカル	サンドブラスト＋スズ電析	CAエージェント（10-20Ca処理剤） SAプライマー フォトボンド
GCフジボンド	ジーシー	サンドブラスト	未処理

[接着性修復窩洞形態とインレーの保持力]

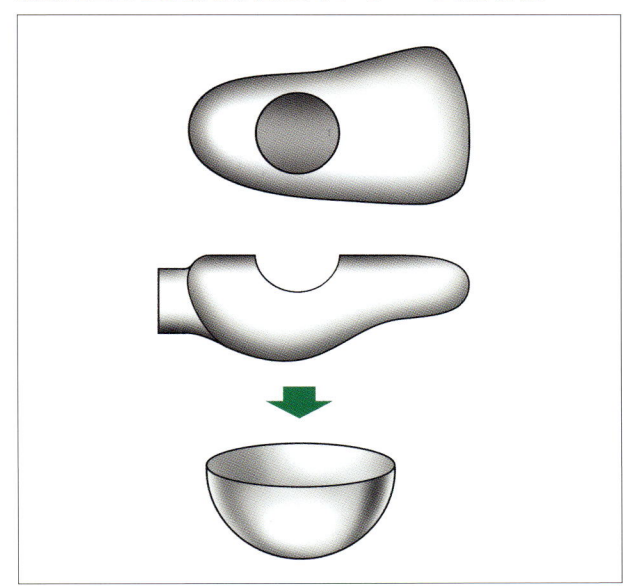

図4 半球状窩洞の模式図.

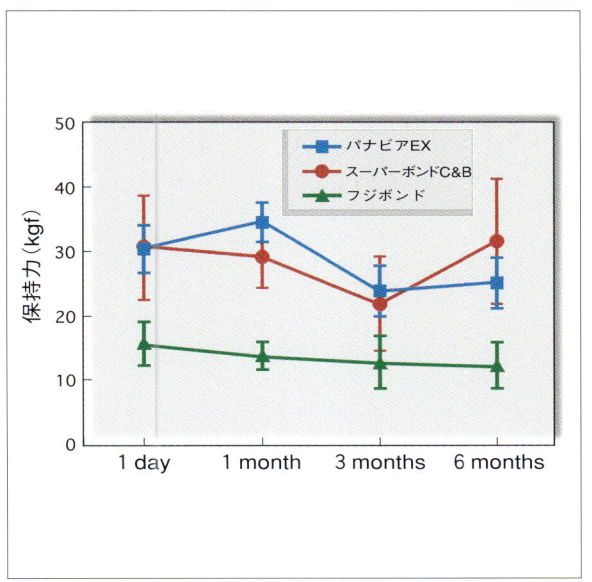

図5 保持力の経時的変化に関するグラフ.

C&B（サンメディカル）とパナビアEX（クラレメディカル）である．コントロールとして合着用グラスアイオノマーセメントのフジボンド（ジーシー）を用いた．なおパナビアEXに関しては，メーカー指示どおりの使用方法のほかに，2種類の前処理方法を追加して行った．

パナビアEXは，メーカー指示では酸によるトータルエッチング後，ただちに粉液を混和したレジンセメントを使用する．しかし，エッチングにより脱灰された10μm程度の象牙質表層すべてにパナビアEXのセメントペーストが浸透するとは考えにくい．

また，有髄歯において窩洞形成が健全象牙質まで及んだ場合，トータルエッチングによりスミヤー層が除去され象牙細管が大きく開口した状況でセメントペーストを介し装着が行われると，修復物装着時の装着圧によりレジンペーストが象牙細管中に押し込まれる危険性が考えられる．このことから，トータルエッチング後にボンディング材を塗布し装着面にボンディング層を形成させ，セメントが象牙細管中に押し込まれないよう，またパナビアEXの接着強さを向上させることを目的として，クリアフィルライナーボンドシステム（クラレメディカル）を応用し，前処理として，エッチング後，プライマー処理およびボンディング材（クリアフィルフォトボンド）を使用する条件を加えた．グラスアイオノマーセメントに関しては，従来型の箱形窩洞に対する保持力を測定した．

結果より，保持形態のない半球状窩洞に対し接着性レジンセメントを用いたメタルインレーの保持力は，箱型窩洞に対する従来型合着用グラスアイオノマーセメントの保持力より高く，また経時的にも低下しないことがわかった．

図5は，半球状窩洞にインレーを接着性レジンセメントで合着した際の6か月後までの保持力の経時的変化を示している．パナビアEXに関してはライナーボンドシステム応用群のデータである．セメントによる合着後，6か月間水中浸漬を行い，さらにサーマルサイクル試験を負荷しても，接着性修復窩洞におけるインレーの保持力は，箱型窩洞にグラスアイオノマーセメントで合着したものと比較し同等かそれ以上の保持力を示している．

この結果から，接着性レジンセメントを修復物の装着に用いる接着性間接修復においては，機械的保持に頼っていた時代の窩洞形成のように健全歯質を削除してまで窩洞に特別な保持形態を設ける必要はないことが示唆された．

[症例3-1] 6┃の2級インレーの二次う蝕

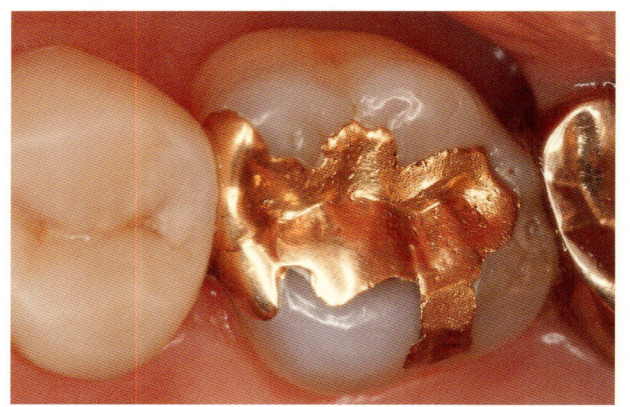

3-1a 術前所見．6┃に2級MOインレーが装着されており，修復物周囲の歯質にう蝕は認められない．しかし歯質を通して修復物下にう蝕が存在するのがわかる．

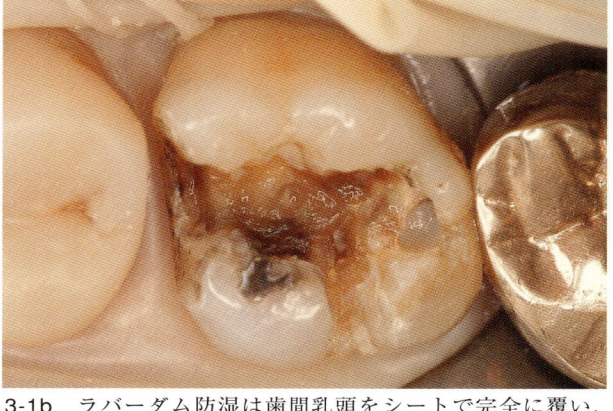

3-1b ラバーダム防湿は歯間乳頭をシートで完全に覆い，近心歯肉側マージンをシート上に露出させることがポイントである．インレー体を除去すると，窩底部全体にわたり感染象牙質が観察される．とくに遠心辺縁隆線下は軟化が激しく，う蝕が広範囲に進んでいるようにみえる．

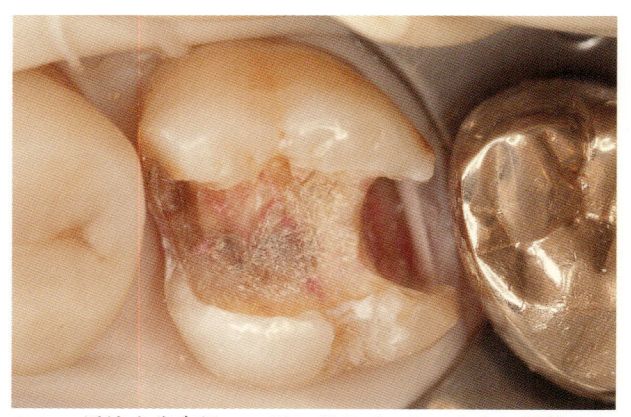

3-1c 近遠心歯肉側マージンがラバーシート上に隔離されていることを確認し，う蝕検知液を指標にう蝕象牙質外層を除去すると，近心口蓋咬頭はほとんど削除することになった．遠心部分のう蝕の進行は激しく，遠心辺縁隆線部および遠心口蓋咬頭のエナメル質は削除した．遠心部分の象牙質う蝕は非常に深く歯髄に近接している．歯肉側エナメル質を保存しているところがポイント．

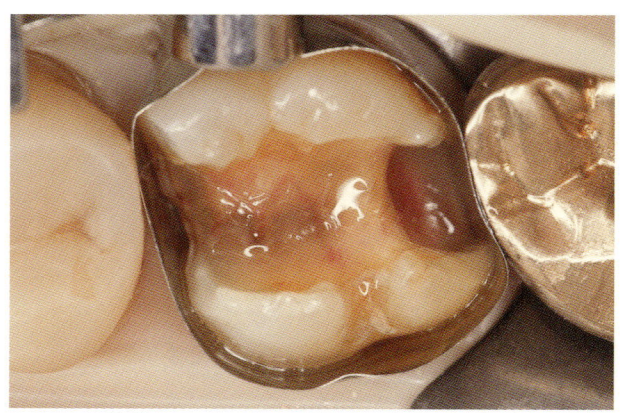

3-1d 象牙質のコーティングでは，近遠心歯肉側マージン部の確実な封鎖が最も重要である．トッフルマイヤーのリテーナーとメタルバンドによる隔壁を行い，歯肉側マージン部分の封鎖を行う．メタルバンドが歯肉側マージンに密着していることがポイントである．レジン接着システム（クリアフィルメガボンド，クラレメディカル）による接着処理（象牙質コーティング）を行う．

縁部に遊離エナメル質が存在すると修復後に窩縁部エナメル質が破折し，二次う蝕の原因となる．そのため非接着性間接修復においては，遊離エナメル質を削除し整理する必要がある．

一方，接着性間接修復において遊離エナメル質は，象牙質コーティングおよびレジンベースにより補強されるので破折の心配はない．またエナメル質窩縁部はレジンセメントで補強されるので，特別な窩縁形態を設ける必要もない．しかし，マージン部が咬合接触部位に一致する場合には非接着修復窩洞と同様にエナメル質を削除しマージンの位置を移動する．

なお象牙質コーティングを行うと，窩洞のマージンが不明瞭になることが多い．技工物製作にあたっては，窩洞のマージンが明瞭に模型上に再現されなければならないことから，便宜的にマージン部を明瞭に仕上げるようにする．

接着性間接修復のナビゲーション

[接着における防湿の重要性]

接着性修復窩洞には保持形態がほとんど付与され

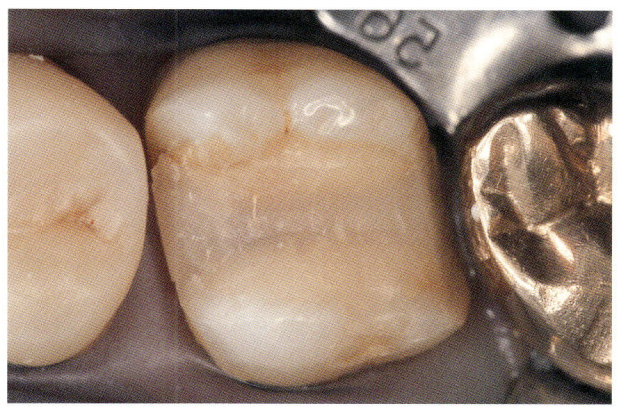

3-1e コンポジットレジンによるレジンベースを行った窩洞形態。欠損が広範囲にわたっていたため，コンポジットレジンにより窩洞をほとんど充塡した．残存歯質の形態を考慮し，窩底部は線角を付与した平坦面とせず，丸みを帯びた形成にした．

　修復物装着直前の状態である．仮封はユニファースト（ジーシー）によりテンポラリーアンレーを作製し，ハイ-ボンドテンポラリーセメント・ハード（松風）にて仮着した．仮封除去後，窩洞表面のセメントを超音波スケーラーにより除去したところ．

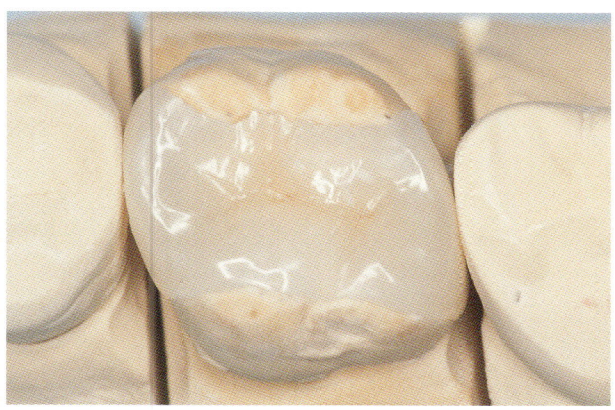

3-1f コンポジットレジン（ハーキュライトXRV，Kerr／サイブロン・デンタル）によるアンレーを製作．

ていないため，修復物の保持は接着性レジンセメントに頼ることになる．そのため，接着操作を行うにあたり術野の防湿が非常に重要になってくる．防湿ができれば保持形態のない窩洞における間接修復でも長期にわたる臨床経過が得られる．

[症例3-1] 6|の2級インレーの二次う蝕
口腔内所見：6|に2級MOインレーが装着されており，歯質を通し修復物下にう蝕が存在するのがわかる．しかし修復物周囲の歯質にう蝕は認められない（3-1a）．

1．ラバーダム防湿後インレー体の除去
　ラバーダム防湿後インレー体を除去すると，窩底部全体にわたり感染象牙質が観察された．とくに遠心辺縁隆線下は軟化が激しく，う蝕が広範囲に進んでいるようにみえる（3-1b）．
　歯間乳頭がラバーシートで完全に覆われ，近心歯肉側マージンがラバーシート上に隔離され露出できているのをみていただきたい．

2．感染象牙質除去
　う蝕検知液を指標にう蝕象牙質外層を除去してい

くとう蝕は広範囲に進行しており，近心口蓋咬頭をほとんど削除することになった．遠心部分のう蝕の進行は激しく，遠心辺縁隆線部および遠心口蓋咬頭のエナメル質は削除した．また遠心部分の象牙質う蝕は非常に深く歯髄に近接していた（3-1c）．
　近遠心歯肉側マージンがラバーシート上に隔離されている．とくに遠心部において象牙質う蝕は歯頸側に向かって進行しているが，歯肉側エナメル質を保存しているところがポイントである．

3．象牙質コーティング
　メタルバンドで隔壁後，レジン接着システム（クリアフィルメガボンド）による接着処理（象牙質コーティング）を行う（3-1d）．
　この段階では，近遠心歯肉側マージン部分の確実な封鎖がポイントである．トッフルマイヤーのリテーナーとメタルバンドによる隔壁を行い，歯肉側マージン部分の封鎖を行う．メタルバンドが歯肉側マージンに密着していることが重要である．

4．修復物装着前
　窩洞形態（3-1e）．欠損が広範囲にわたっていたため，コンポジットレジンによるレジンベースを行っ

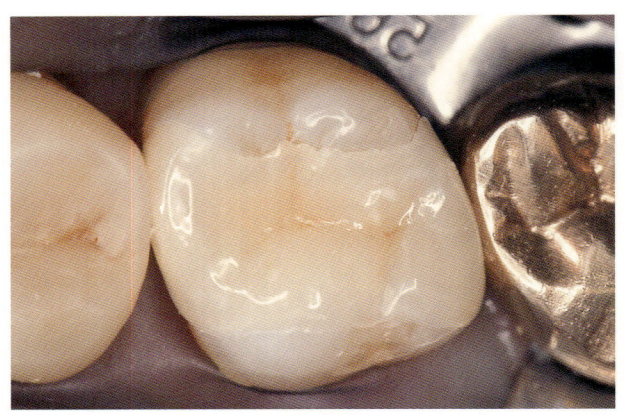

3-1g ラバーダム防湿下で修復物の試適を行う．この状態で行えるのは，接触点とマージンの調整である．咬合調整は装着後に行う．

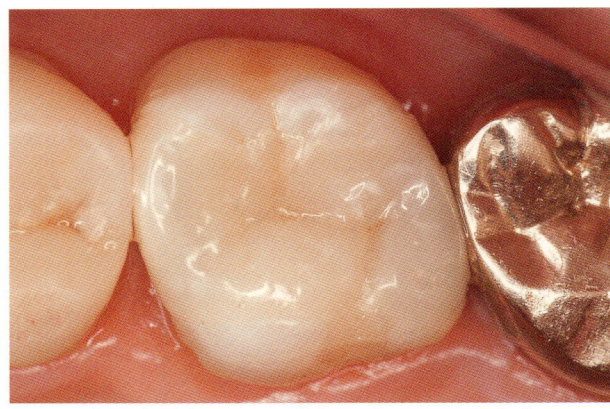

3-1h 窩洞内面（エナメル質とレジンベース面）をK-エッチャント（クラレメディカル）で清掃を兼ねたエッチング後，EDプライマーで歯面処理．接着性コンポジットレジンセメント（パナビアフルオロセメント，クラレメディカル）により装着する．接着の対象となる部分は，ほとんどがコンポジットレジンであり窩縁部にのみエナメル質が存在する．

た．残存歯質の形態を考慮し，窩底部は明瞭な線角を付与した平坦面とせず，丸みを帯びた形成にした．

修復物装着直前の状態を3-1eに示す．仮封はユニファースト（ジーシー）によりテンポラリーアンレーを作製し，ハイ－ボンドテンポラリーセメント・ハード（松風）で仮着した．仮封除去後，窩洞表面のセメントを超音波スケーラーにより除去した．

ラバーシートにより装着対象となるすべての面が隔離防湿されていることがポイントになる（3-1e）．

レジンベース内の窩洞形態は，歯質の抵抗形態（コンポジットレジンによる補強）と修復物の厚みを考慮しつつ，必要最小限の削除を行った形態となっている．機械的保持に期待した形態は全く付与していない．

5．コンポジットレジンによるアンレー

コンポジットレジン（ハーキュライトXRV，Kerr／サイブロン・デンタル）によってアンレーを製作する（3-1f）．

6．修復物の試適

ラバーダム防湿下で修復物の試適を行う．この状態で行えるのは，接触点とマージンの調整である（3-1g）．また歯冠色修復物の色の確認は，修復物内面を少し水で濡らして行う．

接着性間接修復においては，試適時の修復物の保持（とくに上顎）が難しい．そしてコンポジットレジンあるいはセラミックスなどの歯冠色修復物は，それ自体の物性が弱く試適時には強い咬合力がかけられないことから，咬合調整は装着後になる．そのため咬合採得が重要となり，確実な咬合採得が行われていないと，装着後の咬合調整で咬合面の解剖学的形態が全く消失してしまう危険がある．

7．コンポジットレジンアンレー装着後

接着性コンポジットレジンセメント（パナビアフルオロセメント，クラレメディカル）で装着する．

窩洞内面（エナメル質とレジンベース面）をK-エッチャント（クラレメディカル）で清掃を兼ねたエッチング後，EDプライマーで歯面処理．パナビアフルオロセメントによりアンレーを装着した．接着の対象となる部分は，ほとんどがコンポジットレジンであり窩縁部にのみエナメル質が存在する．

接着性間接修復の長期症例

筆者はう蝕治療において，感染歯質除去後の歯質欠損が大きく，直接充填が困難な症例に対し，接着性修復窩洞による接着性間接修復をすでに15年近く

[症例3-2] 4|の2級セラミック修復　13年経過観察

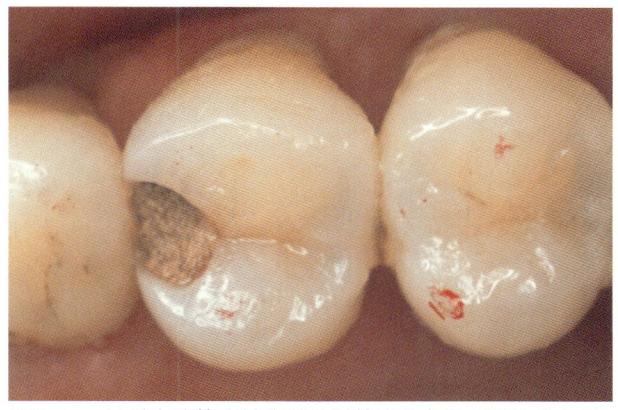

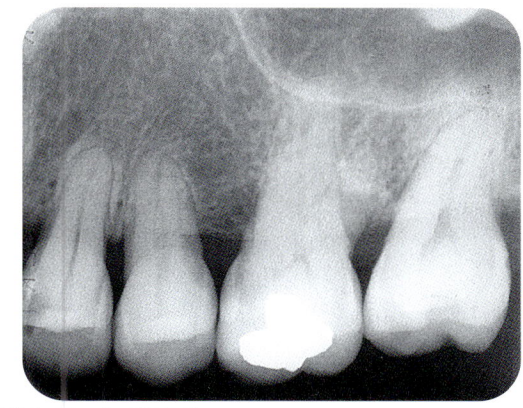

3-2a,b　4|近心隣接面に歯髄に近接するう蝕が認められる．セメントで仮封されている（1991.2）．

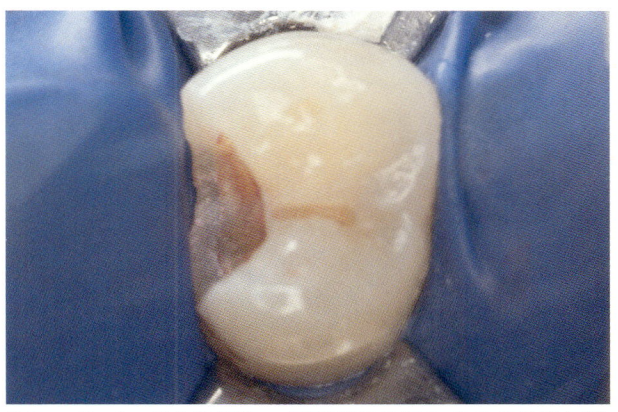

3-2c　ラバーダム防湿後，局所麻酔は行わずにう蝕検知液をガイドとして感染象牙質の除去を行った．う蝕は歯髄に近接するほど深い．窩洞形態は，感染歯質を削除しただけの接着性修復窩洞である．なお，咬合面の裂溝部のみヤリ状ダイヤモンドポイントにより形成を行った．
　歯肉側のエナメル質は保存しマージンがラバーシート上に隔離されるようにし，また頬舌側の遊離エナメル質は一部削除した状態の窩洞外形にした．

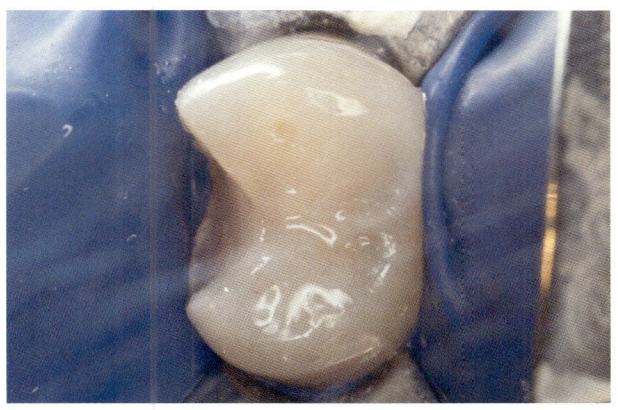

3-2d　窩洞形成の終わった歯面に対し，クリアフィルライナーボンドシステム（クラレメディカル）により歯面処理および象牙質コーティング（プロテクトライナー，クラレメディカル）を行った．咬合面裂溝部のレジン充填は，クリアフィルフォトポステリア（クラレメディカル）で充填した．

行っている．はじめは，臨床における接着性間接修復法の保持力を含めた耐久性にやや不安があったため，直接レジン充填でも十分に修復が可能な小さな修復から臨床応用を行った．その後，間接修復の適用となる大きな修復へと症例を拡大してきた．
　代表例を示し接着性間接修復の解説を加えたい．

[症例3-2] 4|の2級セラミック修復
13年経過観察

口腔内所見：4|の近心隣接面にセメントで仮封された中程度の欠損を認めた（3-2a）．X線写真からう蝕は歯髄に近接するほど深いことがわかった（3-2b／1991.2）．

治療方針

　直接レジン充填で対応可能な症例であるが，患者の了解を得てキャスタブルセラミックス（OCCオリンパスキャスタブルセラミックス，オリンパス）による2級間接修復を行うことにした．

治療経過

　ラバーダム防湿後，仮封セメントの除去およびう窩の開拡を行った．歯肉側のエナメル質は保存しマージンがラバーシート上に隔離されるようにした．また頬舌側の遊離エナメル質は一部削除した状態の窩洞外形にした．
　う蝕は歯髄に近接していたが，局所麻酔は行わず，

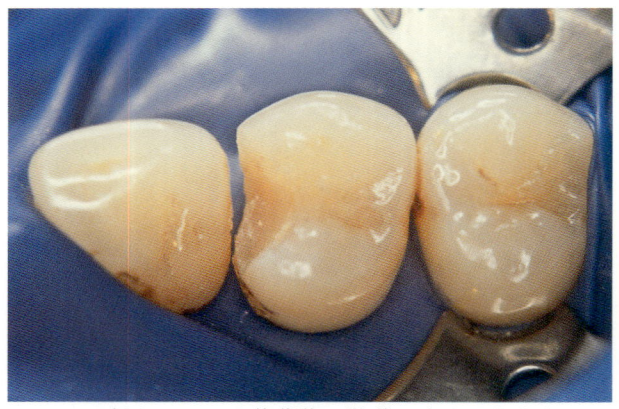

3-2e　2級セラミック修復物の装着であることから，ラバーダム防湿は両隣在歯を含めた多数歯防湿である．窩洞形態は保持形態のない全くの皿形窩洞である．転覆防止，すべり防止のための安定効力，把持，拘止効力などすべてを無視した形態である．

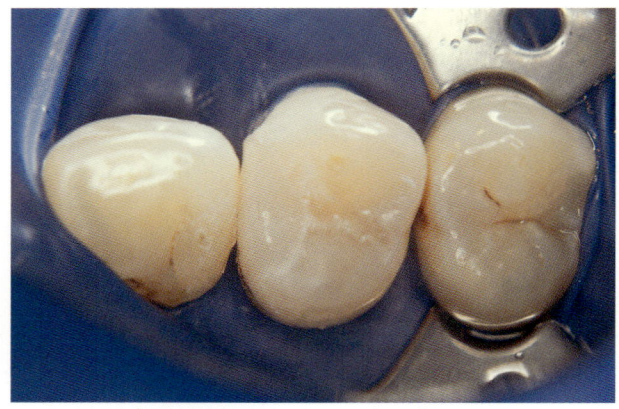

3-2f　OCC内面は50μmのガラスビーズによるサンドブラスト後にシラン処理を行った．K-エッチャントによる窩洞清掃を兼ねたエッチング後，パナビアEXにより修復物を装着した．

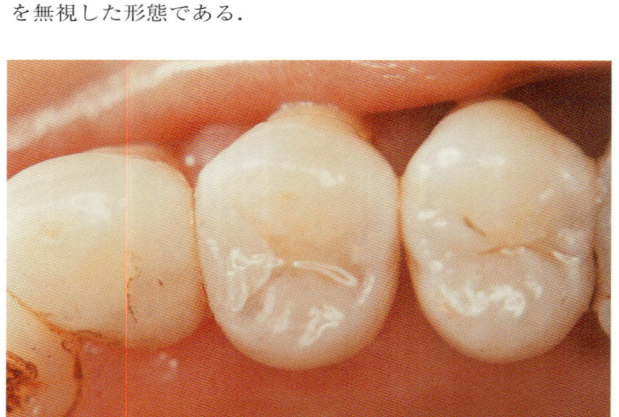

3-2g　ラバーダム除去後の所見．

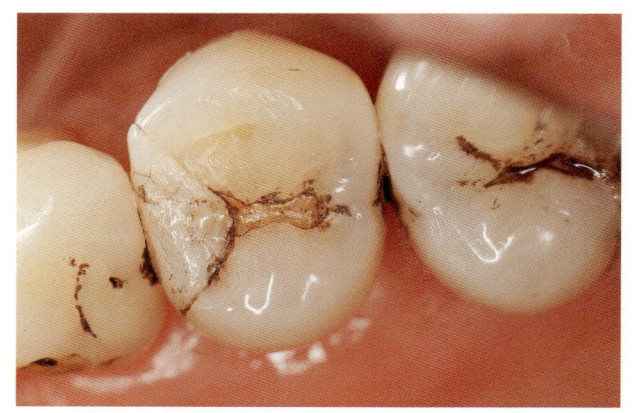

3-2h　装着13年後の所見．装着に使用した接着性レジンセメントの摩耗および着色が著しく，修復物周囲は審美性に欠けている．しかし，修復物自体は全く保持形態のない窩洞にもかかわらず臨床的に問題なく機能を続けている（2004.8）．

う蝕検知液をガイドに感染象牙質の除去を行った．窩洞形態は，感染歯質を削除しただけの接着性修復窩洞である．なお，咬合面の裂溝部のみヤリ状ダイヤモンドポイントによる形成を行った（3-2c）．

窩洞形成の終わった歯面に対し，クリアフィルライナーボンドシステムにより歯面処理および象牙質コーティング（プロテクトライナー）を行った．咬合面裂溝部のレジン充填は，クリアフィルフォトポステリアで行った（3-2d）．この窩洞形態で印象採得を行いセラミックインレーを作製した．

装着前準備としてラバーダム防湿を行う．2級修復物の装着であることから，両隣在歯を含めた多数歯防湿である．窩洞形態は保持形態のない全くの皿状窩洞である．転覆防止，すべり防止のための安定効力，把持，拘止効力などすべてを無視した形態である（3-2e）．

修復物の装着に際しOCC内面は50μmのガラスビーズによるサンドブラスト後にシラン処理（クリアフィルポーセレンボンド，クラレメディカル）を行った．K-エッチャントによる窩洞清掃を兼ねたエッチング後，パナビアEXにより修復物の装着を行った（3-2f,g）．

修復物装着13年後の所見をみると，装着に使用した接着性レジンセメントの摩耗および着色が激しく，修復物周囲は審美性に欠けている．しかし，修復物自体は全く保持形態のない窩洞形態そして過酷な口腔内に長期間さらされていたにもかかわらず，脱落もなく臨床的に問題なく機能している（2004.8）．

[症例3-3] 7 6| 修復　12年経過観察

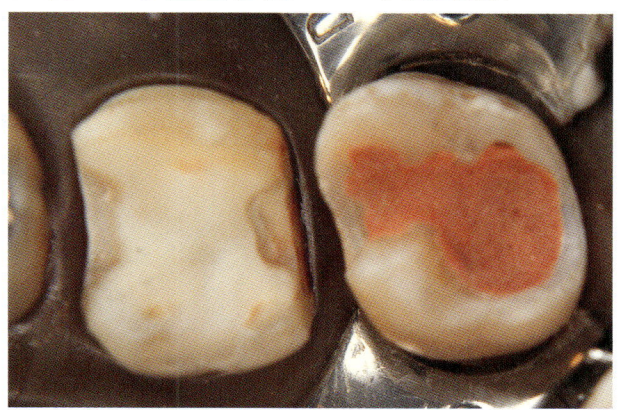

3-3a　6|は窩洞全体を象牙質コーティング後にレジンベース（クリアフィルコア，クラレメディカル）を施した．7|は窩洞中央部にグラスアイオノマーセメント（ベースセメント，ジーシー）でベースを行っている．6|は，近遠心隣接面のレジンベース内に線角を明瞭にした側室を形成した．窩洞中央部は皿形の形成で，頬舌側咬頭頂部には幅広のベベルを付与した．7|は，近心隣接面を含め窩洞全体を皿状に形成した（1992.2）．

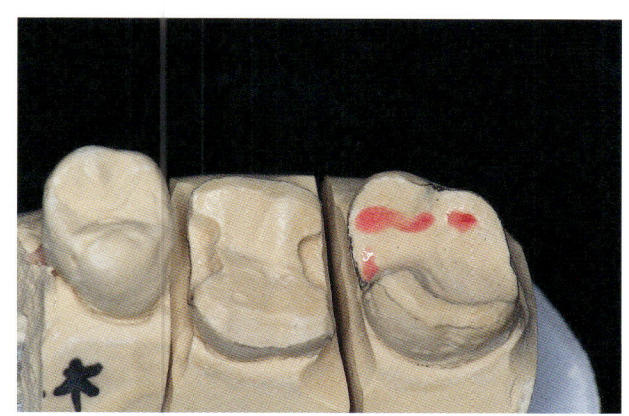

3-3b　7 6|ともに機械的嵌合効力に期待した保持形態が付与されていない．

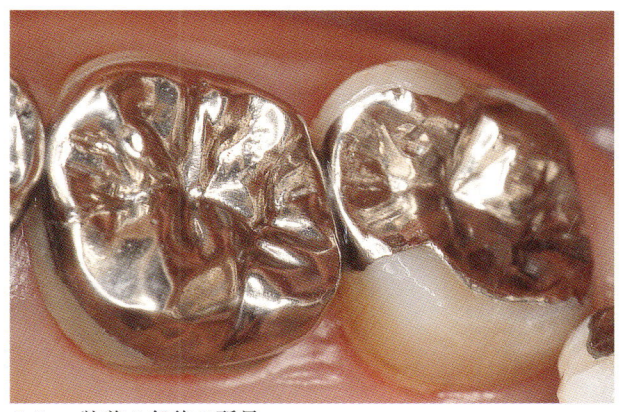

3-3c　装着6年後の所見．
7 6|とも臨床的に問題なく経過している．

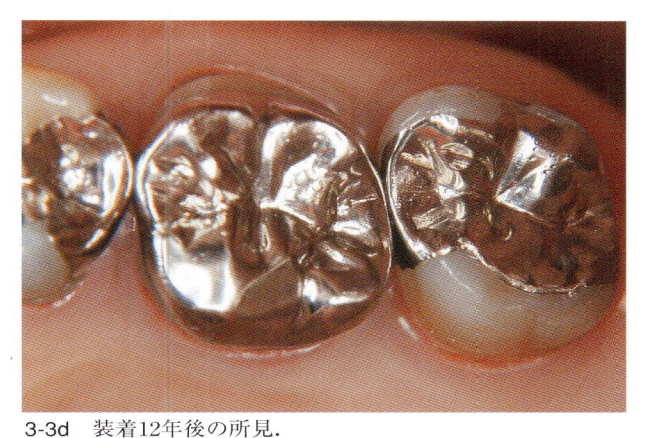

3-3d　装着12年後の所見．
窩洞形成時，保持形態を設けない窩洞形態であるにもかかわらず，脱落はなく臨床的に良好に機能している（2004.8）．

[症例3-3] 7 6| 修復　12年経過観察

治療方針

6|のMODメタルアンレー修復．7|の2級メタルアンレー修復．

治療経過

6|は感染歯質除去および象牙質コーティング後にレジンベース（クリアフィルコア，クラレメディカル）を行った．窩洞形態は，近遠心隣接面のレジンベース内に線角が明瞭な側室を形成したが，窩洞中央部は皿状の形成で，頬舌側咬頭部には幅広のベベルを付与したのみである．7|は感染歯質除去，窩洞中央部にグラスアイオノマーセメント（ベースセメント，ジーシー）でベースを行った．窩洞形態は近心隣接面を含め窩洞全体を皿形に形成した（1993.1）．

本症例ではグラスアイオノマーセメントによるベースを行ったが，現在ではすべて象牙質コーティング後にコンポジットレジンによるレジンベースを行っている．

作業模型から7 6|ともに保持形態のない接着性修復窩洞であることがわかる（3-3b）．

修復物装着6年後，7 6|とも臨床的に問題なく経過している．

う蝕治療のミニマルインターベンション／象牙質−歯髄を守るために

[症例3-4] 6⏌の2級メタルアンレー修復　8年経過観察

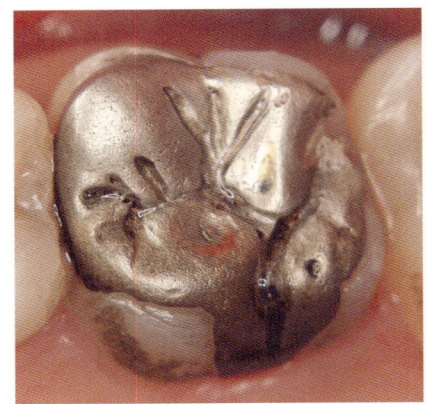

3-4a　6⏌に適合不良なメタルアンレーが合着されている。近心隣接面および口蓋側からの二次う蝕が疑われた（1993.7）。

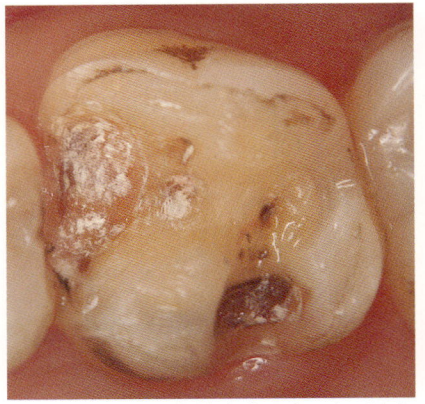

3-4b　アンレーを除去すると6⏌の近心および口蓋側の象牙質にう蝕が認められた。

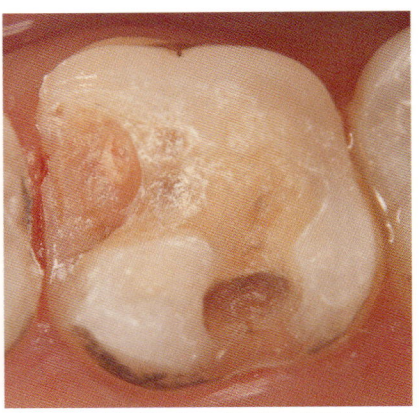

3-4c　う蝕検知液を指標に感染象牙質を除去し，エナメル質窩縁の整理（着色部の除去）をした。

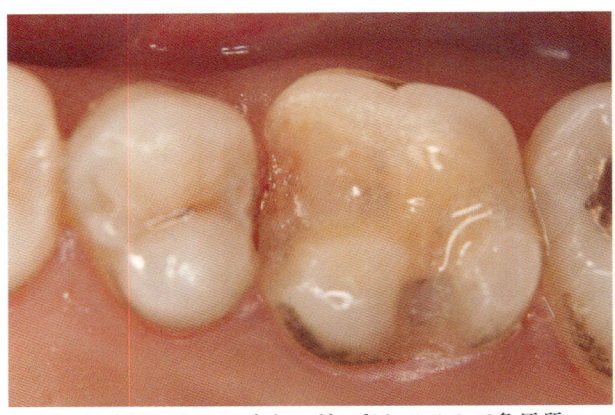

3-4d　クリアフィルライナーボンドシステムで象牙質コーティング。CAエージェントによるトータルエッチング後，SAプライマーによるプライミングを行う。フォトボンドを塗布し光照射後，プロテクトライナーを塗布し光照射を行った。窩洞はプロテクトライナーにより一層覆われているため，線角はなく窩洞全体が丸みを帯びている。

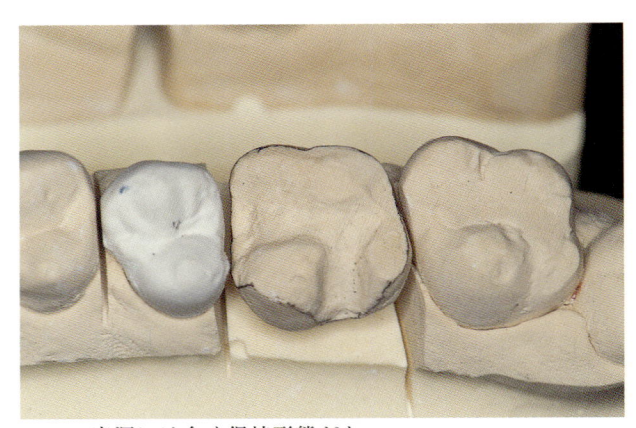

3-4e　窩洞には全く保持形態がない。

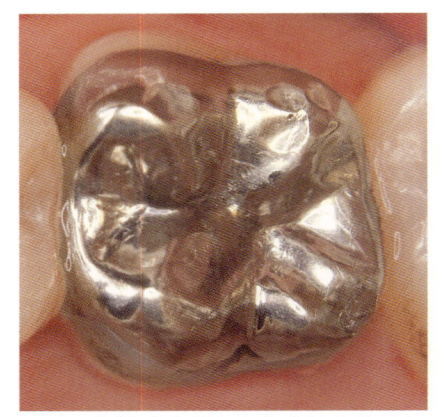

3-4f　金銀パラジウム合金によるアンレーを装着した。アンレー体内面には，50μmアルミナサンドブラスト後，スズ電析（クラエースミニ，クラレメディカル）を行い，接着性レジンセメントにはパナビアEXを使用した。

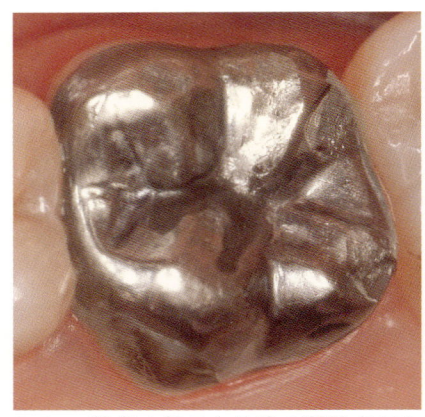

3-4g　装着4年7か月後の所見（1998.2）。

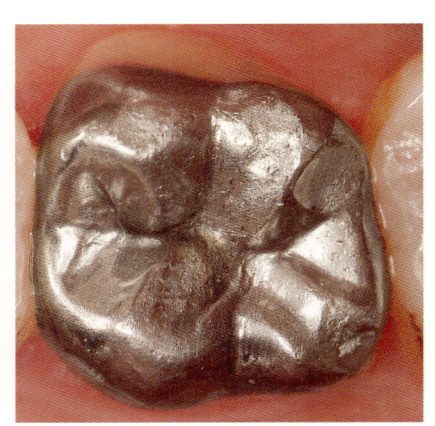

3-4h　装着8年8か月後（2002.3.），脱落や二次う蝕もなく経過良好である。

3-1 接着時代のインレー・アンレー修復とMI／長期症例が示唆すること

[症例3-5] 7 6 のメタルインレー修復　10年経過観察

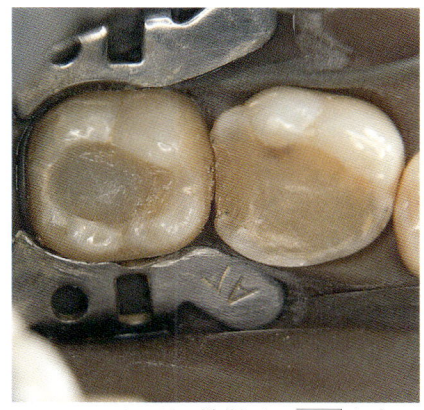

3-5a　ラバーダム防湿下で 7 6 ともに象牙質コーティング後，レジンベース（ハーキュライトXRV）を施した．
　窩洞形態は保持形態のない皿形窩洞である．ラバーダム防湿により，装着面が全てラバーシート上に隔離されている（1994.2）．

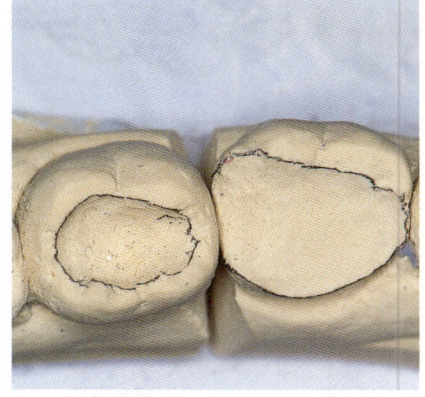

3-5b　作業模型からわかるように，両形成歯ともに形成後の窩洞に機械的保持形態は全くない．

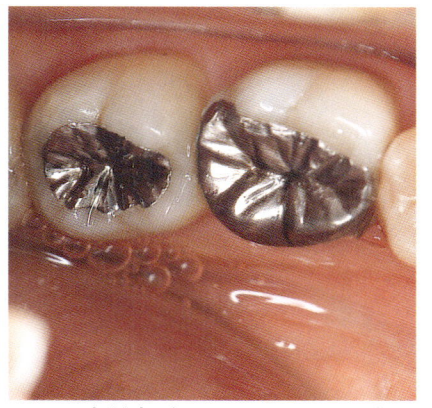

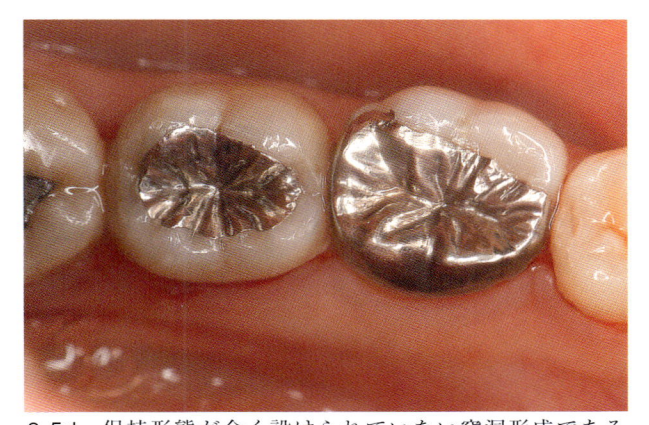

3-5c　窩洞表面にK-エッチャントを用い，清掃を兼ねたエッチング処理を行った．クリアフィルフォトボンドを塗布後，パナビアEXによりメタルインレーの装着を行った（1994.3）．

3-5d　保持形態が全く設けられていない窩洞形成であるが，装着後6年経過しても口腔内で問題なく機能している（1999.2）．

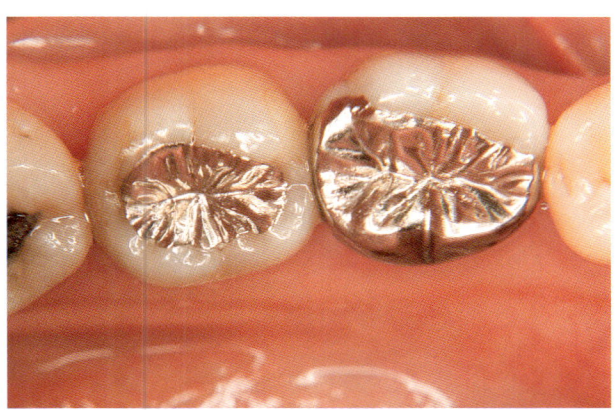

3-5e　接着性レジンセメントの接着強さにすべて頼った間接修復であるが，装着10年後（2004.5）の現在も修復物の脱落，二次う蝕は認められず，経過良好に機能している．

　装着12年後の所見をみると，窩洞形成時に保持形態を設けない窩洞形態であるにもかかわらず，接着性レジンセメントの保持力のみで脱落もなく臨床的に良好に機能している（3-3d／2004.8）．

[症例3-4] 6 2級メタルアンレー修復
8年経過観察
口腔内所見
　 6 に適合不良なメタルアンレーが合着されているため，近心隣接面および口蓋側からの二次う蝕が疑われた（3-4a／1993.7）．

治療方針
　 6 の2級メタルアンレー修復．

治療経過
　アンレーを除去すると， 6 近心および口蓋側の象牙質にう蝕が認められた（3-4b）．
　う蝕検知液を指標に感染象牙質を除去し，エナメル質窩縁の整理（着色部の除去）を行った（3-4c）．
　クリアフィルライナーボンドシステムによる象牙質コーティングを施した．すなわちCAエージェントによるトータルエッチング後，SAプライマーによるプライミングを行い，フォトボンドを塗布し光

う蝕治療のミニマルインターベンション／象牙質－歯髄を守るために

[症例3-6] 5｜のコンポジットレジンアンレー修復　3年経過観察

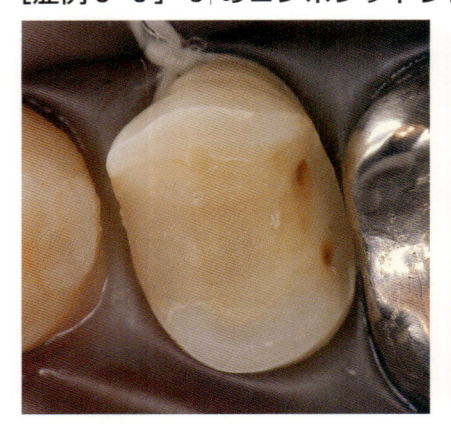

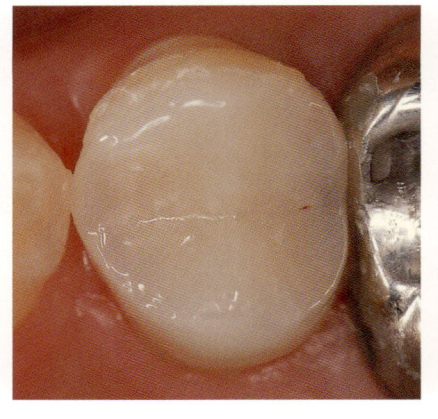

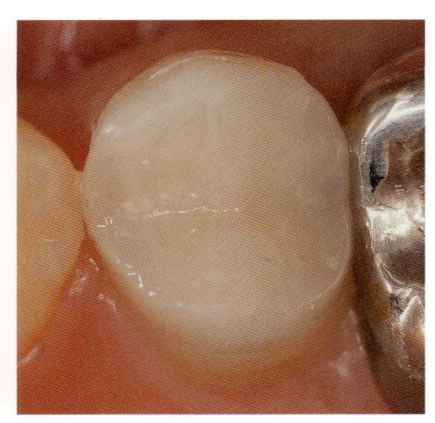

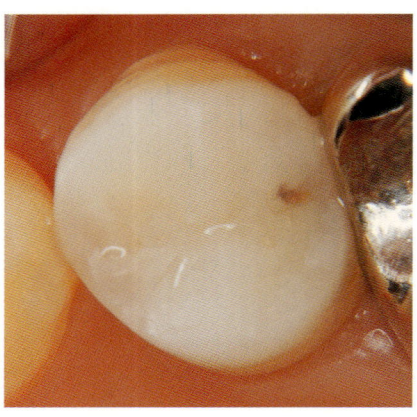

3-6a	3-6b	3-6c
3-6d		

3-6a 窩洞中央部，近心と遠心隣接面には象牙質コーティング後，レジンベースを施し口蓋咬頭は削除しアンレータイプの形成とした（1999.9）．
3-6b コンポジットレジンアンレー（エステニア，クラレメディカル）をパナビアフルオロセメント（クラレメディカル）で装着．
3-6c 装着1週間後，修復物表面から光沢感が消失しているが，臨床的には良好に経過している．
3-6d 装着3年8か月後（2004.5），修復時の窩洞形態には保持形態が全く設けられていなかったが，修復物の脱落もなく経過良好に機能している．

照射後にフロアブルレジンであるプロテクトライナーを塗布し光照射を行った．窩洞はプロテクトライナーにより一層覆われているため，線角はなく窩洞全体が丸みを帯びている（3-4d）．

作業模型からも窩洞には全く保持形態がないのがわかる（3-4e）．

金銀パラジウム合金によるアンレーを装着した．アンレー体内面には，50μmアルミナサンドブラスト後，スズ電析（クラエースミニ，クラレメディカル）を行い，接着性レジンセメントにはパナビアEXを使用した（3-4f）．

装着4年7か月後（3-4g／1998.2）と装着8年8か月後（3-4h／2002.3）の所見から，修復歯は過酷な口腔内環境に曝されているのがわかるが，脱落や二次う蝕もなく経過良好である．

[症例3-5] 7 6｜のメタルインレー修復　10年経過観察

治療方針

6｜は遠心隣接面を含む2級アンレー症例である．レジンベース内には保持形態，便宜形態を設けず平坦な形成となっている．7｜は，レジン充填の症例であったが患者の了解を得た後，6｜と同時にメタルインレー修復を行うことにした．

治療経過

ラバーダム防湿下で7 6｜ともに象牙質コーティングを行い，レジンベース（ハーキュライトXRV）を施した（1994.2）．

窩洞形態は保持形態のない皿形窩洞である．ラバーダム防湿により，装着面が全てラバーシート上に隔離されている（3-5a）．

作業模型からわかるように，両形成歯ともに機械的保持形態は全くない（3-5b）．

仮封材（ファーミット，ビバデント）除去後，窩洞

［症例3-7］ 6┘のコンポジットレジンアンレー修復　3年経過観察

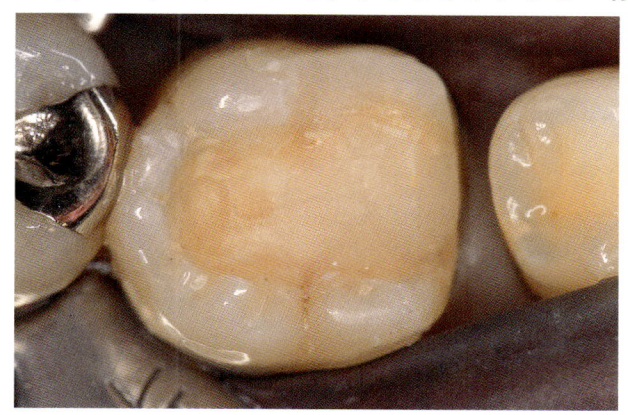

3-7a｜3-7b
　　　｜3-7c

3-7a　窩洞中央部から近心歯頸側にわたり象牙質コーティング後，レジンベースを施した．近心頬側咬頭は削除しアンレータイプの形成とした．
3-7b　コンポジットレジンアンレー（ハーキュライトXRV）を接着性レジンセメント（パナビアフルオロセメント）で装着した．
3-7c　装着3年後（2003.7），修復物の脱落もなく臨床的に良好に経過している．

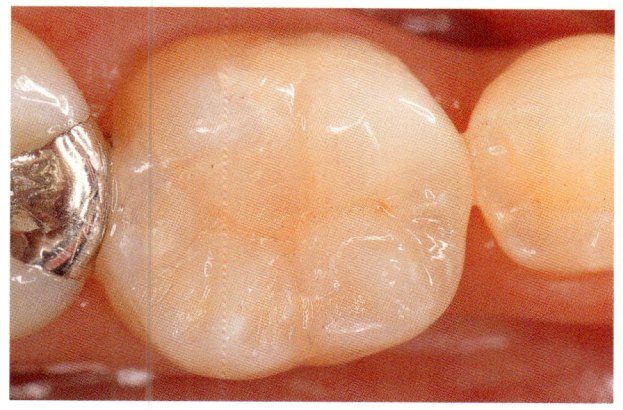

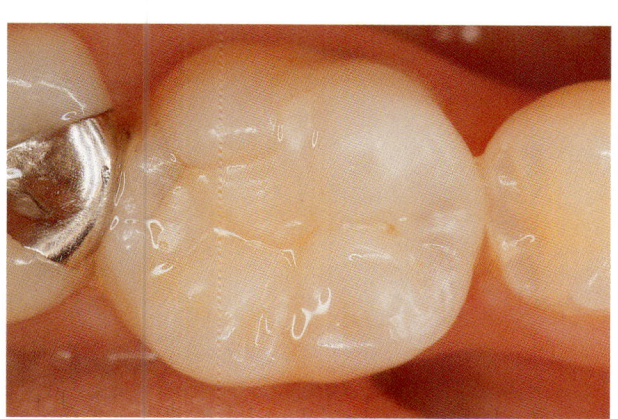

表面にK-エッチャントを用い，清掃を兼ねたエッチング処理を行った．クリアフィルフォトボンドを塗布し，接着性コンポジットレジンセメントのパナビアEXによりメタルインレーの装着を行った．(3-5c／1994.3)．

　装着6年後，接着性修復窩洞による間接修復は口腔内で問題なく機能している[7]（3-5d／1999.2）．

　接着性レジンセメントの接着強さにすべて頼った間接修復であるが，10年後（3-5e／2004.5）も修復物の脱落や二次う蝕は認められず，臨床的に良好に経過している．装着面のほとんどがコンポジットレジンであることが接着の安定に関与していると思われる．

［症例3-6］ 5┘のコンポジットレジンアンレー修復　3年経過観察
治療方針
　5┘のMODコンポジットレジンアンレー修復．

治療経過

　窩洞中央部，近心と遠心隣接面には象牙質コーティング後，レジンベースを施し口蓋咬頭は削除しアンレータイプの形成とした．窩洞中央部には線角はなく丸みを帯びた形成で，保持形態はない（3-6a／1999.9）．

　この症例も，ラバーダム防湿により近遠心の歯肉側マージン部を，ラバーシート上に露出させることがポイントとなる．

　コンポジットレジンアンレー（エステニア，クラレメディカル）をパナビアフルオロセメントで装着した（3-6b）．

　装着1週間後，修復物表面から光沢感が消失しているが，臨床的には良好に経過している（3-6c）．

　装着3年8か月後（2004.5），修復時の窩洞形態には保持形態が全く設けられていなかったが，修復物の脱落もなく経過良好に機能している（3-6d）．

[症例3-7] ⑥のコンポジットレジンアンレー修復　3年経過観察

治療方針

⑥の2級コンポジットレジンアンレー修復.

治療経過

窩洞中央部から近心歯頸側にわたり象牙質コーティング後，レジンベースを施した．近心頬側咬頭は削除しアンレータイプの形成とした．線角は明瞭でなく窩底部の形成は全体に丸みを帯びた形になっており，保持形態は付与していない（3-7a／2000.9）．

近心の歯冠乳頭がラバーシートで圧排され，近心隣接面歯頸側マージンがラバーシート上に露出しているところに注目していただきたい．

コンポジットレジンアンレー（ハーキュライトXRV）を接着性レジンセメント（パナビアフルオロセメント）で装着した（3-7b）．

装着3年後（2003.7），修復物の脱落もなく臨床的に良好に経過している（3-7c）．

接着時代のインレー・アンレー修復

総山により無痛修復法が紹介されてから四半世紀が過ぎた．ここ数年，ミニマルインターベンション（MI）という言葉が流行り，あたかも最新のコンセプトのように，「これからは必要以上に歯を削るのはやめよう」と叫ばれている．しかし，このコンセプトは20年以上も前に「無痛修復法」という治療法ですでに確立されている．

歯を必要以上切削しないという考えは，小さなう蝕では比較的実行可能である．予防処置に始まり初期う蝕に対してはエナメル質の再石灰化に期待する，そして歯質の実質欠損が生じた場合でも，歯質に対し最小限の侵襲で修復を行う．いま流行りのMIはこの段階までの話であろう．

大きなう蝕あるいは修復物の二次う蝕などの場合には，今なおこのMIの考えはなかなか受け入れられない．しかし大きな歯質欠損に対しても，接着技術が進歩している現在従来法による間接修復ではなく，接着性間接修復法を試みるべきであろう．

接着性修復窩洞には保持形態がほとんど付与されていないため，修復物の保持は接着性レジンセメントに頼ることになる．そのため，接着操作を行うにあたり術野のコントロール（防湿）が非常に重要になる．接着修復を行うための口腔内環境が整った状態で修復物の装着を行えば，保持形態のない接着性修復窩洞における間接修復においても長期にわたる良好な臨床経過が得られる．

仮に接着性レジンセメントが経時的に劣化を起こし修復物が脱落したとしても，感染象牙質を削除した後の歯面は，象牙質コーティングによりすべて保護されているので安心できる．

この章では，接着性間接修復窩洞形態として極端な症例を集めた．多くの接着性間接修復窩洞では，ここまで保持形態がない症例は少ないであろう．従来法のようなう蝕の状態に関係なく，決められたパターンの窩洞形態を形成するのではなく，接着性間接修復を行うにあたっては，直接充填と同様に感染歯質を削除し終わった状態で間接修復のための窩洞形態を考えることが肝要である．

参考文献

1. 総山孝雄：無痛修復，クインテッセンス出版，東京，1979.
2. Black GV: A Work on Operative Dentistry. Medico-Dental Publishing Company, Chicago, 1908.
3. Momoi Y, Akimoto N, Kida K, Yip KH, Kohno A: Sealing adility of dentin coating using adhesive resin systems. Am J Dent, 2003; 16: 105-111.
4. 中村勝文：接着性レジンセメントのインレー保持効果とその耐久性に関する研究，第1報，窩洞のテーパーと保持力の経時的変化に関する研究．日歯保存誌．1988；31：28-51.
5. 中村勝文：接着性レジンセメントのインレー保持効果とその耐久性に関する研究，第2報，繰り返し荷重ならびにサーマルサイクルがインレーの保持力と窩壁適合性に及ぼす影響について．日歯保存誌．1988；31：463-489.
6. 秋本尚武：接着性修復窩洞における鋳造修復に関する研究，保持力と辺縁漏洩について．日歯保存誌．38，131-151，1995.
7. 秋本尚武，河野篤：接着の時代の窩洞形成．The Quintessence YEAR BOOK 2000．クインテッセンス出版，東京，2000：69-77.

4　コンビネーション修復

4-1　コンビネーション修復
　　　山本雄嗣

う蝕治療のミニマルインターベンション／象牙質－歯髄を守るために

1 コンビネーション修復

鶴見大学歯学部第一歯科保存学教室

山本雄嗣

コンビネーション修復
つぎはぎ修復

　総山[1]による接着性コンポジットレジンを使用した無痛修復法の確立から，銀スズアマルガム充填や金合金修復に加えて，う蝕治療に接着性レジン充填という選択肢が加わった．接着性レジンは歯質と一体化すると理解され，従来の健全歯質を多少なりとも犠牲にする窩洞形成法から，感染歯質のみを除去し，その際に僅かな便宜形態と抵抗形態を加味する窩洞形成が行われるようになった．

　接着性修復は，近年唱えられているMinimal Intervention[2]を基盤とした歯冠修復では不可欠なものとなり，現在の歯科臨床で確固たる地位を築いた．とくにわが国での接着性材料の発展はめざましく，信頼度の高い治療法であるのは紛れもない事実である[3,4]．ただし抵抗形態としての遊離エナメル質の除去については見解が統一されてないようで，接着性コンポジットレジンやグラスアイオノマーセメントで遊離エナメル質を裏打ちしても完全な強度回復は成されないとの報告[5]があるものの，実際には遊離エナメル質を残して修復を行うことも多い．

　一方，歯質に対してのみならずレジン，セラミックス，金属といった修復材料への接着方法も検討が成されている．多くのメーカーから各種プライマーが発売されており，前装部破折のリペアーなどに臨床応用されている．各修復材料へのコンポジットレジンやグラスアイオノマーセメントの接着強さを評価した報告は数多くなされているが[6-8]，とくにレジンでは満足しうる値を獲得できている．

　このようにさまざまな接着性プライマーを併用することで，歯質を含めた数種類の物質を接着，一体化させることが可能になった現在，既存の修復物周囲に生じたう蝕に対して，修復物の完全除去を行わずにう蝕除去ができるのならば，接着性材料を使用したコンビネーション修復（つぎはぎ修復）が可能であろう．2002年の第90回FDI世界会議において，う蝕治療に対する方略のひとつに，このコンビネーション修復の考え方が公式に採択されたことは意義深い．

　修復物に接するう蝕が発生した場合，従来の術式ならば，感染歯質除去とともに修復物もすべて除去し，新たに窩洞形成するので窩洞はより大きいものとなり，結果として歯質削除量の著しい増加から再修復のサイクル短縮が起こる．歯質削除量の減少とともに象牙質-歯髄複合体の保護を含むMinimal Interventionのコンセプトに基づいたコンビネーション修復は，歯の寿命を延ばすための大変有効な手段であると思われる．加えて，旧修復物の全部除去を行わないので，患者自身の咀嚼運動に適応した歯冠形態をより多く残すことが可能となり，術後の咬合時違和感の発生が少ないことが推測できる[9]．

　本章では，筆者のコンビネーション修復に対する

4-1 コンビネーション修復

[症例4-1] 生活歯，咬合面1級レジン充塡　直接コンビネーション修復

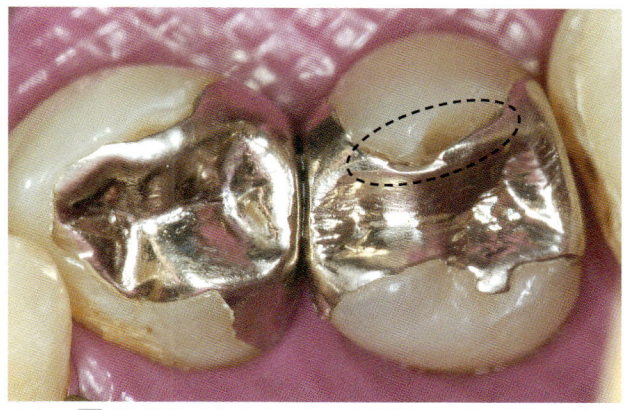

4-1a　5⏋のMODメタルインレーの頰側マージン部に二次う蝕を認める（点線内）．う蝕は広範に進行していないようなので，感染歯質のみを除去し，コンポジットレジン充塡を行うこととした．接着修復には防湿がキーポイントとなるので，感染歯質除去前にラバーダムを装着した．

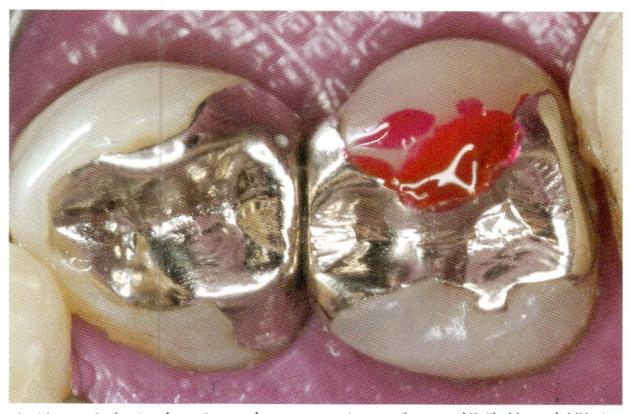

4-1b　メタルインレーをエアータービンで部分的に削除しながら，う蝕検知液（クラレメディカル）を用い，マイクロモータ用の小さなスチールラウンドバーを低回転で使用して感染歯質を除去する．

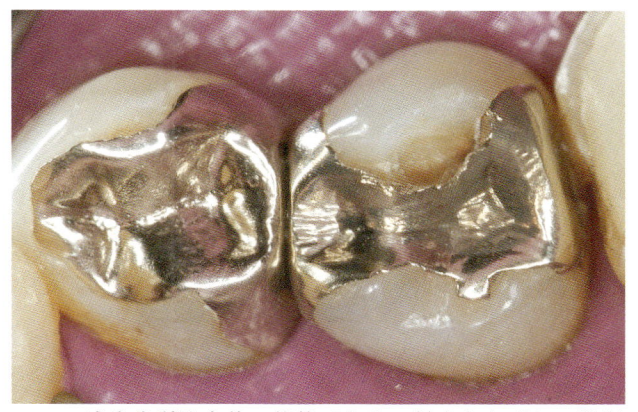

4-1c　感染歯質除去後の状態である．従来ならばこの程度の大きさのう蝕でも，インレー体を全部除去し再形成を行っていた．どれだけの健全歯質が削除されていたことであろう．

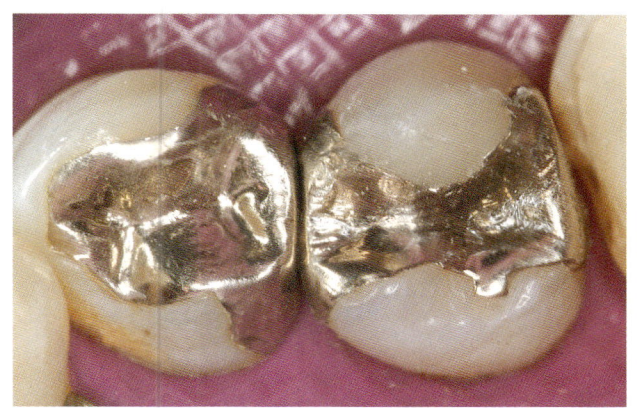

4-1d　金属面にアロイプライマー（クラレメディカル）を塗布し，引き続きクリアフィルメガボンド（クラレメディカル）で歯面処理した．窩洞が小さいので低粘性レジンのレボリューションフォーミュラ2（Kerr/サイブロン・デンタル）を充塡し，ダイヤモンド粒子含有のシリコンポイント（コンポマスター／松風）で研磨した．

考え方を症例を通して提示させていただく．なお次に記す項目について，従来の修復法における考え方と比較しながら，本章に目を通していただければ幸いである．

1．歯質削除量
2．窩縁の設定位置
3．防湿法
4．各種プライマーの使用法

直接コンビネーション修復

[症例4-1] 生活歯，咬合面1級レジン充塡

術前所見

この症例（図1a-d）は日常臨床で最も頻繁に遭遇するものの一つであろう．5⏋のMODメタルインレーの咬合面頰側マージン部にステップおよび二次う蝕を認めた（4-1a点線内）．このインレーは装着後10年以上経過しているため，患者自身の咀嚼運動には十分適応しているものと判断できる．

[症例4-2] 生活歯，OD 2級レジン充填　直接コンビネーション修復

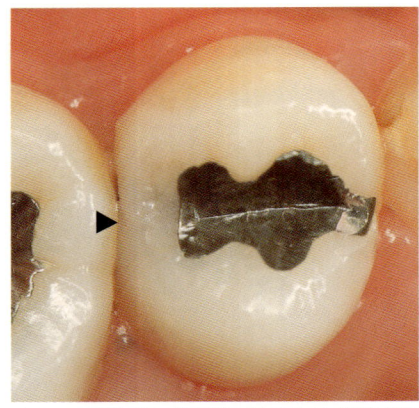

4-2a ⑤｜（④は矯正治療のため抜去済）遠心面からう蝕が発生し，遠心辺縁隆線部を通して変色が認められる．患歯の遠心隣接面接触点は残存している（▲）．コンポジットレジン充填を行うこととした．

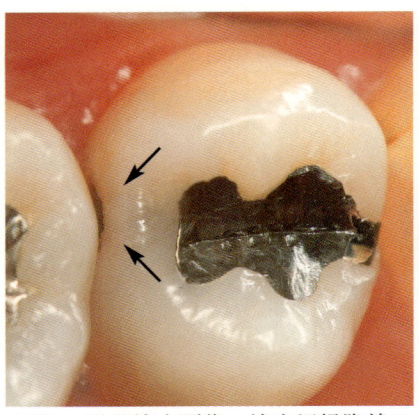

4-2b ⑤｜の遠心面像．遠心辺縁隆線のエナメル質は，象牙質の裏打ちのない遊離エナメル質となっており，クラックが認められた（矢印）．う窩の開拡時に，接触点を削除しないように注意しなくてはならない．

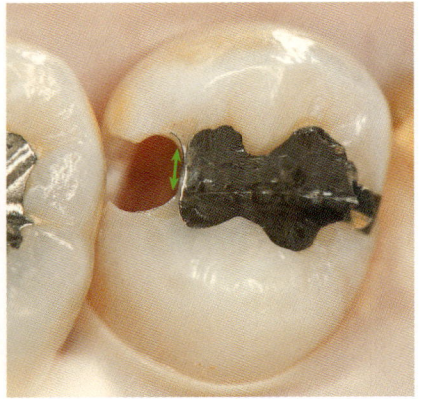

4-2c 感染歯質除去終了時．ラバーダムを装着してから感染歯質除去を行った．接触点は残存し，窩縁の一部は既存のメタルインレーとなっているので（矢印），レジン充填時に金属プライマーを併用する．

　術前診査したところ，歯髄および歯周組織に異常所見はなかった．またこのう蝕は広範に進行しておらずインレー体周囲に限局していたため，インレー体を完全除去せずに，接着性コンポジットレジンを用いたコンビネーション修復を行うこととした．
修復処置：金属プライマー併用のコンポジットレジン充填

修復の術式

　前歯部であればロールワッテなどを使用した簡易防湿で修復が行えるケースもあるが，とくに臼歯部ではラバーダム防湿，もしくはマトリックスバンドなどを使用した防湿を行うようにしている（4-4c,d参照）[9]．

　コンビネーション修復の場合，接着対象が歯質だけではないため接着操作手順，操作時間が増える．そのため，より確実な防湿装置を使用することで，より確実な接着が獲得できると考える．また，現在の歯質に対する接着システムは水洗を必要としないものが多くなっているが，レジンや金属が接着対象になる場合には，被接着面の清掃を目的としてリン酸などのエッチング材を使用するので水洗が必要となる．その際にラバーダムを装着していないと，水洗した水はバキュームで吸引されるときには歯肉溝滲出液や唾液などと混ざっており，それが窩壁表面を通過することがある．これを避けるためにも，筆者はラバーダム防湿を推奨する．極端過ぎるとお叱りを受けるかもしれないが，接着阻害因子を減らすこだわりということで勘弁いただきたい．またラバーダムの良さは防湿にとどまらない．明視野におかれた患歯に意識が集中できるし，小器具や刺激性のある材料も術中安心して取り扱える．

　感染歯質除去には，4-1bに示すように必ずう蝕検知液を用いる．わが国ではう蝕検知液というと前述の総山[1]によって開発された濃いピンク色のう蝕検知液（クラレメディカル）を指すようであるが，他国ではブルーなどの色調のう蝕検知液が発売されている．金属に隣接したう蝕に対するコンビネーション修復のケースは日常の臨床で多くみられる．う蝕検知液に染まった象牙質の色調によっては金属に近いと見づらい場合が生じるかもしれないので注意が必要であろう．

　4-1cは感染歯質除去終了時の状態である．エアータービンを使用してインレーを部分的に削除しながら，小さいスチールラウンドバーを低速で使用して感染歯質除去を行う．

　次にコンポジットレジン充填を行う．この症例では接着対象が歯質と金属になるので，歯質接着材と金属プライマーを併用することとなる．まず金属面にアロイプライマー（クラレメディカル）を塗布して

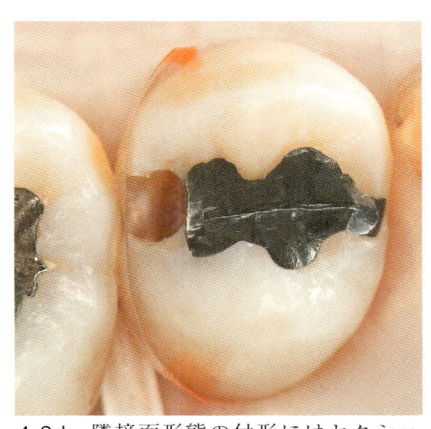

4-2d 隣接面形態の付形にはセクショナルマトリックス（KerrHawe/サイブロン・デンタル）とルーシーウェッジ（KerrHawe/サイブロン・デンタル）を使用した．接触点を残したのでウェッジで歯冠分離をする必要がなく，ウェッジを強い力で歯間部に押し込まなくてよい．

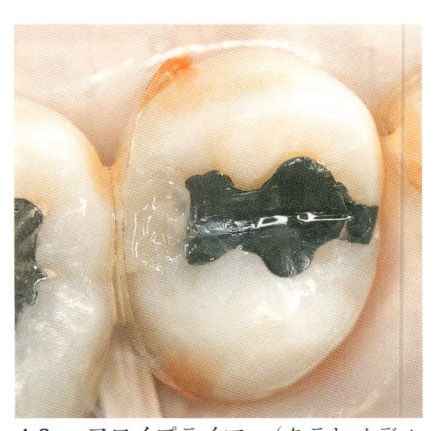

4-2e アロイプライマー（クラレメディカル），クリアフィルメガボンド（クラレメディカル），ハーキュライトXRV（Kerr/サイブロン・デンタル）を使用して，充填を行った．メタルインレーが隣接するので，光透過性を考慮し，積層充填と十分な光照射が必要である．

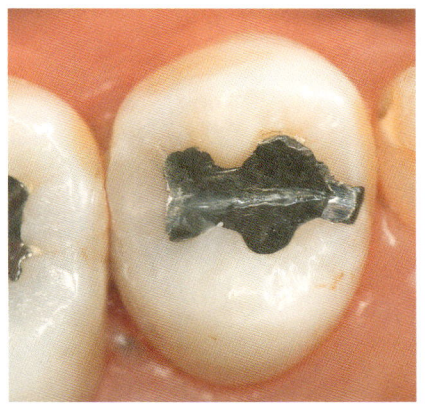

4-2f 微粒子ダイヤモンドで形態修正した後，コンポマスター（松風）で研磨を行い，修復完了とした．

から，金属面を含んだ窩洞内面にクリアフィルメガボンド（クラレメディカル）を塗布し，低粘性レジンのレボリューションフォーミュラ2（Kerr/サイブロン・デンタル）を充填，研磨はコンポマスター（松風）で行った．4-1dに修復終了時の状態を示した．

本症例では窩洞が小さいので低粘性レジンを使用したが，窩洞が大きくなるケースや咬合接触部位がレジン面に位置するケースには，臼歯部充填用コンポジットレジンの使用が望ましい．

[症例4-2] 生活歯，OD 2級レジン充填
術前所見

この症例は，5̄（矯正治療のため4̄は抜去済）の，装着後5年以上経過する1級メタルインレー修復に近接する，遠心面から生じた原発う蝕の症例である．遠心隣接面接触点は残っている（4-2a▲）．4-2bは遠心面う蝕部の像である．遠心辺縁隆線部のエナメル質は象牙質の裏打ちのない遊離エナメル質となっており，矢印で示した部位にクラックが認められる．
修復の方針：金属プライマー併用のコンポジットレジン充填

修復の術式

ラバーダム防湿を行い，既存のインレーと遠心隣接面接触点を保存しつつ，う蝕検知液を使用しながら感染歯質除去を行った．4-2cは感染歯質除去後の状態である．インレーの完全除去と接触点の喪失を避けたことにより，咬合時違和感および隣接面への食片圧入はほぼ回避できる．

窩縁の一部はインレーとなっているので（図中↔），前述の症例4-1と同様に金属プライマーの使用が必要となる．隣接面形態付形のために，マトリックス（セクショナルマトリックス，KerrHawe/サイブロン・デンタル）をウェッジ（ルーシーウェッジ，KerrHawe/サイブロン・デンタル）で固定する（4-2d）．接触点が残っており，ウェッジに歯間分離効果を求めなくてよいため，強い力でウェッジを歯間部に押し込む必要はない．

4-2e,fにレジン充填後および研磨後を示した．アロイプライマー（クラレメディカル）とクリアフィルメガボンド（クラレメディカル）を使用して窩壁を処理した後，ハーキュライトXRV（Kerr/サイブロン・デンタル）を充填，コンポマスター（松風）で研磨した．

[症例4-3] 失活歯，ML 4級レジン充填
術前所見

この症例（4-3a-c）はう蝕に起因するものではないが，臨床でしばしば遭遇するので，説明させていただく．

[症例4-3] 失活歯，ML 4級レジン充填　直接コンビネーション修復

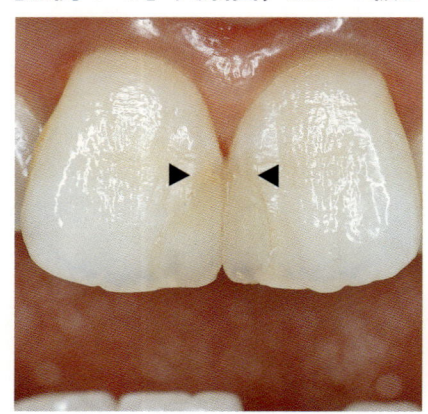

4-3a　1│1 近心隣接面に，切縁隅角を含む4級レジン充填がなされている．レジン周囲の歯質にう蝕はないが，色調不適合がとくに歯頸部付近（▲）で認められる．

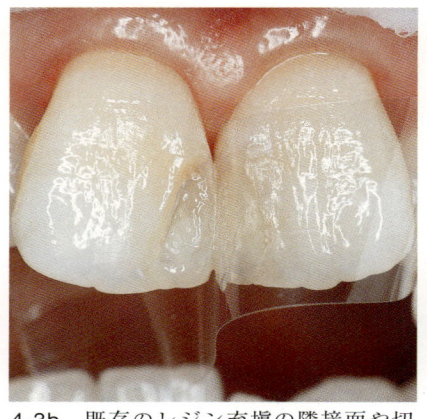

4-3b　既存のレジン充填の隣接面や切縁隅角に形態不良を認めなかったので，レジンの全部除去はしなかった．新しいレジンの充填スペース確保のために，両歯とも口蓋側面および隣接面接触点のレジンを一層残して削除した．旧レジンに新レジンを接着させるには，シランカップリング処理が必要である．本症例では，オプティボンドソロプラス（Kerr/サイブロン・デンタル）とシランプライマー（Kerr/サイブロン・デンタル）で被着面を処理し，ポイント4（Kerr/サイブロン・デンタル）をレイヤリング法で充填した．

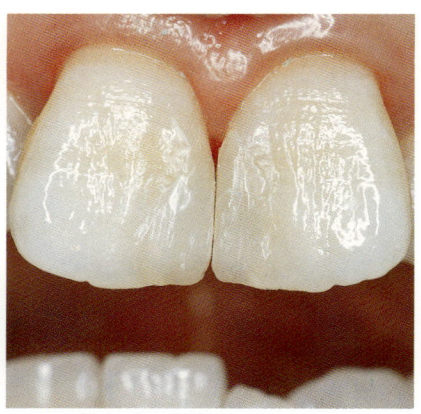

4-3c　仕上げ・研磨用のディスク（ソフレックスポップオン，3M／ESPE）で，形態修正，研磨を行った．

　4-3aに術前の状態を示した．1│1 近心4級のコンポジットレジン充填は，約2年前に筆者が行ったものである．その後，患者が歯の漂白を希望したこともあり，既存のレジン充填はとくに歯頸部付近で色調不適合となった（図中▲）．
修復方針：シランカップリング材併用のコンポジットレジン充填

修復の術式

　歯頸部から切縁に及ぶ広範囲な4級修復は，切縁隅角や隣接面接触点の形態付与，色調の再現が困難である．本症例はう蝕に起因する修復ではないので，形態付与を容易にするために既存のレジン修復の口蓋側面と隣接面を一層残し（4-3b），その上にレジン充填を行うコンビネーション修復とした．

　旧コンポジットレジンに新たにレジンを接着させるにはシランカップリング処理が必要となる[6]．本症例では，接着材にはオプティボンドソロプラスとシランプライマーを併用し，コンポジットレジンはポイント4を使用した．研磨後の写真を4-3cに示した．研磨はソフレックス™XTポップオンディスク（3M／ESPE）で行った．シランカップリング材に関しては，単独で塗布して使用するものと，酸性の接着性プライマーと混和して使用するものがあるので，使用方法の確認が重要である．

間接コンビネーション修復

　現在，臨床で頻繁に行われている接着性材料を使用した間接修復は，窩洞形成時に窩縁を歯質内に設定するために健全歯質を切削しており，完全なMIは成立していない．MountとNgo[10]は，裏層材のグラスアイオノマーセメント内にアマルガム充填の窩縁を設定する術式を示している．筆者は，人工エナメル質とも呼ばれるようになった接着性修復材内に窩縁を設定することが，間接修復においても臨床的に許容されるのではないかと考えている．

　次の症例4-4からはコンビネーション修復を応用した間接修復の症例で，MIと間接修復の両立に

[症例4-4] 生活歯，ODPインレー修復　間接コンビネーション修復

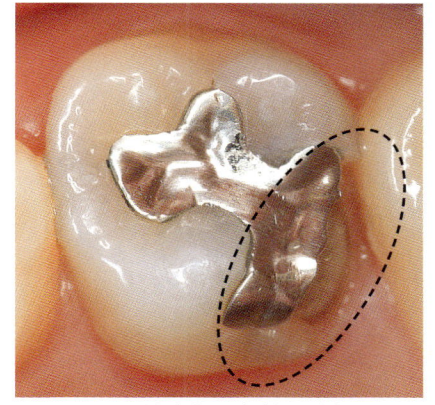

4-4a 6の遠心部にう蝕が発生し，遠心辺縁隆線と遠心口蓋咬頭を喪失している（点線内）．充填では，適切な解剖学的形態の付与が困難と思われたので，コンポジットレジンインレーで修復することとした．

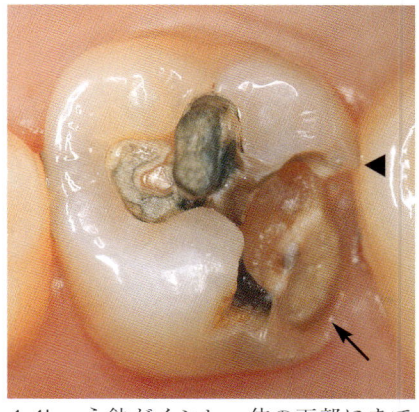

4-4b う蝕がインレー体の下部にまで進行していたので，インレー体をすべて除去した．隣接面接触点（▲）は健全であり削除してはならない．遠心口蓋隅角部付近の窩縁は歯肉縁下なので（→），このままではラバーダムを装着できない．

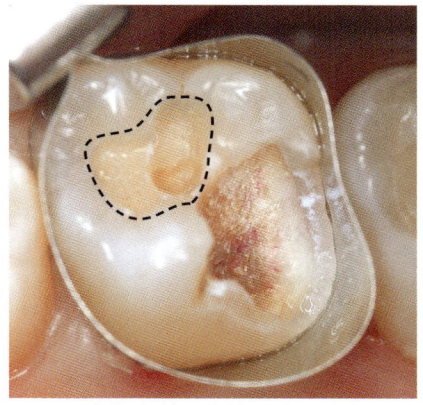

4-4c 感染歯質除去終了時．咬合面近心部（点線内）は窩洞が浅く，レジンインレーには適さない．健全歯質を切削しないようにするために，近心部にはレジン充填を行い，窩洞が深い遠心部のみをレジンインレーとする．

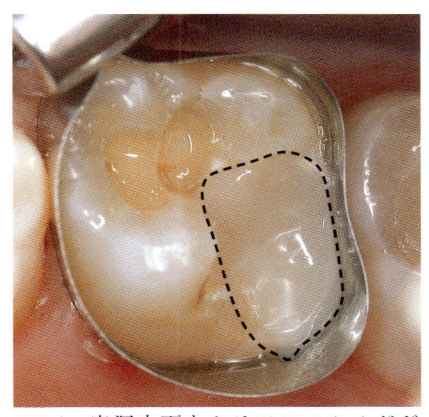

4-4d 窩洞内面をクリアフィルメガボンドで処理した後，ハーキュライトXRVを充填した（点線内）．これによって遠心窩壁は歯肉縁上に設定できるようになる．引き続き，咬合面近心部（4-4c点線内）に同レジンを充填した．

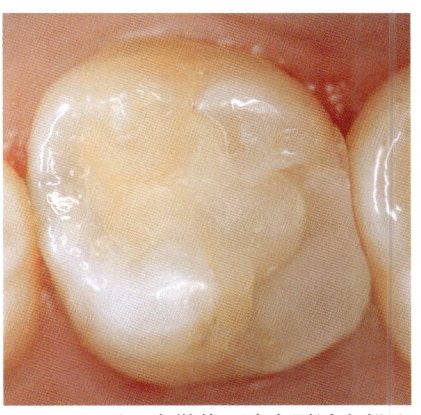

4-4e レジン充填後．咬合面近心部は裂溝など適切な解剖学的形態を付与し，コンポマスター（松風）で研磨を行った．

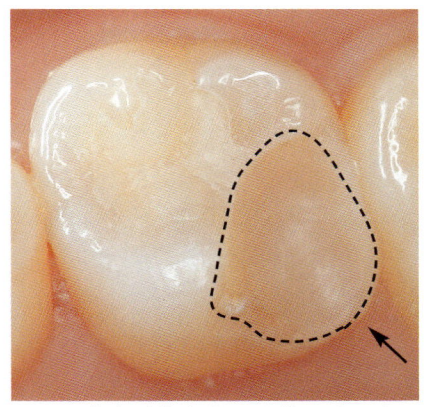

4-4f 咬合面遠心部に皿型レジンインレー窩洞を形成した（点線内）．コンポジットレジン内に窩洞形成したので，歯質の切削は行っていない．遠心面窩縁が歯肉縁上に作られたため（矢印），インレー接着時にラバーダムが装着できる．形成後，従来どおり印象採得を行う．

ついて示させていただく．

[症例4-4] 生活歯，ODPインレー修復

術前所見

6に咬合面から口蓋側にかけてメタルインレーが装着されているが，う蝕により遠心面から口蓋側面の一部が喪失している（4-4a点線内）．

修復方針：コンポジットレジン充填＋コンポジットレジンインレー

修復の術式

う蝕がインレー体下部に広く進行していることが確認されたため，インレーをすべて除去した（4-4b）．咬合面の中心から遠心にかけてう蝕が広がっており，遠心隣接面接触点は残っているものの（図中▲），遠心口蓋咬頭は喪失していた．また咬合面近心の窩洞内のセメントは変色していた．

感染歯質除去はラバーダムを装着してから行いたいが，遠心窩縁は部分的に歯肉縁下となっており（図中→），また歯冠の遠心口蓋隅角が喪失している

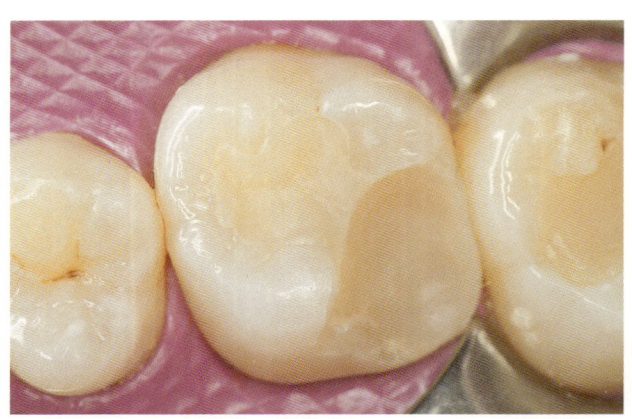

う蝕治療のミニマルインターベンション／象牙質−歯髄を守るために

4-4g　インレー試適後，接着前にラバーダム防湿を施し，窩壁の清掃を行う．ロビンソンブラシで機械的に清掃した後，エタノールと次亜塩素酸ナトリウムで化学的に清掃する．またインレー体内面も同様に清掃する．

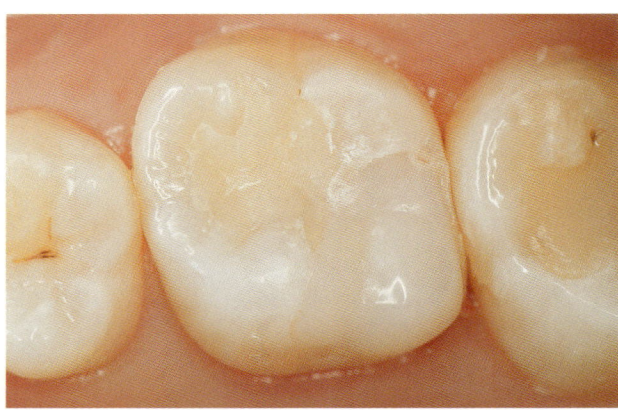

4-4h　レジンインレー接着終了時．テセラATL（ビスコ，日本未発売）でレジンインレーを製作し，オプティボンドソロプラスとシランプライマーで被着面処理し，ネクサス2（Kerr／サイブロン・デンタル）で接着した．咬合調整は接着後に行う．

　ことから，この状態では患歯にラバーダム用クランプを装着できない．また後方歯にクランプを装着したとしても，防湿は行えないと思われた．
　幸いにも患歯周囲，とくに遠心歯間部の歯肉の状態は良く，マトリックスバンドを歯肉溝内に挿入してもさほど出血せずに十分な防湿効果が得られると判断できたので，4-4cのようにメタルマトリックスバンドを装着してから感染歯質除去を行った．咬合面遠心は窩洞が深くなったが，近心は感染歯質をセメント下部に少量認めたものの，窩洞の深さは象牙質内に僅かに入った程度の浅い状態となった（図中点線内）．
　口腔内で適切な解剖学的形態付与が困難となる症例には，間接修復法を適用することになる．本症例では遠心面および遠心口蓋側咬頭の形態付与が困難と判断し，間接修復を行うこととした．患者は歯冠色修復を希望したのでコンポジットレジンインレーを選択したが，咬合面近心部（4-4c点線内）はレジンインレー窩洞としては浅く，外形が複雑であるために，レジンインレーには適していない．
　加えて遠心歯質窩縁はすでに歯肉縁下なので，歯質内に窩縁を形成するとより深い歯肉縁下となる．そのため印象採得時には，より配慮が必要となることに加え，防湿が不完全になりやすく接着性材料には不利な条件が多くなる．そのため，4-4dのように窩洞内面をクリアフィルメガボンドで処理してか

ら，窩洞遠心部（図中点線内）にハーキュライトXRVを充填し，次に咬合面近心部に同レジンを充填した（4-4e）．
　4-4fに示すように，遠心口蓋側咬頭部のみに皿型窩洞を形成した（図中点線内）．窩洞内面は，すべて先に充填したコンポジットレジンなので歯質削除は行っていない．遠心隣接面窩縁を歯肉縁上に設定した（図中→）ので，修復物接着時にラバーダム防湿が可能となる（4-4g）．形成後，従来どおり印象採得し，レジンインレーを製作する．
　筆者が行っている接着前準備は，まずインレー試適後ラバーダムを装着する．動揺度の比較的大きい歯はラバーダムによって多少移動し，インレー体が窩洞に戻らなくなることがあるので，ラバーダム装着後にもう一度試適して窩洞に入ることを確認するべきである．次に窩壁を注水下でロビンソンブラシを使用して機械的に清掃してから，窩壁に残った唾液中のタンパクなどの有機質をエタノールと次亜塩素酸ナトリウムで除去する．過酸化水素水はレジンセメントの接着強さに影響をおよぼす危険性があるので[1]，使用は避けた方が良いと思われる．
　窩壁清掃のため最後にリン酸ゲルで数秒間清掃する．ただしこのリン酸処理は，接着に使用するレジンセメントの接着手順のなかにリン酸処理が含まれている場合には除くことができる．修復物被着面も接着直前に同様に清掃している．本症例ではテセラ

[症例4-5] 生活歯，MOPインレー修復　間接コンビネーション修復

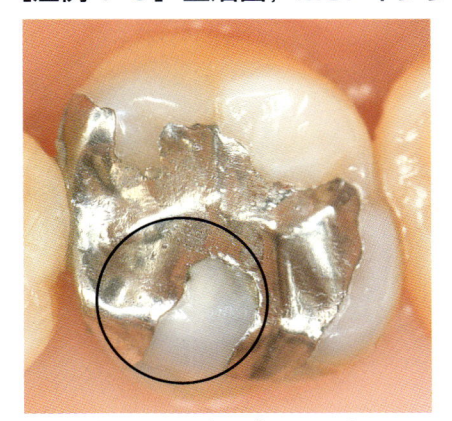

4-5a ⎣6 にスライス式メタルインレーが装着されているが，近心口蓋側咬頭に二次う蝕が発生し，変色が認められる（○内）．

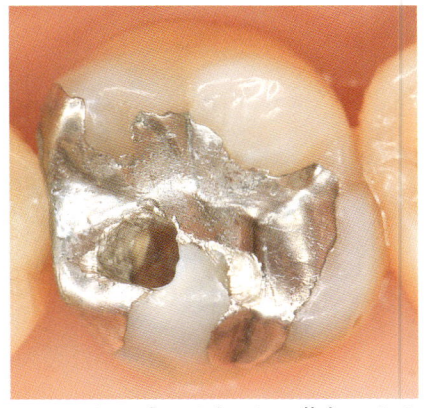

4-5b タービンでインレー体とエナメル質の一部を除去し，う蝕の範囲を確認したところ，インレー体下部にまで拡がっていたので，インレー体をすべて除去することとした．

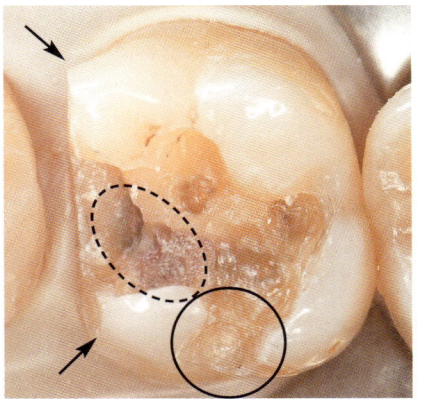

4-5c ラバーダムを装着してから，インレー体と感染歯質の除去を行った．図中点線内が感染歯質除去部である．窩洞形態から，充塡では形態回復困難と思われたので，レジンインレー修復を選択した．しかし，この窩洞形態にはレジンインレーに不適当な部分があるので，コンポジットレジン充塡をして窩洞形態の整理を行う．スライス面窩縁（→）はインレー体が薄くなり，また口蓋側面窩洞（○内）は窩洞形態を複雑にする．

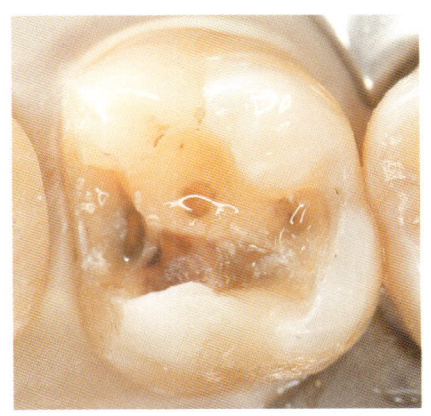

4-5d クリアフィルメガボンドとハーキュライトXRVを使用して，口蓋側面窩洞を充塡した．

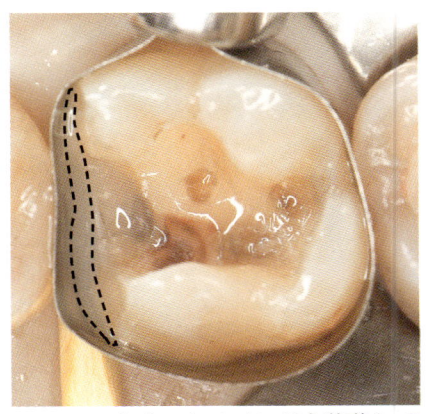

4-5e マトリックスバンドを装着してから，再び歯面をクリアフィルメガボンドで処理し，近心スライス面辺縁部にレボリューションフォーミュラ2を充塡した（点線内）．その上にハーキュライトXRVを築盛して，近心面を製作した．

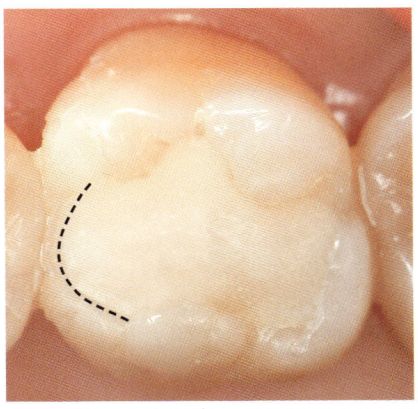

4-5f 咬合面窩洞内にクリアフィルDCコア（クラレメディカル）を充塡した．点線はハーキュライトXRVとDCコアの境界である．

ATL（ビスコ）[12]でコンポジットレジンインレーを製作し，オプティボンドソロプラス（Kerr/サイブロン・デンタル）とシランプライマー（Kerr/サイブロン・デンタル）を併用して被着面処理を行い，ネクサス2（Kerr/サイブロン・デンタル）で接着した（4-4h）．

[症例4-5] 生活歯，MOPインレー修復

術前所見

4-5aに術前写真を示した．⎣6 に近心スライス2級メタルインレーが装着されており，近心口蓋側咬頭（図中○内）には，二次う蝕による変色が認められる．

修復処置：コンポジットレジン充塡+コンポジット

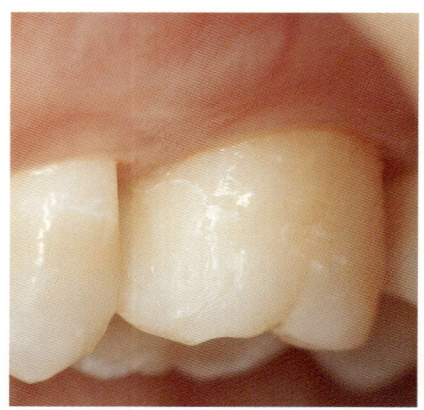

う蝕治療のミニマルインターベンション／象牙質－歯髄を守るために

4-5g　レジン充填後の近心頬側面観である．良好な色調の適合が得られている．

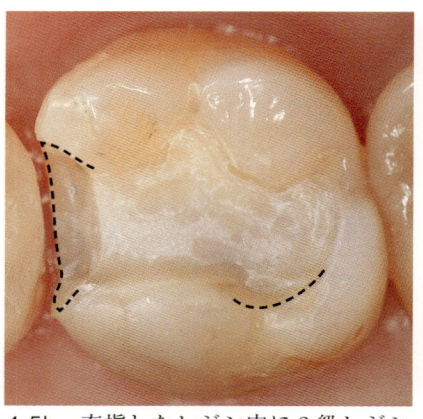

4-5h　充填したレジン内に2級レジンインレー窩洞を形成した．窩縁はエナメル質内と，先に充填したレジン内（点線部）に設定した．象牙質はすべてレジンで被覆され，露出していないことが重要である．咬合面窩底部はコア用レジンからなっている．充填用コンポジットレジンより弾性率が高いコア用レジンは，裏層（ベース）材としての利用価値が高い．

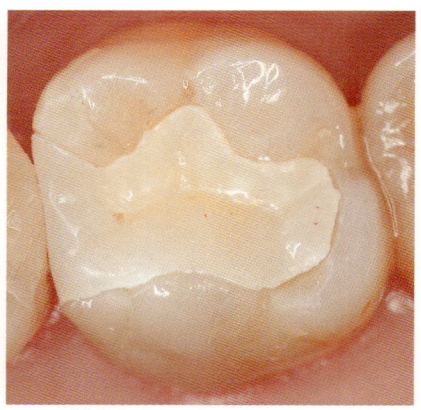

4-5i　製作したレジンインレーを試適して隣接面接触点のみ調整する．なお咬合調整は接着後に行う．レジンインレーは，ハーキュライトXRVをベルグラスHP重合器（Kerr／サイブロン・デンタル）で加圧加熱重合して製作した．

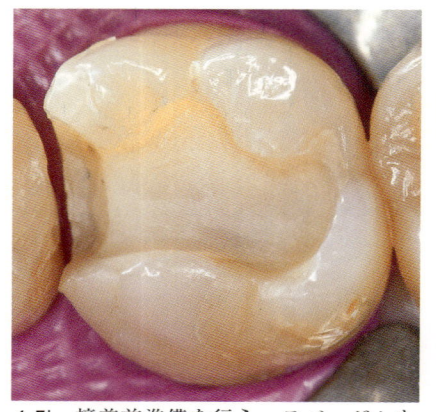

4-5j　接着前準備を行う．ラバーダムを装着し，窩壁とインレー体の清掃を行う．近心歯肉側窩縁がラバーシート上に露出しているのが確認できる．

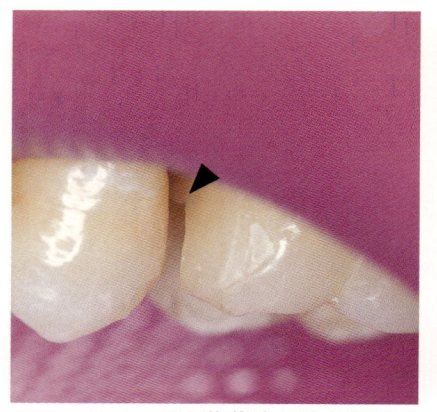

4-5k　ラバーダム装着時の近心頬側面観．歯肉側窩縁（▲）がラバーシートより1mm以上離れている．これで十分な防湿が獲得できた．唾液などに気をとられずに，複雑な接着操作を確実に行える．

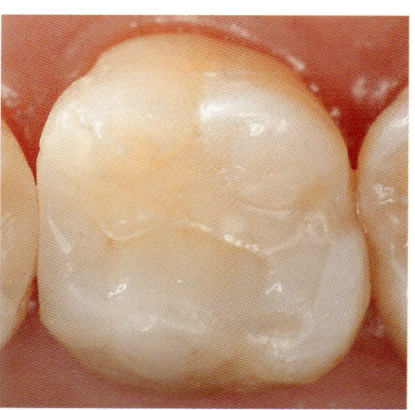

4-5l　レジンインレー修復完了時．オプティボンドソロプラスとシランプライマーで被着面処理し，ネクサス2で接着した．接着後に咬合チェックを行い，修復完了とした．

レジンインレー

修復の術式

　診査より，う蝕は口蓋側咬頭内部に広範に拡大していると推測されたが，インレー体全除去を行う前に，4-5bのように歯質とメタルインレーを部分的に切削してう蝕の拡大範囲を確認した．インレー体下部へのう蝕の侵入が僅かで，感染歯質の除去が可能ならば症例4-1，4-2のように直接充填とする予定であったが，明らかな侵入を認めたので，4-5cのようにラバーダム防湿を施してからインレー体および感染歯質を除去した．

　図中点線内がう蝕除去部である．患歯は近心面を喪失しており充填による修復は困難と思われたため，コンポジットレジンインレーによる間接修復を選択した．4-5cの窩洞形態を観察すると，レジンインレーには適さない部分が多い．隣接面のスライス窩洞はレジンインレー体の頬舌歯肉側辺縁が薄くなり（図中→），また口蓋側面窩洞は窩洞形態を複雑にするため（図中○），インレー体の窩洞適合精度が低下する因子となる．

　そこで口蓋側面窩洞をクリアフィルメガボンド

[症例4-6] 失活歯，MODアンレー修復　間接コンポジットレジン修復

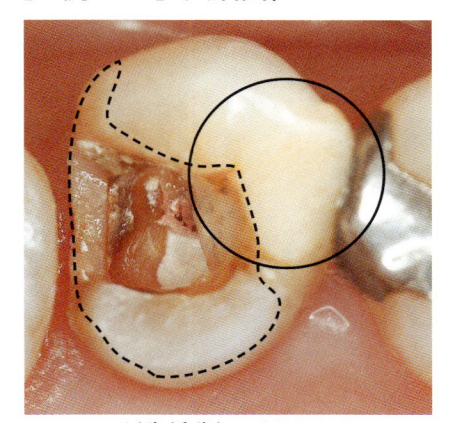

4-6a　5」(失活歯)のODPメタルアンレー（点線内）が脱離している．遠心面はスライスされている．また近心頬側隅角には，旧レジン充填が認められる（○内）．旧レジン充填周囲にはう蝕を認めなかったので除去せず，レジンアンレーによるコンビネーション修復を行うこととした．

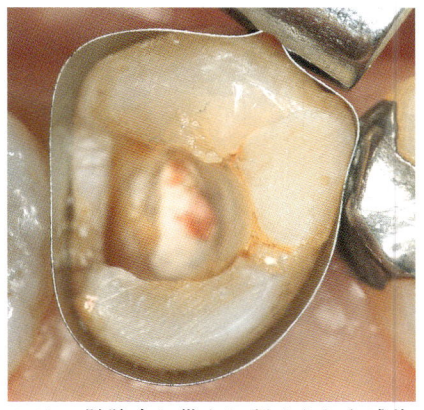

4-6b　髄腔内に僅かに認められた感染歯質を除去してから，マトリックスバンドを装着し，遠心スライス面の形態整理から行う．

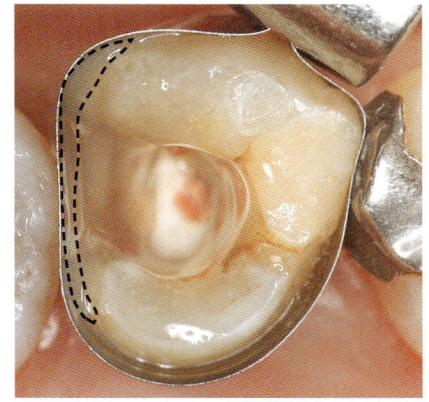

4-6c　窩壁をクリアフィルメガボンド（クラレメディカル）で処理してから，遠心スライス面にはレボリューションフォーミュラ2（Kerr/サイブロン・デンタル）を充填した．

（クラレメディカル）とハーキュライトXRV（Kerr/サイブロン・デンタル）で充填し（4-5d），次にメタルマトリックスを装着して辺縁部にレボリューションフォーミュラ2（Kerr/サイブロン・デンタル）を一層充填した（4-5e点線内）．その上に前述のハーキュライトXRVを築盛した．また咬合面部にはクリアフィルDCコアを充填した（4-5f）．図中点線はハーキュライトXRVとDCコアの境界である．隣接面歯質がすべて喪失しているために，マトリックスバンドを使用しても近心隣接面形態が平坦になりやすく[9]，隣接面接触点が面接触となっている（4-5f）．またコア用コンポジットレジンはフィラー粒径が大きく，充填用レジンと比較して研磨性が劣るため，最終的に口腔内に露出するべきではない．そのため予定しているレジンインレー窩洞形態を想像しながら，露出する部分は低粘性のものを含め充填用レジンとなるように配慮しなければならない．

4-5gは，その近心頬側面観である．良好な色調の適合が得られている．このコンポジットレジン内に2級レジンインレー窩洞を形成した（4-5h）．窩洞外形は単純な形態となり，窩縁はエナメル質内と先に充填したレジン内に設定されている（図中点線部）．4-5iは製作したインレーを窩洞内に試適したところである．ハーキュライトXRVをベルグラスHP重合器（Kerr/サイブロン・デンタル）で加熱加圧重合してインレー体を製作した．窩洞形態が単純なので，良好な窩洞適合性を得やすい．

次にインレー体の接着準備に入る．まずラバーダム防湿を行い（4-5j），歯肉側窩縁部が確実にラバーシート上に露出することを確認する．図4-5kはラバーダム装着時の近心頬側面観である．先に充填したコンポジットレジン内に近心歯肉側窩縁を設定したので，ラバーダムで確実に防湿ができる（図中▲）．レジンインレーの接着はオプティボンドソロプラス，シランプライマー，ネクサス2で行った（4-5l）．

[症例4-6] 失活歯，MODアンレー修復
術前所見

失活小臼歯の修復症例である．失活歯の修復には全部被覆冠もしくは全咬頭を被覆したアンレーを推奨する報告もあるが[13]，筆者はその歯質削除量の多さに強い抵抗を感じている．臨床では極力歯質削除を抑えた形成を行って修復しているが，今までに歯冠破折の経験はない．4-6aに術前の状態を示した．遠心スライスの咬合面－遠心－口蓋側にかけてのメタルアンレー（図中点線内）が脱離している．また近心頬側隅角部に（図中○内）には旧レジン充填が認められる．

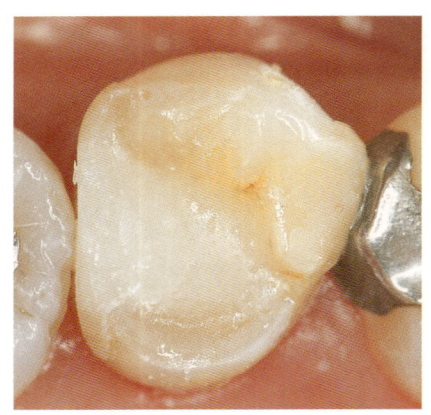

う蝕治療のミニマルインターベンション／象牙質－歯髄を守るために

4-6d 咬合面部にはクリアフィルDCコア（クラレメディカル）を充填した．

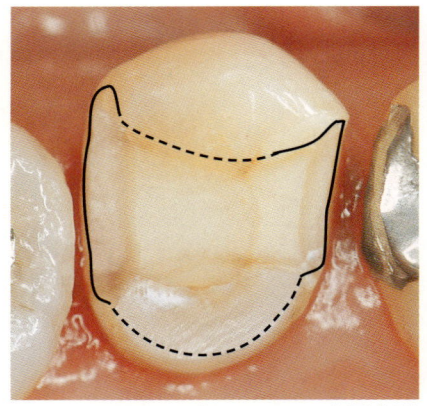

4-6e MODPレジンアンレー窩洞を形成した．窩縁はエナメル質内（点線）とレジン内（実線）に設定した．形成後，印象採得し，ハーキュライトXRVを加圧加熱重合してアンレーを製作した．

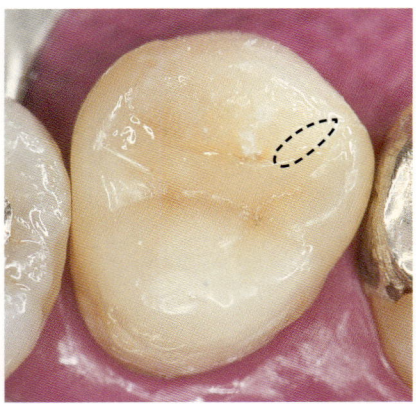

4-6f レジンアンレーを試適，調整した後，ラバーダム防湿，被着面清掃を行い，オプティボンドソロプラス，シランプライマー，ネクサス2で接着した．点線内は旧レジン充填である．

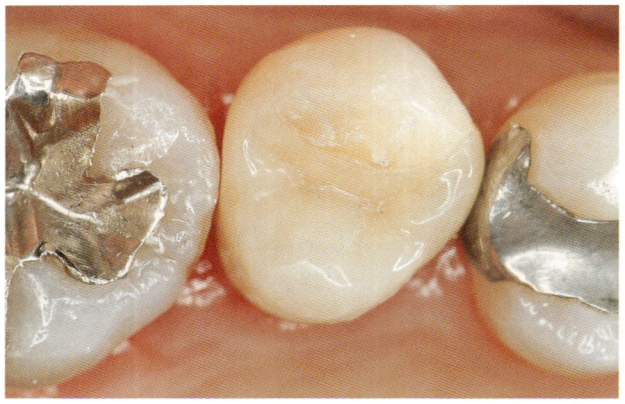

4-6g ラバーダムを除去し，余剰セメント除去，咬合チェックが終了した状態である．旧レジンに起因する審美障害は認められない．

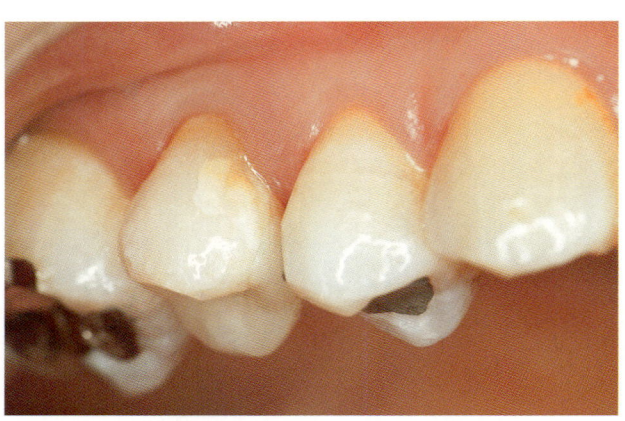

4-6h 近心頬側面観．良好な色調の適合が獲得できている．

修復方針：コンポジットレジン充填＋コンポジットレジンアンレー

修復の術式

診査の結果，髄腔内に少量のう蝕を認めたものの旧レジン周囲には二次う蝕を認めなかったので，4-6bのように旧レジンは残して感染歯質のみ除去し，マトリックスバンドを装着した．遠心面のスライス窩洞はレジンアンレーに適した窩洞形態ではないため，窩洞形態を整えるために，クリアフィルメガボンド（クラレメディカル）で歯面処理した後，遠心部にはレボリューションフォーミュラ2（Kerr/サイブロン・デンタル）を（4-6c点線内），咬合面部にはクリアフィルDCコア（クラレメディカル）を充填した（4-6d）．4-6eにMODPレジンアンレー窩洞形成後の写真を示す．窩縁はエナメル質内（図中点線）とレジン内（図中実線）に設定した．

アンレーは，症例4-5と同様にハーキュライトXRVを加圧加熱して製作し，ラバーダム防湿を施してからオプティボンドソロプラス，シランプライマー，ネクサス2を使用して接着した（4-6f）．窩洞外の旧レジン部分を4-6fに点線で示した．装着後の咬合面観と頬側面観を4-6g,hに示した．旧レジンによる審美障害は認められない．

[症例4-7] 失活歯，ODBアンレー修復
術前所見
失活大臼歯の修復例である．症例4-6と同様に

［症例 4-7］失活歯，ODB アンレー修復　間接コンポジットレジン修復

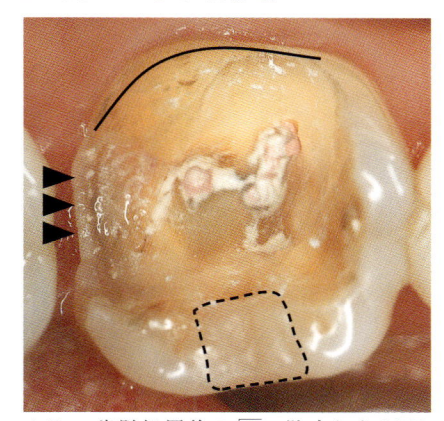

4-7a　歯髄処置後の「6．除去したODBメタルアンレーの頬側窩縁（実線）は歯肉縁上だが，遠心歯質は歯肉とほぼ同レベルから僅かに縁下（▲）であった．この状態では，確実な防湿を獲得するのは困難である．また舌側壁には旧レジン充填が残っている（点線内）が，旧レジン周囲の歯質にはう蝕が認められなかったので，除去しなかった．

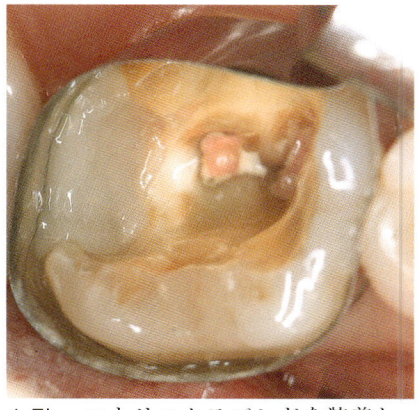

4-7b　マトリックスバンドを装着し，クリアフィルメガボンド（クラレメディカル）とクリアフィルポーセレンボンド（クラレメディカル）を併用し表面処理した後，遠心部にハーキュライトXRV（Kerr/サイブロン・デンタル）を築盛した．ポーセレンボンド使用の理由は，引き続き充填するレジンを舌側の旧レジンに接着させるためである．

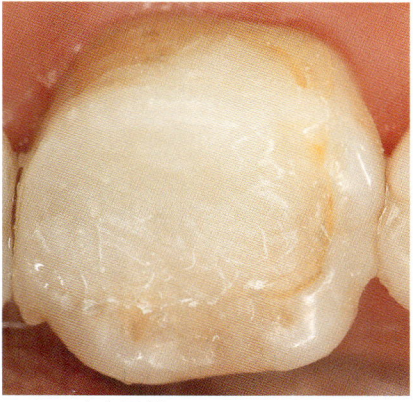

4-7c　咬合面部にクリアフィルDCコアを充填した．

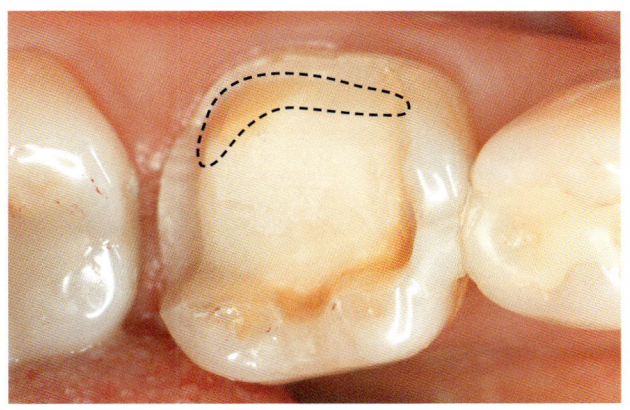

4-7d　歯肉縁上でレジンアンレー窩洞を形成した．頬側から遠心頬側隅角にかけてショルダー形成をしたので，少量ながらも健全歯質を削除したことになってしまい（点線内），完全なMIからは外れてしまった．遠心窩壁は築盛したレジン内に設定した．これでアンレー接着時にラバーダム防湿ができる．

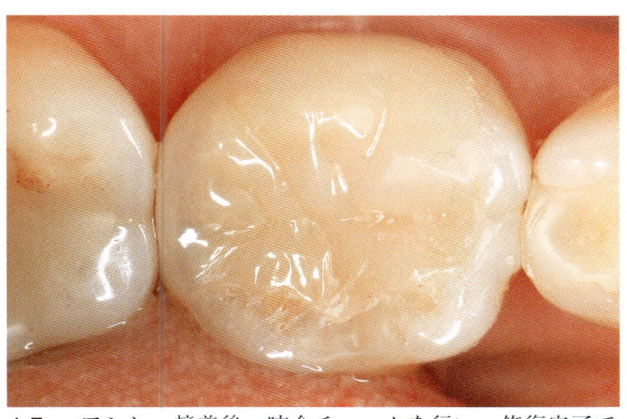

4-7e　アンレー接着後，咬合チェックを行い，修復完了である．エステニア（クラレメディカル）でレジンアンレーを製作し，パナビアフルオロセメント（クラレメディカル）で接着した．

歯質削除を抑えたコンビネーション間接修復の症例である．
修復方針：コンポジットレジン充填＋コンポジットレジンアンレー

修復の術式

ODBメタルアンレーの遠心面からの二次う蝕に起因する歯髄炎により歯髄処置を施した．歯冠修復術前写真を4-7aに示した．除去したメタルアンレー窩洞の頬側面窩縁はかろうじて歯肉縁上（図中実線）に設定されていたが，遠心隣接面は歯肉とほぼ同レベルから僅かに縁下（図中▲）となっている．また舌側面溝部にはレジン充填がなされている（図中点線内）．

マトリックスバンドを装着して遠心窩縁を防湿した後，クリアフィルメガボンドとクリフィルポーセレンボンドを併用して歯面処理し，ハーキュライトXRVを築盛した（4-7b）．クリアフィルポーセレンボンドを使用した理由は，舌側の旧レジンに新しく充填するレジンを接着させるためである．

次いでクリアフィルDCコアを咬合面部に充填し（4-7c）、ODBコンポジットレジンアンレーの形成を行った（4-7d）。頬側面から遠心面にかけて、窩縁に若干のショルダー形成をしたため、頬側部は健全象牙質の削除を行ったこととなり（図中点線内）、遠心はコンポジットレジン内に窩縁を設定したこととなる。頬側から遠心にかけての窩縁は歯肉縁上に設定したので、アンレー接着時にラバーダムを装着できる。

4-7eにアンレー接着後の状態を示した。エステニア（クラレメディカル）でアンレーを製作し、パナビアフルオロセメント（クラレメディカル）で接着した。

コンビネーション修復の今後の課題

コンビネーション修復は、過剰な歯質削除や健全象牙質の露出を抑制することができる方法で、加えて間接修復にも応用可能であることがご理解いただけたかと思う。ここで示した術式で臨床上の問題は現在生じていないが、コンビネーション修復は使用するプライマーやレジンの種類が多く、術式が従来の方法よりも煩雑になる。複数の接着プライマーの使用は接着強さに影響するという報告もあり[14,15]、さらなる術式の確立が今後の課題である。

間接修復の症例では、充填用コンポジットレジンを使用した窩縁の築盛を示した。窩縁を歯肉縁上に設定することにより、本文中に記した確実な防湿のみならず、余剰セメントの除去が容易になる。レジンセメントは硬化すると除去しにくく、これが歯肉付近もしくは縁下に残ると余剰セメントを除去時に歯肉の損傷は免れない。歯周組織の保護のためにも、窩縁を歯肉縁上に築盛することは有効な手段であると感じている。ただし間接修復で使用するレジンセメントの機械的性質や接着強さは、一般的に充填用コンポジットレジンのそれに劣る。したがって、可能な限り直接修復を行う方がベター[16]というのが現状であり、レジンセメントの改善が待たれるところである。

参考文献

1. 総山孝雄：ウ蝕象牙質2層の識別と接着性レジン応用による無痛修復．クインテッセンス出版，東京，1979.
2. Tyas MJ, Anusavice KJ, Frenken J, Mount GJ: Minimal intervention dentistry-a review FDI Commission Project 1-97. Int Dent J. 2000；50:1-12.
3. 秋本尚武，桃井保子：レジン充填でいこう，使いこなしのテクニック．永末書店，京都，2002.
4. 秋本尚武，高水正明，桃井保子：長期臨床成績から見たセルフエッチングシステム．The Quintessence. 2004；23:817-822.
5. Grisanti LP, Troendle KB, Summitt JB: Support of occlusal enamel provided by bonded restorations. Oper Dent. 2004；29:49-53.
6. Tezvergil A, Lassila LVJ, Vallittu PK: Composite-composite repair bond strength: Effect of different adhesion primers. J Dent. 2003；31:521-525.
7. Teixeira EC, Thompson JY, Bayne SC, Ritter AV, Swift EJ: Repairing aged composites with self-etching systems: an in vitro bond-strength study. J Dent Res. 2004；83（Special Issue A）: abstr. #3136.
8. 増原英一：歯科用接着性レジンと新臨床の展開．クインテッセンス出版，東京，2001.
9. 山本雄嗣：私の2級修復．DE．2003；146:13-16.
10. Mount GJ, Ngo H: Minimal intervention: Advanced lesions. Quintessence Int. 2000；31:621-629.
11. 二階堂徹，田上順次：無髄歯の修復．財団法人 口腔保健協会，東京，2002.
12. 西浦里英，山本雄嗣，横山元，桃井保子：間接修復用コンポジットレジンの積層部での接合状態．接着歯学．2003；21:368-369.
13. Aquilino SA, Caplan DJ: Relationship between crown placement and the survival of the endodontically treated teeth. J Prosthet Dent. 2002；87: 256-263.
14. 高野由佳，二階堂徹，田上順次：口腔内リペアにおける各種プライマーの歯質接着性に及ぼす影響．日歯保存誌．2003；46（春季特別号）:124.
15. 坂本富則，松清均，岩瀬弘和，高水正明，桃井保子：補修修復時における各種プライマーの接着効果について．日歯保存歯．2003；46（秋季特別号）: 65.
16. 桃井保子，齋藤季夫：接着修復と仮封．DE．2004；148:23-26.

5 次世代の歯冠修復法 レジンコーティング法とモノブロック修復法とは？

5-1 次世代の歯冠修復法
　　 レジンコーティング法とモノブロック修復法とは？
　　 二階堂徹／田上順次

う蝕治療のミニマルインターベンション／象牙質−歯髄を守るために

1 次世代の歯冠修復法 レジンコーティング法とモノブロック修復法とは？

東京医科歯科大学大学院医歯学総合研究科摂食機能保存学講座う蝕制御学分野

二階堂徹，田上順次

接着材料の進歩と修復法

　歯冠修復についてこれまでの大学教育では，保存と補綴の立場からそれぞれインレーとクラウン，ブリッジとを担当してきた．しかし，接着の進歩とともに従来のカテゴリーでは分類できないさまざまな形態の修復法が応用可能となっている．

　また，これまでは有髄歯と無髄歯との間で修復に対する考え方が大きく異なり，無髄歯の修復では残存歯質の有無に関わらず，歯質を大量に削ってメタルコアと鋳造冠による修復が行われるのが常であった．しかしMIのコンセプトにしたがえば，無髄歯といえども歯質は極力残すべきであり，接着材料を活用によってそれが可能な時代になった[1]．

　実質欠損に対して最も歯質保存的な修復方法は，直接コンポジットレジン修復法であり，これが修復の第一選択肢と考えている．しかし，臨床ではコンポジットレジン修復が困難な状況もあり，その際には間接修復法を選択することになる．しかし，直接法と比べると間接法には未だ接着をめぐって解決すべき問題もあり，さらに術式の複雑さからくるテクニカルエラーも生じやすい．

　筆者らは，これらの問題を解決する新しい方法としてレジンコーティング法を臨床応用し，良好な成績を得ている．ここではその基本コンセプトと臨床術式について述べるとともに，さらに無髄歯に対する次世代の修復法ともいえる"モノブロック修復"の考え方と臨床例について紹介する．

メタルインレー，クラウンの限界

　臼歯部のⅡ級窩洞に対する修復といえば，これまでメタルインレーによるものがほとんどであった．メタルインレーの窩洞形成は，Blackの窩洞の原則にしたがってう蝕の除去のみならず，修復物の特性に合せた窩洞形成が行われ，そのため健全歯質が犠牲になっていた[2]．たとえば，隣接面にう蝕が存在

[メタルインレーとコンポジットレジンの2級修復窩洞の比較]

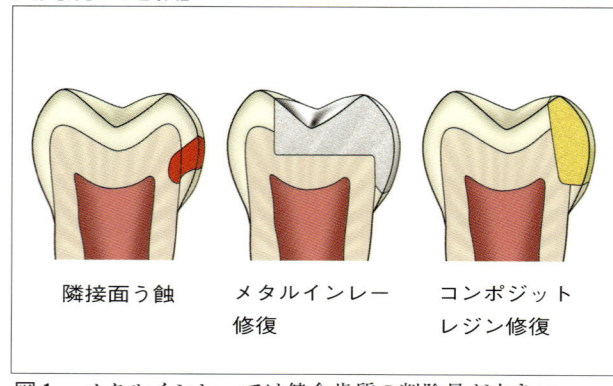

図1　メタルインレーでは健全歯質の削除量が大きい．

[無髄歯に対する従来の修復法]

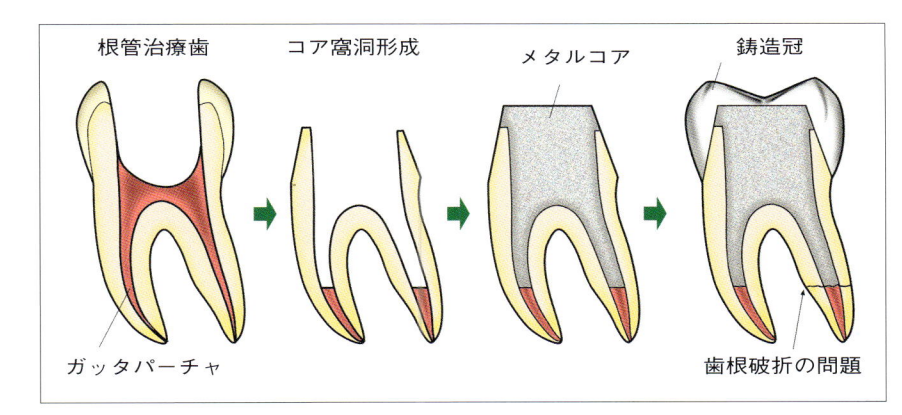

図2 無髄歯に対する鋳造歯冠修復のステップ．歯質の菲薄化とメタルコアによって歯根破折の危険性が大きい．

する場合，はじめに隣接面をスライスカットしてう窩の開拡をし，次に咬合面の窩洞形成，続いて側室の形成を行い，う蝕の除去はその過程の一部として処理されていた（図1）．

窩洞形成によって露出した象牙質の大部分は健全象牙質である．窩洞形成後に術後疼痛を生じたり，インレーの装着までの間，仮封の脱落や形成面のプラークによる汚染などの物理・化学的な刺激を受けたりすることも多かった[3]．

一方，従来の無髄歯に対する修復について考えると，根管治療が行われた後には，メタルコアと鋳造冠によって修復されてきた（図2）[4]．メタルコアはコア部とポスト部からなり，ポスト孔は歯冠長と同じ長さ，あるいは歯根の2/3の長さを目安として形成される[5]．しかし，ポスト孔の形成によって多量の歯根部象牙質が犠牲になり，歯根が弱体化する原因となっている．

また，メタルコアの弾性率は象牙質のそれとは大きく異なり，歯根部象牙質への応力集中による歯根破折が問題となっている[6]．さらに，ポストやクラウンの合着には，リン酸亜鉛セメントやグラスアイオノマーセメントなどの無機セメントが用いられてきた．しかし無機セメントは歯質との接着が期待できないばかりでなく，水に対する崩壊率が高く，装着直後からセメントの崩壊が始まり，マージン部のセメントが徐々に溶け出していく[7]．このようなセメントの溶出は二次う蝕や修復物の脱落の原因となってきた．

以上，メタルインレーやクラウンの問題点を列挙した．接着の技術が著しく発達した現在では，接着を応用すればこれらの諸問題は解決できる．

従来のレジンインレーをめぐる問題点

レジンインレーやセラミックインレーなどのメタルフリー修復を考える際，これら審美修復材料の脆さをカバーするための工夫が必要である．これまでのメタルフリー修復においては材料の脆さを補うため，歯質をよけいに削除して材料に厚みを持たせ，材料の破折を防いできた（図3）．しかしこのような考え方は，金属を用いた修復方法以上に歯質の削除を助長することとなり，MIの考え方に逆行する[8]．

筆者らはメタルフリー修復においても接着を有効に活用し，歯質保存的なメタルフリー修復を目指している．メタルフリー修復において接着を得るためには，レジンセメントによる強固な接着が必須であり，レジンセメントを用いて修復物と歯質との一体化を計り，接着による補強効果を期待している．

レジンインレーのセット時の手技であるが，メタルインレーとは異なり，まずインレー体を窩洞に接着した後で修復物の咬合調整を行う．このためインレー体には接着直後から，強い咬合力が加わる（図4）．このときレジンセメントと歯質との接着が不十分で咬合力に負けるようでは接着が破壊されて，修復物の破折や辺縁漏洩などを引き起こして，修復物の予後は不良となる．このような事故を起こさないためには修復物のセット時からの十分な接着の確保が必須である．

図5は，重合形式の異なる3種のレジンセメントの象牙質に対する接着強さを示す[9]．使用した材料は，デュアルキュア型レジンセメントであるビスタ

[従来のコンポジットレジンインレー窩洞]

図3　従来のコンポジットレジンインレーの窩洞は修復物の厚みを確保するため，メタルインレー窩洞と比べても歯質の削除量は大きい．

＊現在の臨床ではこの程度の欠損であれば，直接コンポジットレジンで対応する．

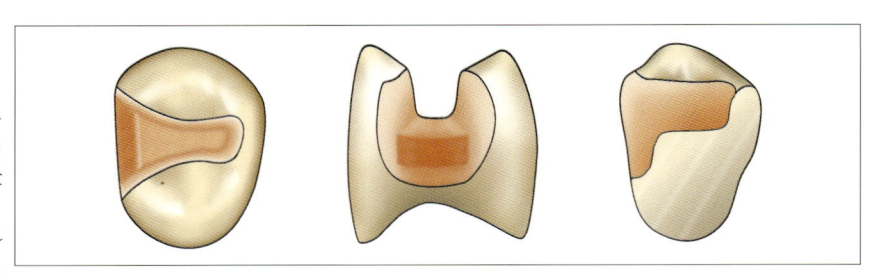

[メタルインレーとコンポジットレジンインレーの装着術式の違い]

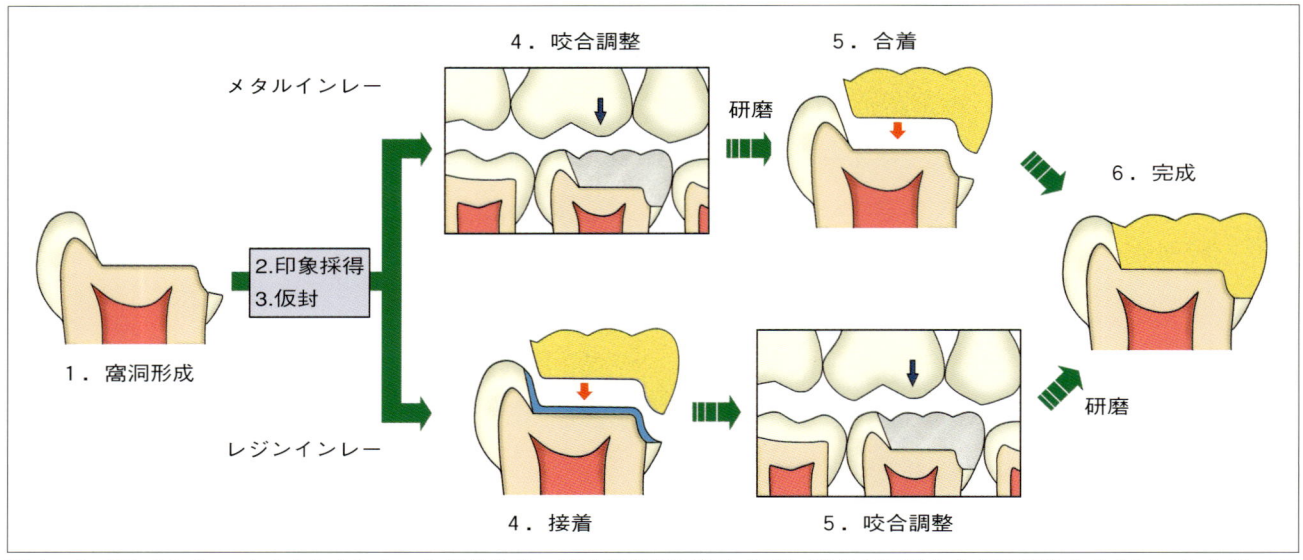

図4　レジンインレーはメタルインレーとは異なり，咬合調整時に加わる強い咬合力に耐えうる強度をもたない．したがって修復物は窩洞に接着してから咬合調整する．このことは，レジンインレー体の窩洞との間には接着直後から強い接着が必要であることを意味する．

[重合形式の異なる3種のレジンセメントの接着強さ]

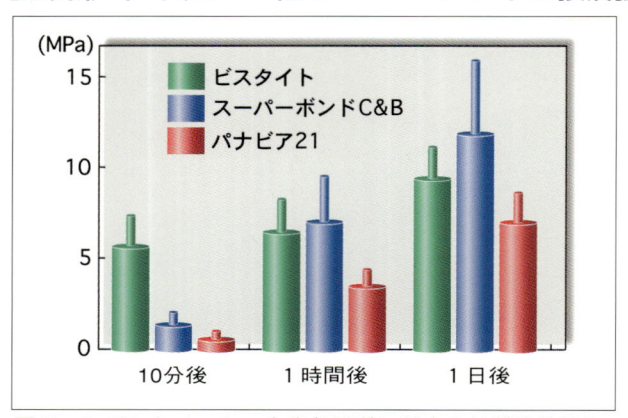

図5　レジンセメントの牛歯象牙質に対する初期接着強さ．
ビスタイト：化学重合＋光重合
スーパーボンドC＆B：化学重合
パナビア21：化学重合

イト（トクヤマデンタル），化学重合型レジンセメントであるスーパーボンドC＆B（サンメディカル）とパナビア21（クラレメディカル）である．被着体としてウシ象牙質を使用し，接着してから10分，1時間，1日後に引っ張り接着試験を行った．1日後の接着強さを比較すると，スーパーボンドC＆Bが最も高く，続いてビスタイト，パナビア21の順であった．しかし，接着直後の値を比較すると，スーパーボンドC＆Bやパナビア21では接着強さは非常に低く，ほとんど接着していないことがわかった．

一方，ビスタイトでは他の材料と比較して有意に高い接着強さを示した．スーパーボンドC＆Bやパナビア21は，化学重合によって重合がゆっくりと進む特徴があり，接着直後ではまだ十分にセメントが硬化しておらず，接着強さが低かったと考えられる．これに対してビスタイトはデュアルキュア型レジンセメントであり，光照射によって急速に重合が進むため，接着直後から他のセメントに比べて高い接着強さが得られたと考えられる．

したがってセラミックインレーやコンポジットレ

5-1 次世代の歯冠修復法／レジンコーティング法とモノブロック修復法とは？

[レジンコーティング法の臨床術式]

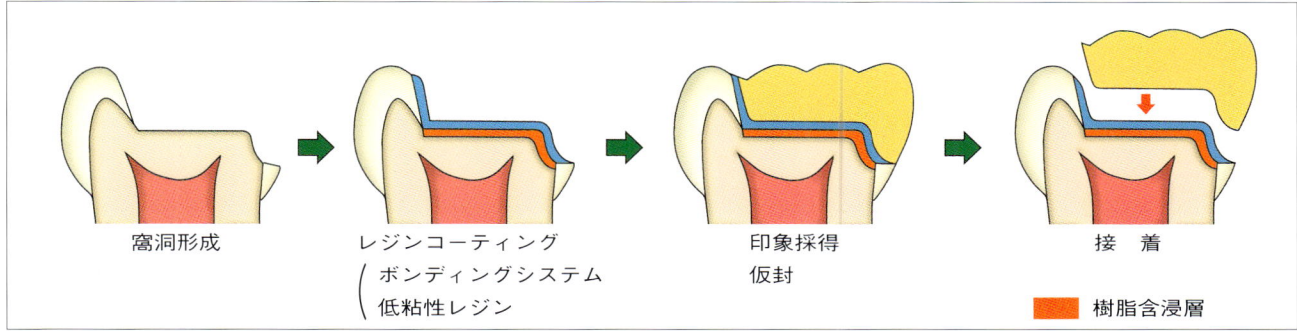

図6 レジンコーティング法は窩洞内面にボンディングシステムを応用した後，低粘性レジンを塗布する．象牙質面には樹脂含浸層とレジンによるコーティング層ができる（佐藤ら，より引用，一部改変）[10]．

表1 レジンコーティング法の利点．

①レジンセメントの象牙質に対する接着性の向上
②辺縁封鎖性，窩壁適合性の向上
③象牙質-歯髄の保護（有髄歯）
④コロナルリーケージの抑制（無髄歯）

ジンインレーなどの接着の際には，初期接着性の良好なデュアルキュア型レジンセメントを使用するべきである．しかし，デュアルキュア型レジンセメントといえども光照射が重要であり，光の届かない場合には十分な重合が進まず，初期の接着は期待できない．

また，一般的にみてレジンセメントの接着性は未だ直接充塡に用いるレジン接着システムに比べて不十分であり，筆者らはこれを改善する方法としてレジンコーティング法を用いている．

レジンコーティング法のコンセプト

現在，歯に対して最も確実で信頼性の高い接着が得られる接着システムは，直接コンポジットレジン修復の接着システムである．この直接法の良好な接着システムを間接法にも導入したのがレジンコーティング法である．図6にレジンコーティング法の臨床術式を示す[10]．

レジンコーティング法とは，窩洞形成を終了した後，窩洞の内面（切削によって露出した象牙質およびエナメル質）にボンディングシステムと低粘性レジンを塗布し，窩洞内面をコーティングすることである．コーティングはいわば形成面に薄くコンポジットレジン充塡するのと同じである．これによって象牙質面には樹脂含浸層とレジンによるコーティング層が形成される[11]．

その後に印象採得と咬合採得を行い，仮封して1回目の治療を終了する．次回来院時には，インレー体をレジンセメントによって接着する．表1にレジンコーティング法の利点を列挙し，以下に詳述する．

レジンコーティングによる象牙質-歯髄複合体の保護

図7は，生活歯をレジンコーティングした際の模式図である[12]．レジンコーティングをすることで切削によって露出した象牙質は，接着（樹脂含浸層の形成）によって即座に封鎖され，これによって細菌侵入や物理的な刺激から象牙質-歯髄複合体が保護される[13]．

象牙質は象牙細管を通して歯髄と交通しており，象牙質の露出は歯髄の露出と見なすことができる．生活歯にレジンコーティングすれば，次回来院までの期間に仮封がとれたとしても，疼痛を患者に与えないだけでなく，仮封の除去や窩洞の清拭時にも患者に痛みを与えないというメリットもある．

[生活歯のレジンコーティング]

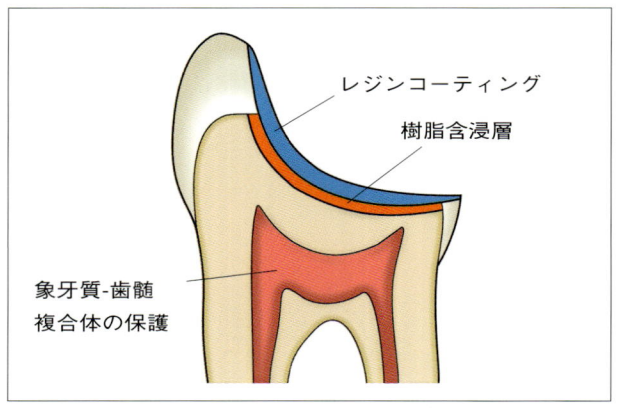

図7　レジンコーティングによる象牙質-歯髄複合体の保護．

[象牙質接着強さの比較]

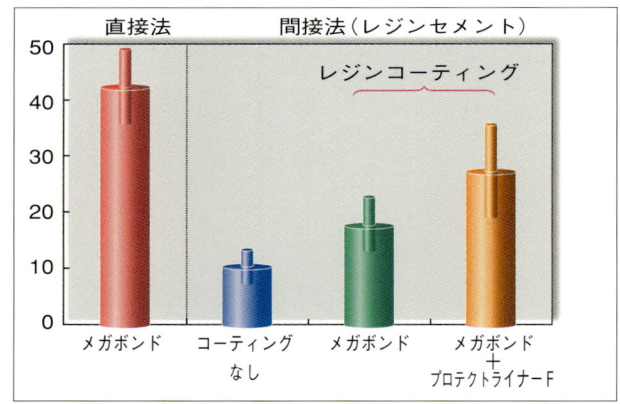

図8　直接法と間接法の象牙質接着強さの比較（MPa）．
(Jayasooriya et al, 2003)

レジンセメント：パナビアフルオロセメント（クラレメディカル），クリアフィルメガボンド（クラレメディカル），プロテクトライナーF（クラレメディカル）

レジンセメントの接着性の向上

　レジンコーティング法を間接修復に応用するもう一つの大きな利点は，レジンセメントの象牙質に対する接着性の向上である．現在の直接コンポジットレジンに使われる代表的なボンディング材は歯質に対する接着の信頼性が非常に高い．これに対してレジンセメントの接着は未だ十分とはいえない．

　図8は直接コンポジットレジン修復法とレジンセメントによる象牙質接着性を比較したものである[14]．コンポジットレジンの接着には，ボンディングシステムとしてクリアフィルメガボンド（クラレメディカル）を用い，間接法ではレジンセメントとしてパナビアフルオロセメント（クラレメディカル）を用い，レジンコーティング法の効果について検討した．窩洞形成後のレジンコーティング法としては，ボンディング材と低粘性レジンとを併用する方法を推奨しており，クリアフィルメガボンドとプロテクトライナーF（クラレメディカル）とを用いた．また，クリアフィルメガボンドのみによるコーティングも合せて行い，接着強さを比較した．

　その結果，最も高い接着強さが得られたのは，直接コンポジットレジンの場合であり，間接法のどの群よりも高かった．一方，間接法のなかではボンディング材と低粘性レジンによるコーティングを行った群が高く，レジンセメント単独でコーティングなしの群の接着強さは最も低かった．さらにクリアフィルメガボンドのみによるコーティングでは接着強さの著しい向上は認められず，ボンディング材単独よりも低粘性レジンとの併用が接着の向上に有効であることがわかった．

　低粘性レジンの効果にはいくつかの理由が考えられる．ボンディング材は空気中（酸素の存在下）では光照射後に表面に未重合層が残り，薄いボンディング材では内部まで十分に硬化しないと考えられる[14]．一方，低粘性レジンをボンディング材の上に塗布すれば空気を遮断し，さらに光照射の際にボンディング材も重合して，ボンディング材自体の機械的強度は向上する．また低粘性レジンはマイクロフィラーを含み，その機械的性質はボンディング材とコンポジットレジンとの中間的な位置にある．

　このような性質を持つ低粘性レジンの使用により，応力を緩和して破壊を防ぐショックアブソーバーの効果も期待されるため，レジンコーティングの際には，低粘性レジンを併用している．このように象牙質にコーティングを行うことによってレジンセメントの接着強さは著しく向上する．

　さらにこれまでの研究から使用する接着システム

[接着強さとボンディングシステム]

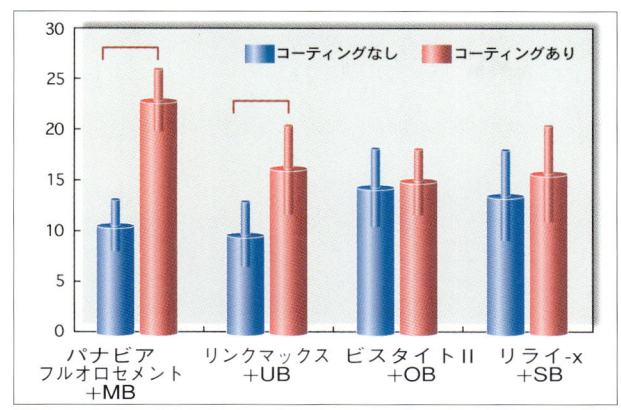

図9 各種レジンセメントとコーティングの有無による牛歯象牙質に対する接着強さ(MPa)，バーは有意差があることを示す($p<0.05$)[11].
ボンディング材：MB：クリアフィルメガボンド（クラレメディカル），UB：ユニフィルボンド（ジーシー），OB：ワンナップボンドF（トクヤマ），SB：シングルボンド（3M／ESPE）
低粘性レジン：プロテクトライナーF（クラレメディカル）．

[レジンコーティングに用いる低粘性レジン]

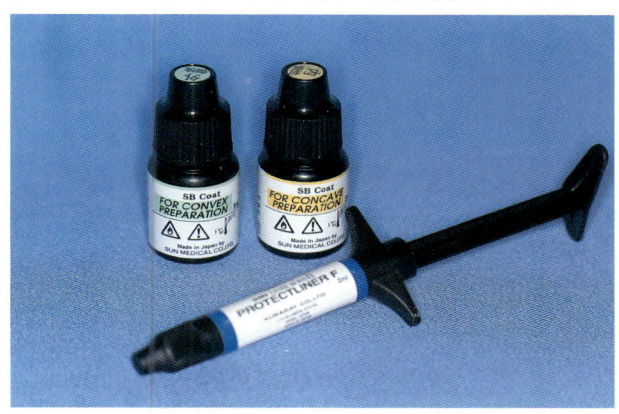

図10 SBコート（サンメディカル，上段）とプロテクトライナーF（クラレメディカル，下段）．

[レジンコーティングの有無と窩洞とインレー体との接着界面のギャップ]

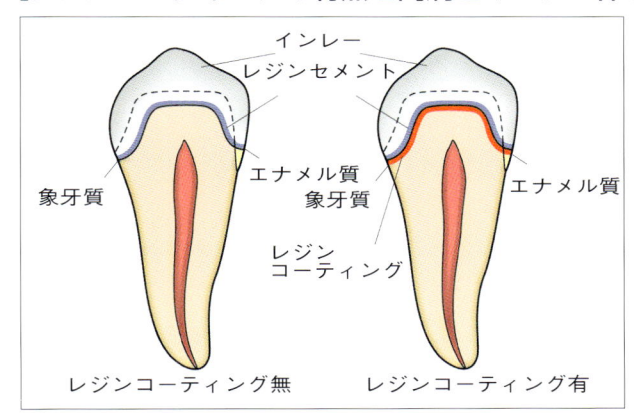

図11 窩壁適合性試験の試料[15]．ヒト抜去歯にMOD窩洞を形成．レジンコーティング；クリアフィルライナーボンドⅡΣとプロテクトライナーF（ともにクラレメディカル）．
（Jayasooriya et al. 2003）

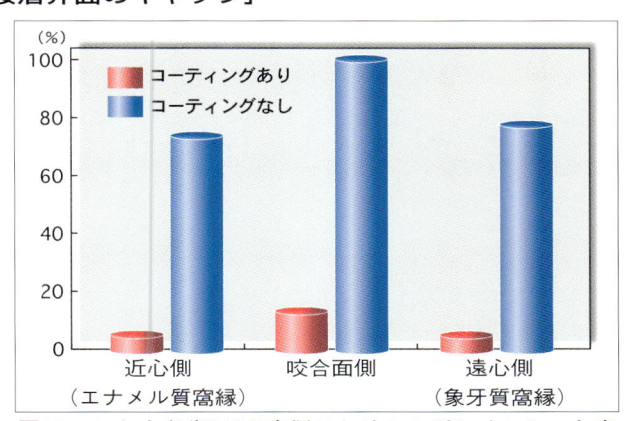

図12 ヒト小臼歯MOD窩洞におけるレジンインレーと窩洞とのギャップの発生率[15]．

が接着に大きな影響を及ぼすことも明らかになっている．図9[11]は，市販レジンセメントとそのコーティングによる象牙質の接着強さについて示す．レジンコーティングの際には各メーカー市販のボンディングシステムと低粘性レジン（プロテクトライナーF，クラレメディカル）を組み合わせて用いた．

コーティングを行わなかった場合，レジンセメントの象牙質に対する接着強さは，10～14MPaであり，市販のどのレジンセメントにおいても有意な差は認められなかった．一方，コーティングを行った際の接着強さは，用いたボンディングシステムの影響を受け，高い接着を得るためには，ボンディングシステムの選択が重要であることがわかった．現時点では，臨床ではクリアフィルメガボンドとプロテクトライナーF（ともにクラレメディカル）との組み合わせでコーティングを行っている（図10）．

窩壁適合性の向上

修復物の再治療の原因の一つとして二次う蝕が

[レジンコーティング法を応用した窩洞形態]

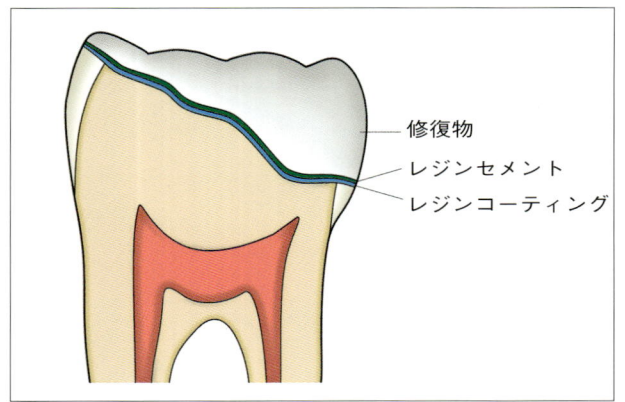

図13 う蝕の除去とレジンコーティングによって窩洞形成は終了.

[レジンコーティング後の窩洞の修正]

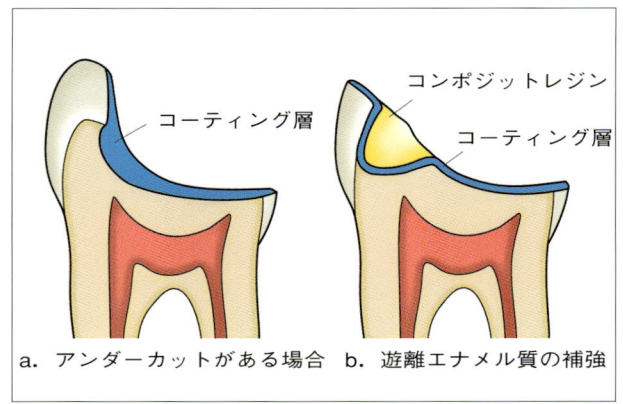

a. アンダーカットがある場合　b. 遊離エナメル質の補強

図14 アンダーカットの修正（a）とコンポジットレジンによる歯質の補強（b）.

ある．二次う蝕の発生を左右する因子として修復物と窩洞との接合界面の適合性が重要である．レジンコーティング法の応用は，修復物と窩洞との適合性の向上にも有効である．

Jayasooriyaら[15]は，レジンコーティング法を行った場合と行わなかった場合でのコンポジットレジンインレーと窩洞との間のギャップの発生率について検討した．まず，ヒト抜去小臼歯を用いてMOD窩洞を形成した（図11）．その後，レジンコーティングを行わない群と行う群の2群に分け，後者についてはクリアフィルメガボンドとプロテクトライナーF（ともにクラレメディカル）を用いてコーティングを行った．通法にしたがい印象採得後，仮封をし，模型上でレジンインレーを作製した．その後，レジンインレーはパナビアフルオロセメント（クラレメディカル）を用いて業者指示にしたがって接着した．試料を半切した後，ギャップの計測には共焦点レーザー顕微鏡を用い，窩洞とインレー体との接着界面の長さに対するギャップの長さの割合を百分率で現した．

その結果，コーティングを行わなかった場合，ギャップの発生は著しく，とくに咬合面部におけるギャップの発生率は100%であった．一方，レジンコーティングを行った場合，ギャップの発生を著しく減少させることができた（図12）．

ギャップの発生は，術後の咬合痛や知覚過敏，冷水痛の原因となり，さらに辺縁漏洩とそれに伴う細菌侵入は二次う蝕や歯髄へ為害作用を及ぼし修復物の予後に重大な影響を及ぼす．このことからコーティングによって象牙質や歯髄の保護を行い，修復後のトラブルを解決することができる．

レジンコーティング法を応用した窩洞形態

レジンコーティング法の応用によって，レジンセメントと歯質との接着は確実に向上することがわかった．さらにコンポジットレジンやセラミックスへの接着技術の進歩により，レジンセメントとこれらの被着体への接着も確実なものとなった．

その成果として，レジンコーティング法を応用した窩洞形態は，これまでのBlackの原則のような保持形態や抵抗形態などにとらわれることなく，自由な窩洞形態にすることができるようになった[16]．つまり，う蝕の除去とレジンコーティング法によって窩洞の形態は決定されるのである．

図13にレジンコーティング法を応用した際のう蝕治療の窩洞形態を示す．間接修復の制約上，う蝕除去後に印象採得やその後の模型作製に支障をきたすようなアンダーカットや鋭縁などがある場合，これをあらかじめ削除して窩洞形成を終了する場合もある．また，レジンコーティングの際，低粘性レジンを多めに塗布することによって鋭縁をカバーしたり，アンダーカットを埋めてしまうことも可能であ

[症例5-1] レジンコーティングによる間接コンポジット修復

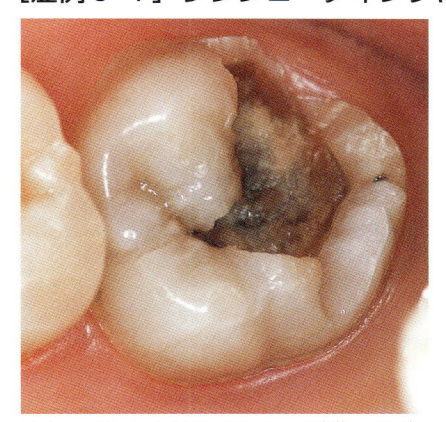

5-1a ⌊7のメタルインレー脱落．二次う蝕が認められる．

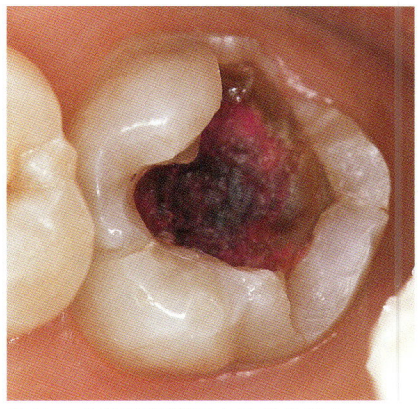

5-1b う蝕検知液による染め出し．

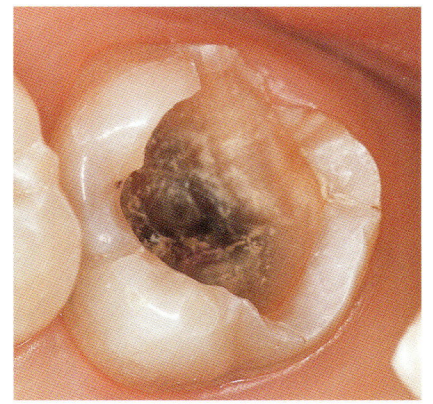

5-1c う蝕の除去．

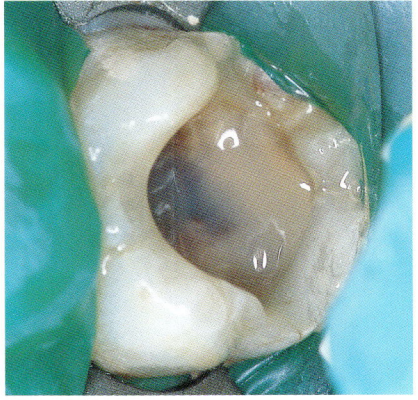

5-1d ラバーダム防湿し，レジンコーティング（クリアフィルメガボンドとプロテクトライナーF）．

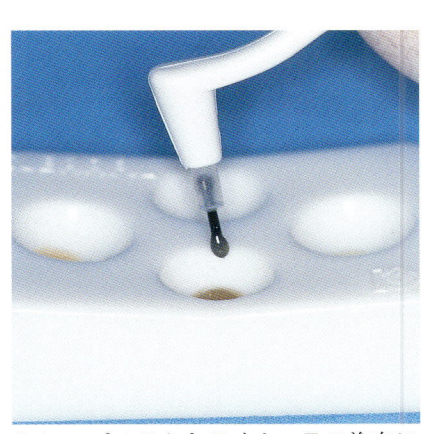

5-1e プロテクトライナーFの塗布にはブラシを使用．

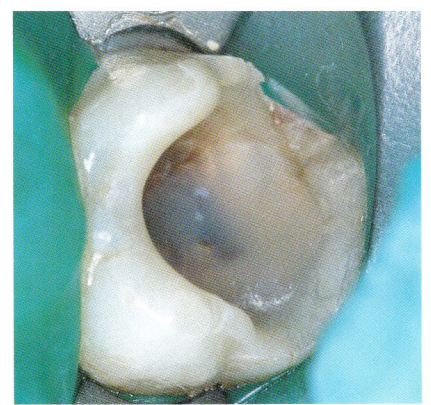

5-1f コーティング層の未重合層をアルコール綿球を用いて清拭．

る（図14a）．

残存歯質が非常に薄くなって歯質が破折する恐れがある場合には，コーティング後にコンポジットレジンを追加，填塞することによって歯質を裏打ちして補強し，破折を防ぐこともできる（図14b）．このようにレジンコーティングを行えば，これまでの修復法では保持が困難であった症例においても，歯質を削除することなく修復することができる．まさにレジンコーティング法は間接法においてMIを達成するための切り札といっても過言ではない．

う蝕の処置

レジンコーティング法を応用した間接法においては，①う蝕の除去と，②欠損部に対する修復とを明確に区別して考えることができる．

[症例5-1]

主訴：⌊7のメタルインレーの脱落（5-1a）．

診断：二次う蝕も存在する．コンポジットレジンによる直接修復は，形態修正やその後の研磨操作の難しさを考慮すると困難と判断し，間接法を選択した．

治療経過

ダイヤモンドポイントを用いてエナメル質を除去してう窩の開拡を行った後，スチールラウンドバーを用いて，低速回転で注意深くう蝕の除去を行った（5-1b,c）．この際，細菌感染のあるう蝕象牙質外層部のみを除去するため，適宜，う蝕検知液を用いて感染象牙質を染め出し，赤染部を選択的に除去する．

う蝕象牙質外層部は死層であり，う蝕の除去は無麻酔で行うことができる処置である[17]．またう蝕象牙質内層は，象牙細管内にミネラルの沈着が生じて透過性が低く，健全象牙質に比べて切削による刺激が伝わりにくい[1]．本症例では，う蝕が大きく開放

[レジンコーティングに用いる印象材]

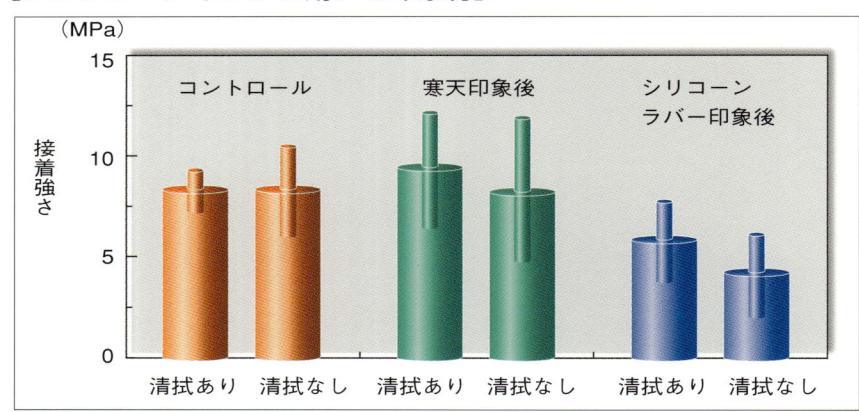

図15 印象材の種類やコーティング面の未重合層の有無が，レジンセメントとコーティング面との接着に及ぼす影響[18]．寒天印象材：アロマロイド（ジーシー），シリコーンラバー印象材：エグザファイン（ジーシー），低粘性コンポジットレジン：プロテクトライナーF，レジンセメント：クラパールDC（ともにクラレメディカル）．

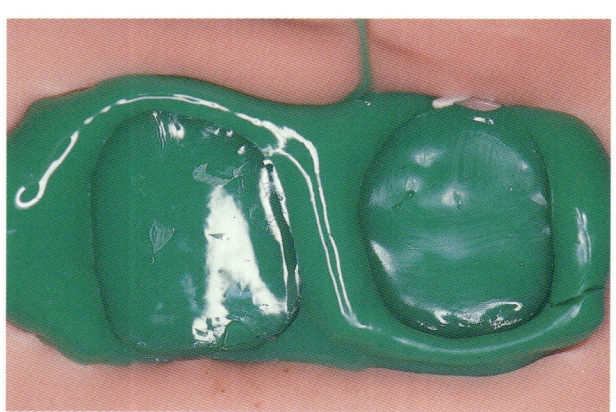

図16a レジンコーティング面を寒天-アルジネート連合印象材（アロマロイド，アロマファイン，ジーシー）で印象採得を行った場合，印象面は滑沢である．
左：SBコート（サンメディカル），右：プロテクトライナーF（クラレメディカル）[19]．

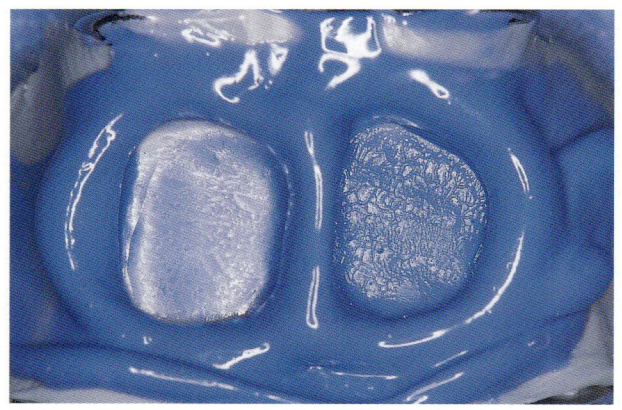

図16b レジンコーティング面を付加型シリコーンラバー印象材（エグザファイン，ジーシー）で印象採得を行った場合，面粗れの危険がある．左；SBコート（サンメディカル），右；プロテクトライナーF（クラレメディカル）[19]．

され，う蝕に容易にアプローチすることができたため，麻酔を用いることなく，う蝕の除去ができた．

レジンコーティング法を行う際に，ラバーダム防湿を行うことは接着の環境を整える上で非常に大切である（5-1d）．本症例のコーティングにはクリアフィルメガボンドとプロテクトライナーFを用いた．クリアフィルメガボンドは付属のスポンジにて象牙質面に塗布するが，業者指示書にしたがった接着操作を確実に行うことが必要である．プロテクトライナーFの塗布にはディスポーザブルのブラシを用いて窩洞からのはみ出しに注意して塗布する（5-1e）．

コーティング面を光照射して硬化させた後，空気（酸素）の影響によってコーティング面表層には未重合層が残るが，これをアルコール綿球でふき取り，印象採得に備える（5-1f）．レジンコーティングの操作が終了すれば，歯質との接着が完了し，切削面は保護されるため，その後の一連の処置による患者の痛みはなく，治療に伴うストレスも軽減される．

レジンコーティングに用いる印象材

レジンコーティング後の印象採得では，寒天-アルジネート連合印象が最適である．寒天印象材はコーティング面とのなじみがよく，確実な印象採得と模型作製が行え，レジンセメントの接着に影響を及ぼさない（図15）[18]．

一方，シリコーンラバー印象材を用いる場合には，注意が必要である．コーティング材の光硬化後の表層には未重合層が残っており，この未重合層は印象材の重合を阻害して印象面あれの原因となり，正確

[キャビットG]

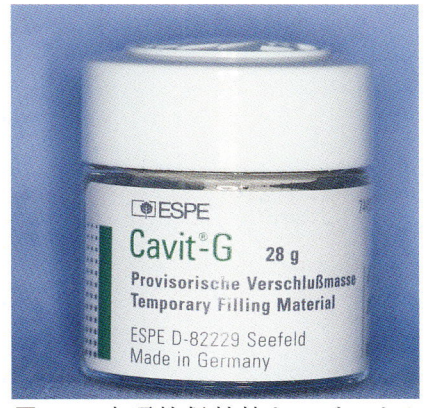

図17　水硬性仮封材キャビットG（3M／ESPE）

[各種仮封材がレジンセメントとコーティング面との接着強さに及ぼす影響]

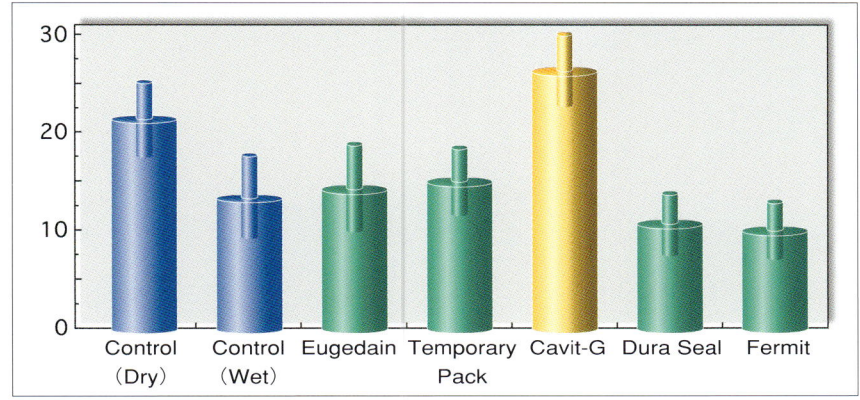

図18　各種仮封材除去後のレジンコーティング面（プロテクトライナー，クラレメディカル）に対する試作レジンセメントの接着強さ（MPa）[20]．

な模型の作製が困難となる[19]．さらに印象材がコーティング面に付着してレジンセメントの接着を阻害する原因となる．とくに付加型シリコーンラバー印象材とプロテクトライナーFとの組み合わせでこの影響が強い（図16a,b）．

このようなトラブルを避けるためには，印象採得前にコーティング面をアルコール綿球によって十分に清拭して未重合層を除去することが大切である．

レジンコーティング後の仮封

レジンコーティングを行った場合，仮封材の選択も重要である．仮封は次回の来院時までの間の暫間的処置であり，これまであまり重要視されてこなかった．しかしレジンコーティング法を行う場合，誤った仮封材の選択によってその後の接着に悪影響を及ぼす恐れがある．

筆者らは，レジンコーティング後の仮封には，水硬性仮封材であるキャビットG（3M／ESPE）を用いている（図17）．図18は，各種仮封材がレジンセメントとコーティング面との接着に及ぼす影響について示している．コントロール群としてレジンコーティング面（プロテクトライナー，クラレメディカル）を室温に保管したものをDry，仮封せずに37℃水中に1週間保管したものをWetとして比較した．その結果，レジンコーティング後の仮封材としてはキャビットGが最も高い接着強さを示した[20]．

一方，非ユージノール系仮着材（テンポラリーパック，ジーシー）やカルボキシレート系仮着材（HY-ボンドテンポラリーセメント，松風）は，その後の接着に影響を及ぼさないことがわかった．しかし，レジン系仮封材（デュラシール，Relient Dental；ファーミット，Vivadentなど）は，コーティング面に付着してしまい，コーティング面を汚染させて接着を低下させる原因となる．さらにユージノール系仮封材は，一般に重合を阻害することが知られているため，レジンコーティング後の仮封には適さない．

インレーセット時の接着術式

コンポジットレジンインレーの接着には，デュアルキュア型レジンセメントを使用している．その理由として，デュアルキュア型レジンセメントは，光照射によって接着直後から比較的高い接着が期待できること，フィラーを含み機械的な強度が高く，咬合面のセメントラインの耐摩耗性が要求される部位に適しているなどの点がある[21]．

以下にパナビアフルオロセメント（図19）を用いたレジンインレーの接着手順を紹介する．

[症例5-2]　6 7 の修復

主訴：アマルガムの辺縁不適合と審美性の改善を訴えて来院した（5-2a）．

う蝕治療のミニマルインターベンション／象牙質－歯髄を守るために

[レジンインレーの接着]

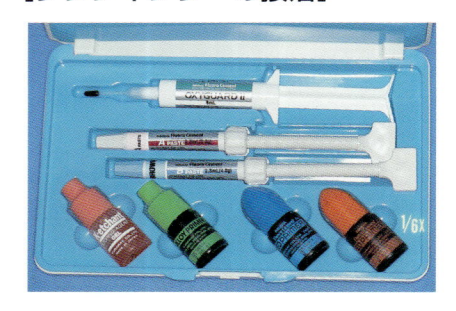

図19　パナビアフルオロセメント（クラレメディカル）．

[症例5-2] レジンコーティングによる間接コンポジット修復

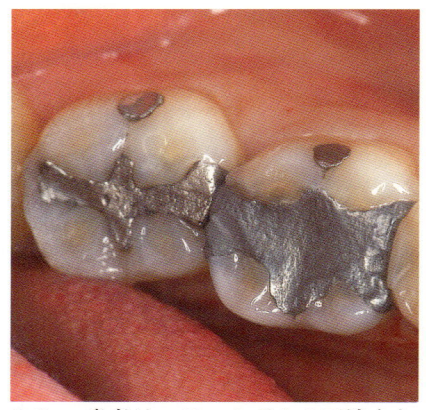

5-2a　患者は，アマルガムの不適合と審美性の改善を主訴に来院．

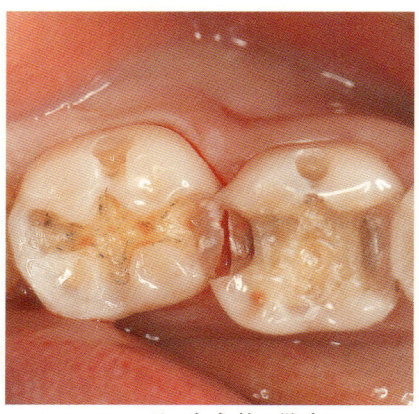

5-2b　アマルガムとう蝕の除去．

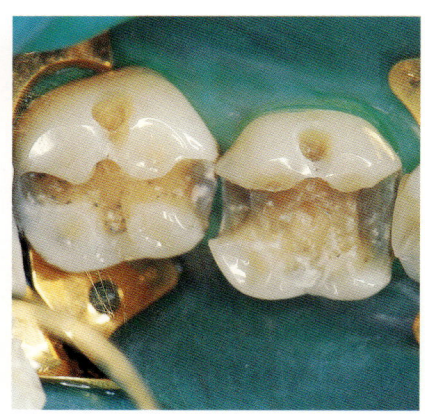

5-2c　ラバーダム防湿．

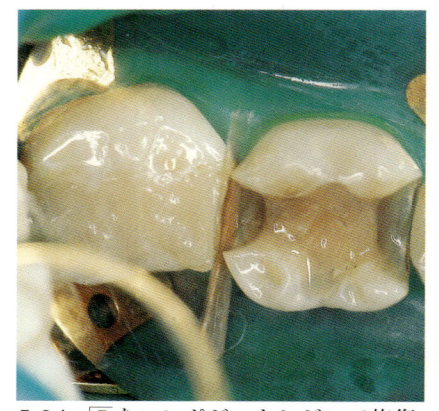

5-2d　⌐7をコンポジットレジンで修復し，⌐6をレジンコーティングする．

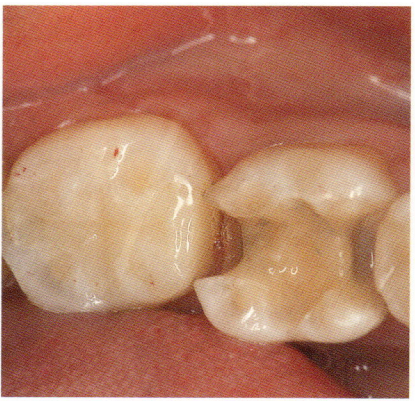

5-2e　ラバーダム除去後．

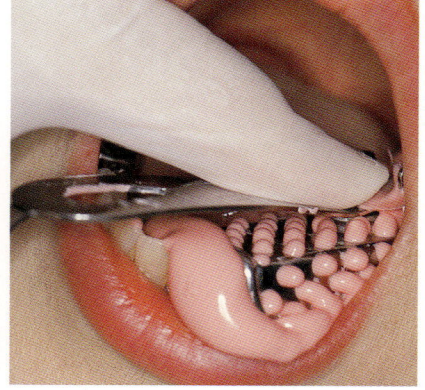

5-2f　寒天-アルジネート連合印象．

治療経過

まず，アマルガムとう蝕の除去を行った（5-2b）．次に接着操作の準備のため，ラバーダム防湿を行った（5-2c）．⌐7はⅡ級窩洞であり，コンポジットレジンによる直接充填が可能と判断したが，⌐6のMOD窩洞は大きく，直接修復するのは困難と判断し，レジンコーティングによる間接コンポジットレジン修復を選択した．なお，頬面溝の窩洞はコンポジットレジンで修復した．

まず，⌐7近心部にプラスチックマトリックスを挿入し，クサビで固定し，クリアフィルメガボンドとクリアフィルAP-X（クラレメディカル）を用いてコンポジットレジン修復を行った．次に⌐6に対して，レジンコーティングを行った（5-2d）．コーティングには，クリアフィルメガボンドとプロテクトライナーFを用いた（5-2e）．

ラバーダム除去後，コンポジットレジン修復を仕上げ，研磨した後に寒天-アルジネート連合印象を行った（5-2f）．さらにパラフィンワックスを軟化して咬合採得を行った．

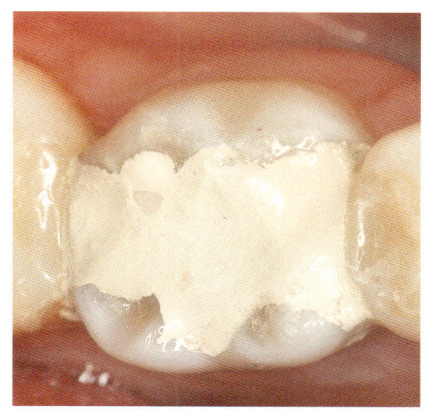

5-1 次世代の歯冠修復法／レジンコーティング法とモノブロック修復法とは？

5-2g　水硬性仮封材（キャビットG，3M／ESPE）による仮封．

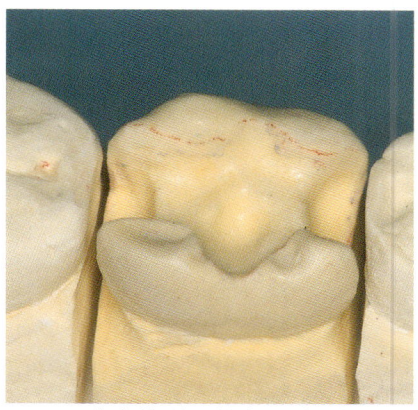

5-2h　作業模型．健全歯質の削除は行っていない．

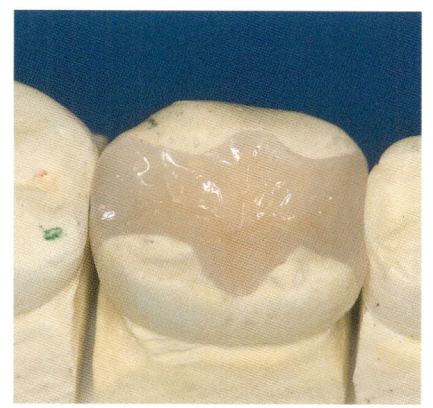

5-2i　エステニア（クラレメディカル）により作製したコンポジットレジンインレー．

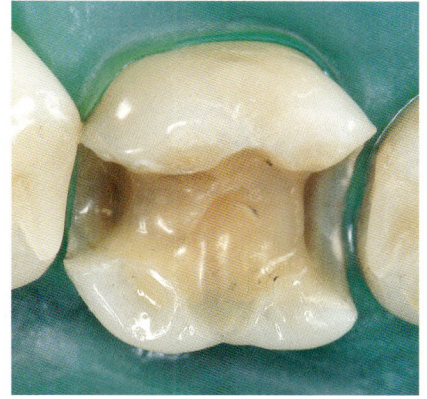

5-2j　窩洞内面をアルコール綿球で清拭．

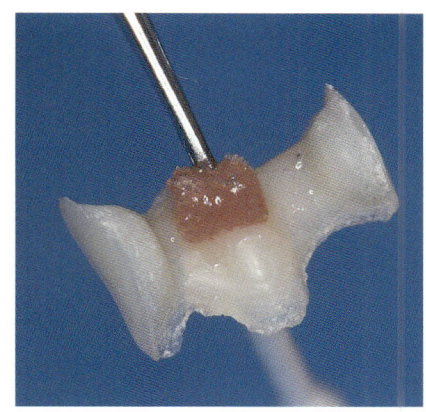

5-2k　インレー体内面のリン酸処理．

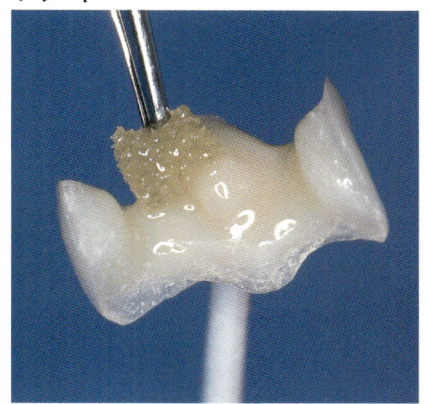

5-2l　インレー体内面のシラン処理．

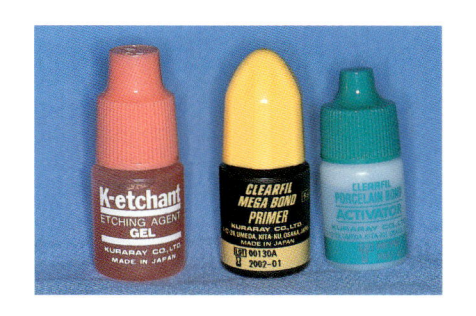

5-2m　インレー体内面の処理に用いた材料．K-エッチャント，メガボンドプライマー，ポーセレンボンドアクチベーター（すべてクラレメディカル）．

　仮封は水硬性仮封材であるキャビットG（3M／ESPE）を用いた（5-2g）．5-2h，iは石膏模型とエステニア（クラレメディカル）で製作したコンポジットレジンインレーである．窩洞の範囲は，アマルガム除去を行った範囲であり，健全歯質の切削は一切行っていない．

　次回来院時には，まず仮封を除去して窩洞の清掃を行う．これには探針を用い，必要に応じて超音波スケーラーやエアーポリッシャーなどを用いる．超音波スケーラーはコーティング面を傷つけないように注意する．しかし，すでにコーティング層によって象牙質面は保護されているため，患者が痛みを訴えることはない．

　さらにアルコール綿球を使って細かい付着物やプラークなどを清拭，除去する（5-2j）．コンポジットレジンインレーを窩洞に試適後，インレー体内面の処理と窩洞内の処理を行う．インレー体内面はリン酸を塗布後，水洗して汚れを除去し，さらに内面のシラン処理を行う（5-2k～m）．窩洞内面の処理として，リン酸処理後（5-2n），レジンセメント付属のプライマーを塗布してコーティング面とセメントとのぬれをよくし，さらに接着界面での重合性の向上を期待する（5-2o，5-2p）．その後，パナビアフルオロセメントを用いて接着する（5-2q，r）．

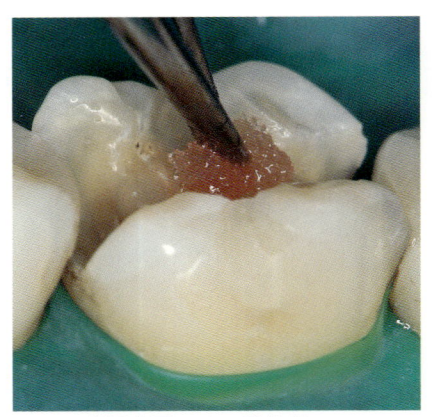

う蝕治療のミニマルインターベンション／象牙質－歯髄を守るために

5-2n 窩洞内面のリン酸処理.

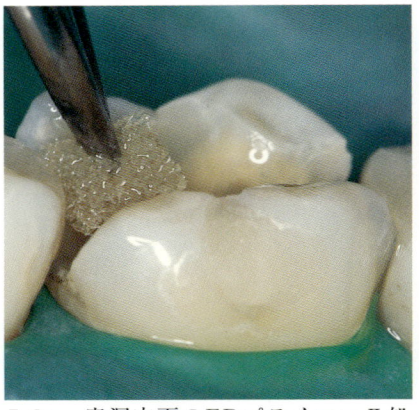

5-2o 窩洞内面のEDプライマーⅡ処理.

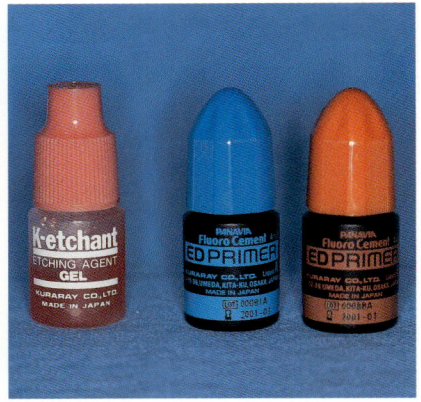

5-2p K-エッチャントとEDプライマーⅡ（ともにクラレメディカル）.

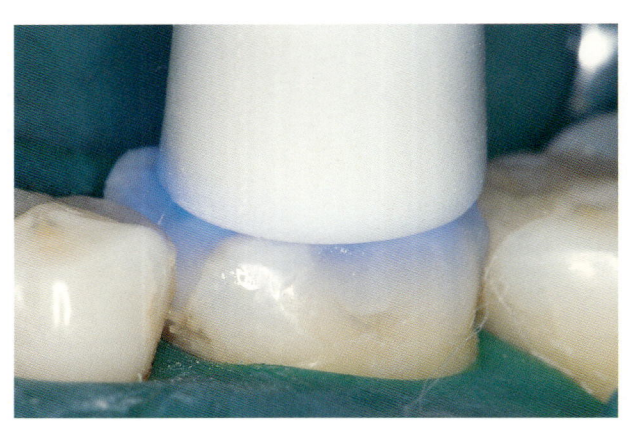

5-2q 光照射してセメントを硬化.

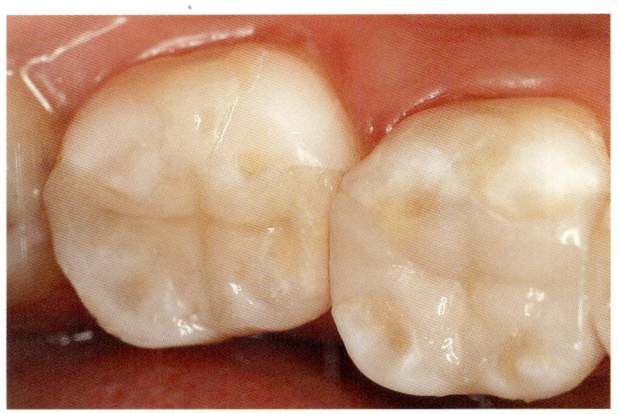

5-2r レジンインレー接着後.

　レジンセメントが完全に硬化してからのバリの除去は，非常に難しいため，バリの除去はセメントが完全硬化する前に行う．筆者は修復物を窩洞に確実に挿入した後に，照射器のチップを2～3cm離して約5秒間の光照射を行い，はみ出したセメントの重合を進めてバリの除去を行っている．こうすることで合着用セメントと同じ感覚でバリの除去ができる．

無髄歯に対するレジンコーティング法

　これまでレジンコーティング法の有髄歯に対する応用について述べてきたが，無髄歯に対してもレジンコーティング法を応用することによって歯質保存的な修復が可能である．無髄歯に対してコーティングを行うことで，接着の向上ばかりでなく，さらにコロナルリーケージの抑制も期待できる．

　根管充填材は根管壁に緊密に密着しているだけで，接着しているわけではない．このため根管充填材が唾液に汚染されると，短期間に歯冠部から根尖へ漏洩（コロナルリーケージ）が生じてしまう[22]．さらにこれまでの補綴処置では，無髄歯に対しては支台築造のためにポストの形成を行い，ガッタパーチャが除去されるが，根管の封鎖性はさらに低下して歯冠部からの細菌侵入がより容易になる[23]．したがってポストの形成や印象採得，不完全な仮封などの一連の補綴処置は細菌の再感染する機会を大きくするのである．

　このような無髄歯に対して形成面をすぐにレジンコーティングすれば，形成面の保護だけでなく，根管口を封鎖することによって細菌の根管内への侵入を阻止し，コロナルリーケージを防ぐことができる（図20）[24]．さらにレジンコーティング法を用いることによって，無髄歯におけるMIが可能になる．

　以下，無髄歯へのレジンコーティング法の応用例

[無髄歯のレジンコーティング法で無菌的処置]

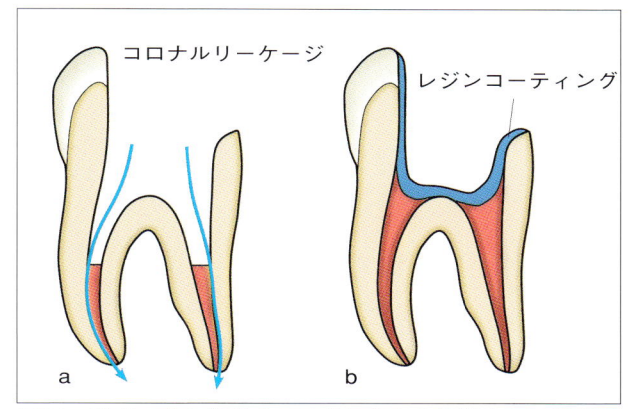

図20 従来の支台歯形成では歯冠部から根管内への細菌侵入（コロナルリーケージ）を防ぐことはできない(a)が、レジンコーティングを行うことにより根管口を封鎖すれば、細菌の根管内への侵入を阻止することができる[4](b)．

[メタルコアと間接法レジンコアとの比較]

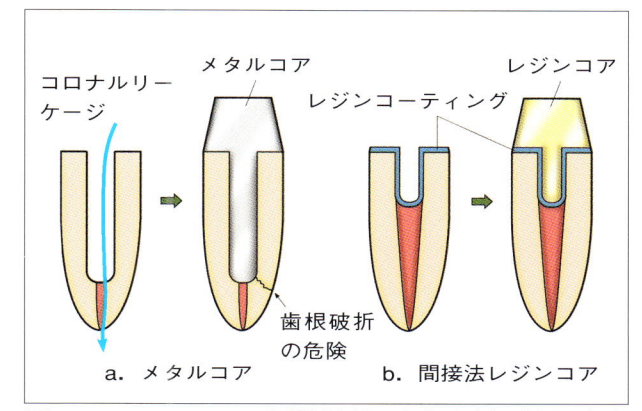

図21 メタルコアでは歯質削除量が大きく歯根破折の危険性があるが(a)，間接法レジンコアではレジンコーティングすればコロナルリーケージの防止ができ，接着によりポストも短くできる(b)．（直接法レジンコアはさらに歯質削除量が少ない）．

について紹介する．

間接法レジンコアに対するレジンコーティング

レジンコアはコア材の弾性率が象牙質に近く，咬合による応力の集中が起こりにくい．石原[25]は，各種支台築造に対して負荷をかけ，歯根破折後の様相を観察した結果，メタルコアでは歯槽骨縁下に達する破折が6〜7割に達したのに対し，レジンコアでは骨縁下に達する破折は認められず，破折しても歯の再利用が可能であったと報告している．

レジンコアによる築造の場合，直接法か間接法かを選択することになる．直接法の場合，接着にはボンディング材を使用し，直接口腔内で築盛して完成させる．一方，間接法では築造窩洞を形成後に印象採得して仮封を行い，次回来院時にレジンセメントを用いてレジンコアをセットする．

上述したように，築造窩洞形成からレジンコアをセットするまでの間にコロナルリーケージを起こす危険性が大きい．これを避けるためには築造窩洞形成後，すぐにレジンコーティングを行うことが重要である（図21）．

さらにレジンコーティングを行えば，歯質に対する接着性が向上する．これまでの築造窩洞の形成では，コアの保持のために深いポスト孔の形成が必要であったが，レジンコーティングを行えば，接着によってコアは保持され，長いポストは不要になる．歯質の保存と歯根破折の防止を考えればポストのないレジンコアが最も優れた築造法であろう．

無髄歯に対するモノブロック修復

2つの異なる材料を接着した場合，応力はその接着界面に集中するため，接着に問題があれば界面は弱点になりやすい．実際の臨床では接着操作を口腔内で行うため，テクニカルエラーが生じることもある．この応力の集中を避けるためには，材料相互の弾性率をできるだけ近いものにすることが必要であるが，最も効果的なのは設計上，材料同士の界面の数を減らすことであろう．

これまでの無髄歯に対する補綴処置では，根管治療歯に対して，①コアと②クラウンという2ブロックの構造からできている．これは臨床操作上の便宜性や，接着のなかった時代の補綴物の保持，さらには鋳造修復物の適合性などの要素を考慮されて確立されてきた．

しかし接着を利用して欠損部分すべてを一塊，つまり"モノブロック"で作製すれば，修復物を単純化でき，材料と材料との界面に生じるトラブルを最小限にすることができる（図22）[4]．

［2ブロックとモノブロックの修復物の比較］

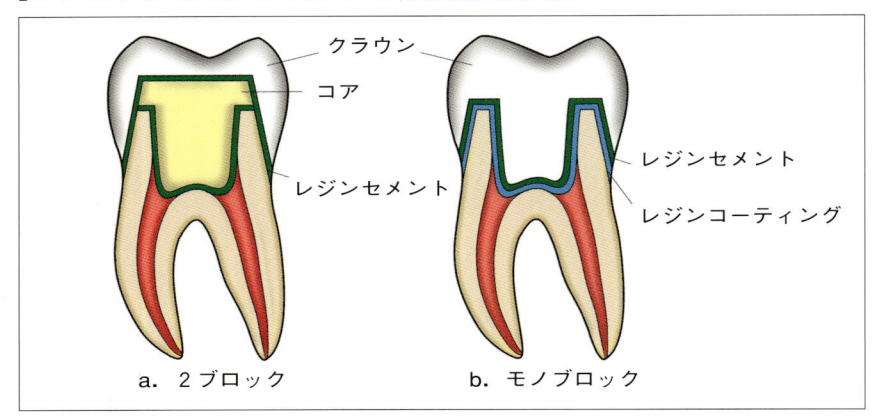

図22
a　2ブロックの修復．
　コアとクラウンとの間に接着界面が生じる．
b　モノブロック修復．
　修復物を単純化することで界面に生じるトラブルを防ぐ．

　これまでの補綴学的なアプローチの範疇に入らない新しい修復法を"モノブロック修復"と称し，その臨床例を紹介する．"モノブロック修復"は，MIを考えた接着修復法である．

［症例5-3］
主訴：6⃣の根管治療歯．
診断：歯冠の崩壊が大きく，直接コンポジットレジンによる充填が困難と判断し，最も歯質の削除量の少ない処置として，ワンピースによるポストアンレーによる修復を選択した．

治療経過
　接着面積を最大限に活用するため，髄室内のガッタパーチャを完全に除去し，髄床底部象牙質を露出させた（5-3a）．次にラバーダム防湿を行い，ボンディング材と低粘性レジン（5-3b）によるレジンコーティングを行った（5-3c）．寒天‐アルジネートによる連合印象採得後，水硬性仮封材（Cavit-G，3M／ESPE）を用いて仮封した（5-3d）．
　さらに作業模型を作製し（5-3e），指示書にしたがってエステニアによるポストアンレーを作製した（5-3f）．ポストアンレー装着の際には，アンレー内面および窩洞内面に対する前処理が必要となる．修復物内面に対する処理としては，まずサンドブラスト処理を行い，次にリン酸によるクリーニングと水洗，乾燥，さらにシラン処理が必要となる（5-3g，h）．
　窩洞内面はコーティングされており，コーティング面に対してアルコール綿球による清拭後，リン酸処理を行い，レジンセメント付属の前処理材による処理が必要となる．レジンセメントとしてはデュアルキュア型レジンセメントのパナビアフルオロセメント（クラレメディカル）を用いた．レジンセメントのはみ出しを除去した後，十分に光照射して硬化させた（5-3i）．

直接‐間接法を併用した"モノブロック"ブリッジ

［症例5-4］
診断：②1｜①にメタルボンドブリッジが装着されていたが，支台歯の根管治療の必要性からブリッジおよびメタルコアの除去を行った（5-4a）．根管治療と再補綴処置が必要な症例である．

治療経過
　根管治療後の残存歯質は菲薄であり，メタルコアによる再度の支台築造では歯根破折を生じる危険性が高い．このため接着を積極的に用いて歯質を補強する必要がある（5-4b）．
　そこで支台歯に対するモノブロック修復を行い，ポンティックを接着により一体化することでブリッジの作製を行った．すなわち根管治療を行った後，根管内のガッタパーチャやシーラーを十分に除去して新鮮な象牙質面を露出させた．その際，ポスト孔の深さは後から光硬化型ボンディング材を用いて接着が可能な，光が届く範囲内に留める（5-4c）．
　あらかじめスタディモデル上で作製した舌面ウイング付きポンティック（フィルテックA110，3M／ESPEで作製／5-4d，e）を口腔内に試適し，位置決め

［症例5-3］無髄歯に対するモノブロック修復

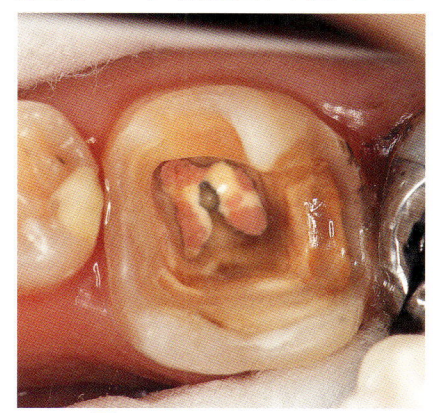

5-3a　6̄のエステニアによるポストアンレー修復．ガッタパーチャを除去して髄床底部を露出．

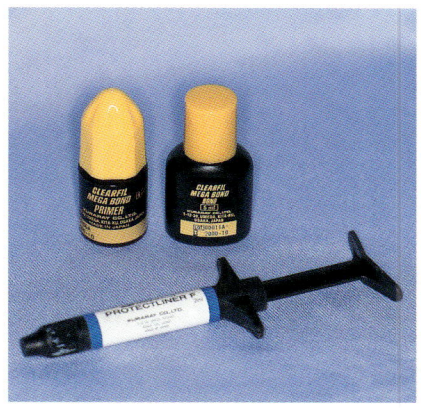

5-3b　レジンコーティングに使用した材料．クリアフィルメガボンドとプロテクトライナーF（ともにクラレメディカル）．

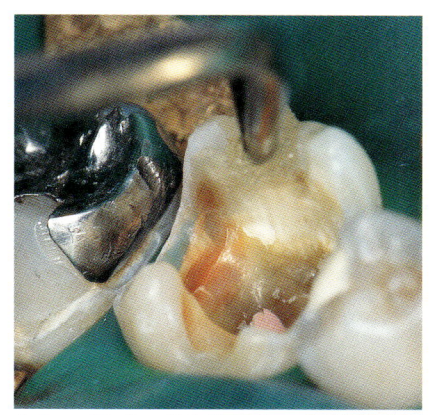

5-3c　ラバーダム防湿後，窩洞内をレジンコーティング．

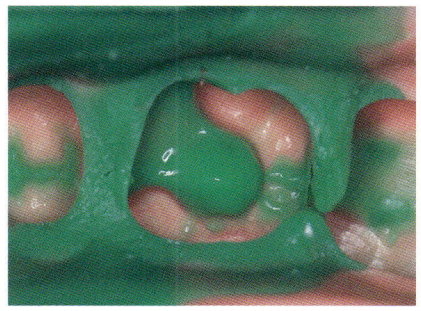

5-3d　寒天-アルジネート連合印象．

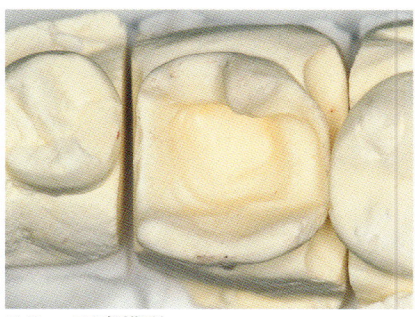

5-3e　石膏模型．

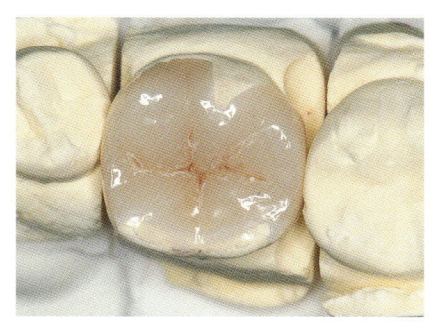

5-3f　模型上で作製したポストアンレー．

5-2g / 5-2h

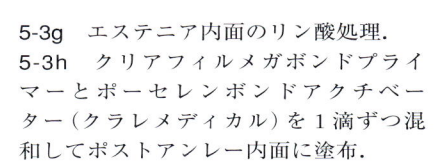

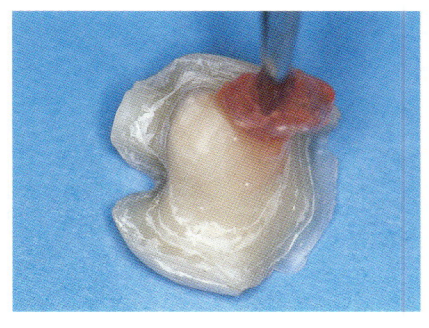

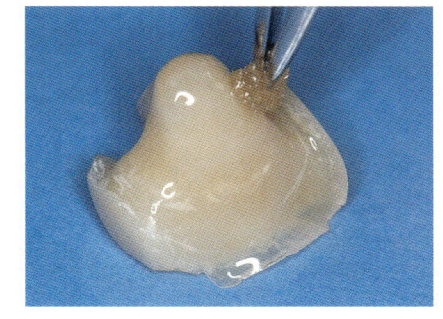

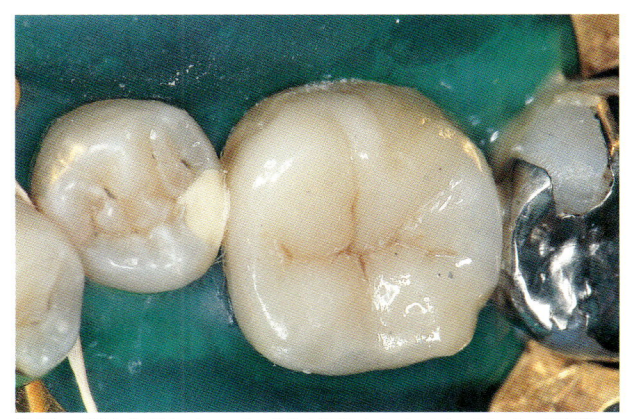

5-3g　エステニア内面のリン酸処理．
5-3h　クリアフィルメガボンドプライマーとポーセレンボンドアクチベーター（クラレメディカル）を1滴ずつ混和してポストアンレー内面に塗布．

5-3i　ポストアンレーをパナビアフルオロセメントで接着．

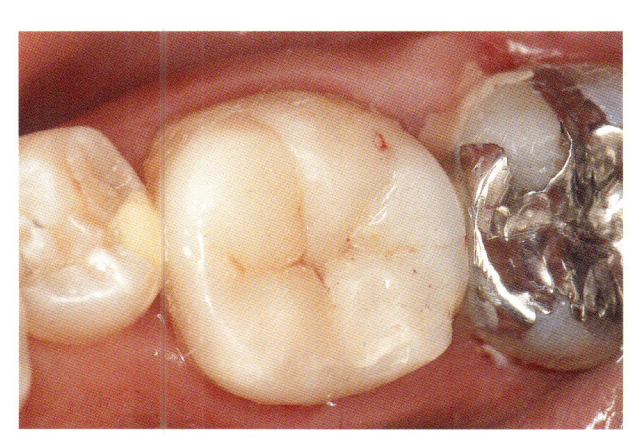

5-3j　ポストアンレー接着後1か月の咬合面観．

う蝕治療のミニマルインターベンション／象牙質－歯髄を守るために

[症例5-4] 直接-間接法を併用した"モノブロック"ブリッジ

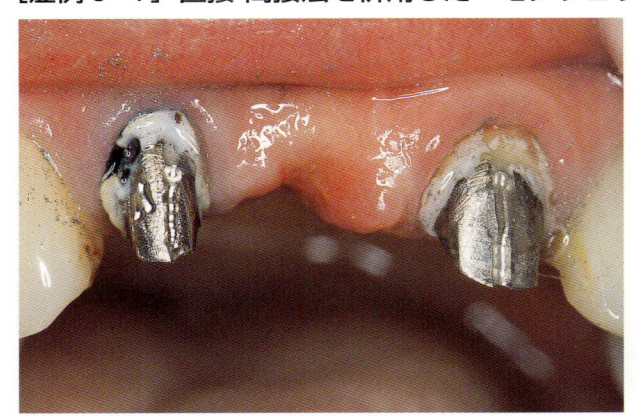

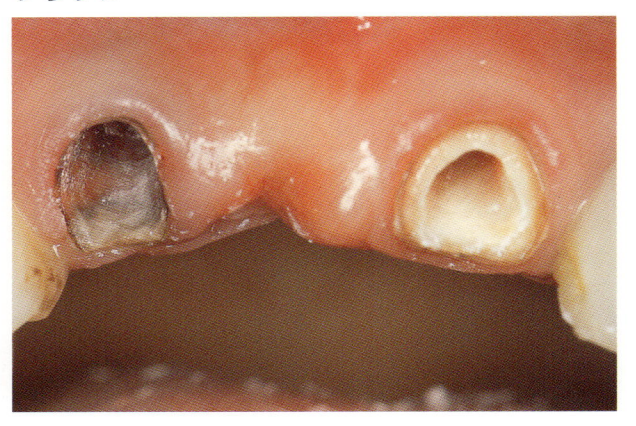

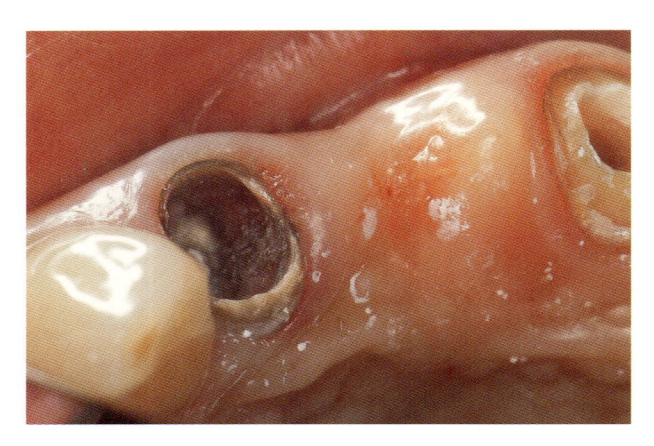

5-4a	5-4b
5-4c	

5-4a　ブリッジ除去後の②1|①.
5-4b　2|の軟化象牙質を除去すると残った歯質は菲薄であり，歯根破折の危険がある．
5-4c　ガッタパーチャ除去後．ポスト孔の深さは光照射可能な範囲に留める．

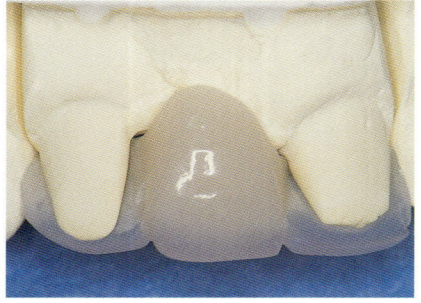

5-4d　ウィング付ポンティック（頬側面観）．
5-4e　ウィング付ポンティック（舌側面観）． 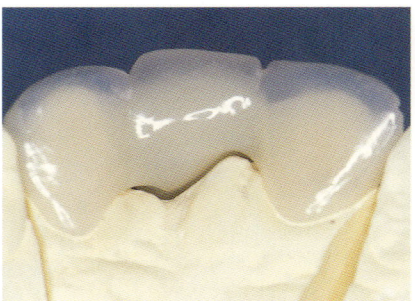
5-4f　ポンティックの口腔内での位置決め． 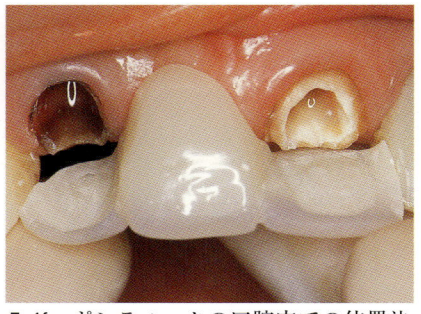

を行う（5-4f）．

その後，歯根部象牙質に光重合型ボンディング材（クリアフィルメガボンド，クラレメディカル）を塗布して（5-4g），光照射して硬化させ，さらにデュアルキュア型コア用レジン（クリアフィルDCコア，クラレメディカル）を塡塞して根管内にファイバーポストを挿入した（5-4h）．

次に舌面ウィング付きポンティックの内面をシラン処理した後，口腔内で位置決めをして（5-4i），コンポジットレジン（フィルテックA110, 3M／ESPE）を内面に盛って支台歯に圧接し，形態を整え，光照射して一体化した（5-4j）．さらに唇側面にコンポジットレジンを追加充塡して，光照射した（5-4k）．その後，形態修正と仕上げ，研磨を行って完成させた（5-4m, n）．

この症例では，修復物は直接法と間接法との組み合わせで構成されているが，盛り上げたコンポジットレジンと後から接着させたウイング付ポンティックは，同一組成であり，接着が強固でしかも応力が分散しやすい構造である．またこのような修復方法を選択することによって，根管治療から修復完了までを1回の来院ですませることができ，治療の短縮

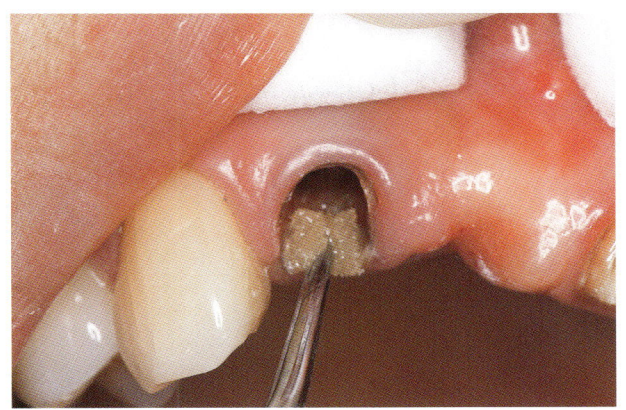

5-4g　クリアフィルメガボンドの塗布．

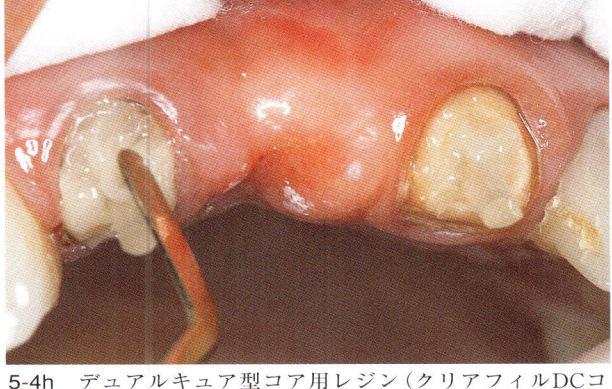

5-4h　デュアルキュア型コア用レジン（クリアフィルDCコア，クラレメディカル）とファイバーポストの挿入．

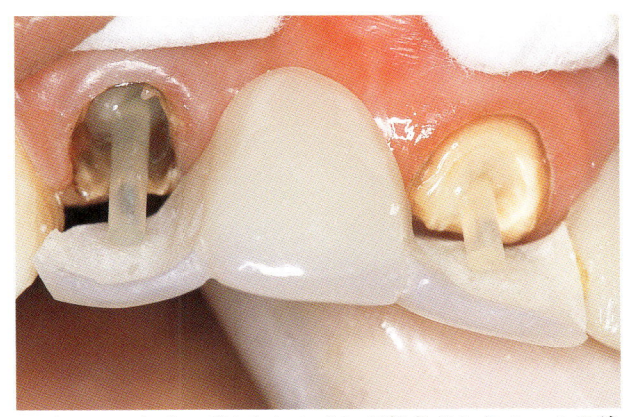

5-4i　ファイバーポストとウイング付きポンティックの試適．

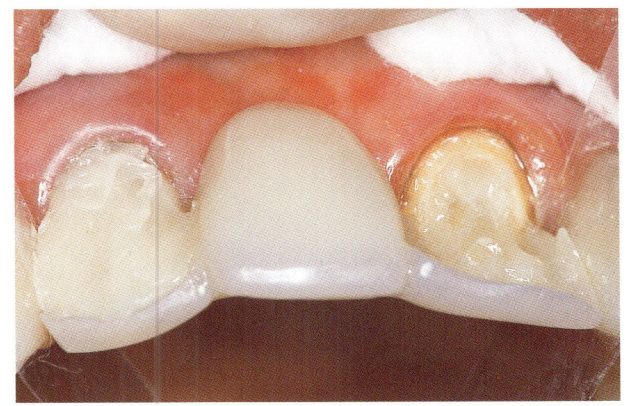

5-4j　コンポジットレジン（フィルテックA110，3M／ESPE）によるポンティックの一体化．

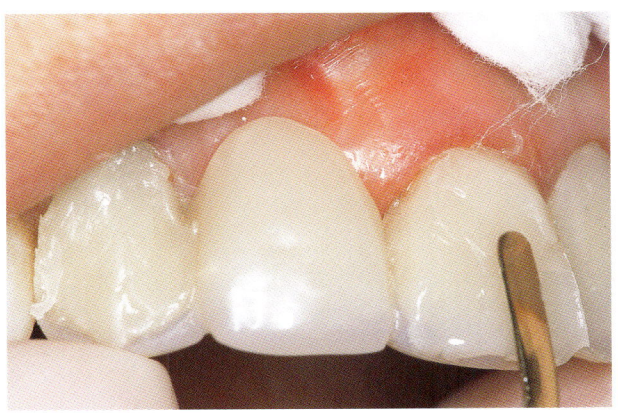

5-4k　唇側面にコンポジットレジンを追加，充填．

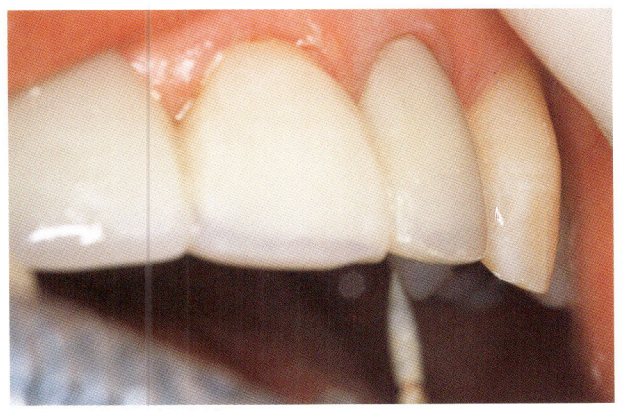

5-4l　形態修正を行う．

を図ることができ，患者にとっても朗報である．

今後の課題

　従来のメタルフリー修復では，材料自体の破折を防ぐために，歯質を犠牲にして材料の厚みを確保してきた．したがって，これまでのメタルフリー修復においては，MIと審美という考え方は，相容れない要素が大きかった．しかし，接着の技術の進歩に伴って歯質保存を優先したさまざまな臨床術式が可能となってきた．

　このような新たな技術，新たな材料の登場は，われわれがこれまで行ってきた臨床形態自体を包括的に見直すチャンスである．ここに紹介した修復法は，多くの研究結果に裏づけられた実験事実に基づいて

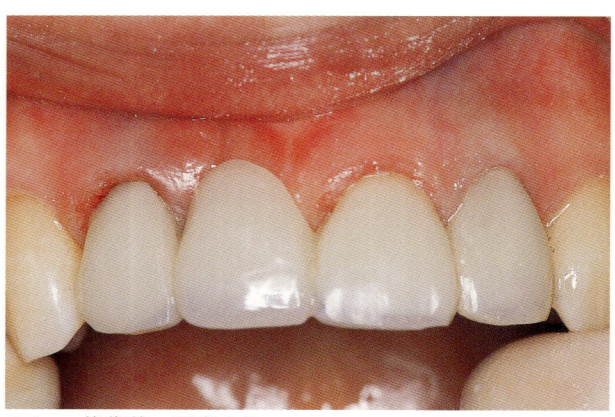

5-4m 修復後,研磨する.

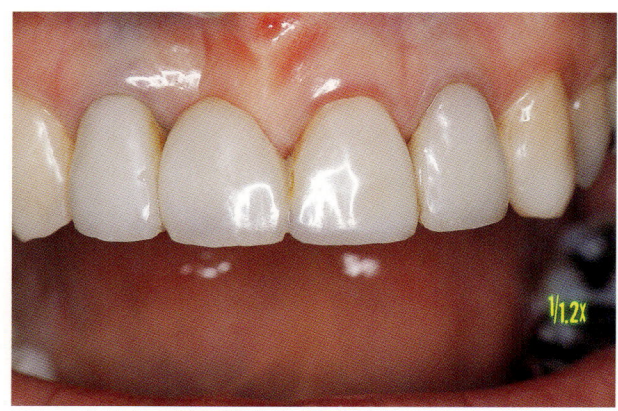

5-4n 術後1か月経過時の口腔内写真.

臨床応用されたものであるが,さらにこれらの新しい修復法については長期臨床経過を追い,修復術式としての評価を確立する必要がある.

参考文献

1. 田上順次,他:齲蝕治療における接着,接着歯学.2000;18(2),154-159.
2. 二階堂徹,他:G.V.Blackの窩洞の今日的意義—接着性修復との比較,歯科評論.1998;2:664,9-11.
3. 二階堂徹,田上順次:最新情報 象牙質知覚過敏の予防と治療,形成・修復に伴う象牙質露出による知覚過敏の発症メカニズムと予防,歯界展望.2001;98(6),1199-1202.
4. 二階堂徹,田上順次:デンタルテクニクス24,無髄歯の修復,東京,口腔保健協会.2002;29-33.
5. Caputo AA, Standlee JP: Pins and posts - why, when and how. Dent Clin North Am. 1976;20:299-311.
6. 福島俊士:誌上ディベイト 鋳造コアかレジンコアか,読後感,出口はどこか,補綴誌.2003;47(2):459-461.
7. 吉田圭一,他:各種合着用セメントの諸性質.補綴誌.1995;39(1):35-40.
8. 二階堂徹,田上順次: Overseas Documentsメタルフリー修復に対する臨床的評価,歯界展望.2003;101(2):362-363.
9. Burrow MF, et al.: Early bonding of resin cements to dentin - effect of bonding environment. Oper Dent. 1996;21:196-202.
10. 佐藤暢昭,他:低粘性コンポジットレジンによる象牙質面接着保護法の実際,接着歯学.1994;12(1),41-48.
11. Nikaido T et al.: Tensile bond strengths of resin cements to bovine dentin using resin coating. Am J Dent. 2003;16:41A-46A.
12. 二階堂徹,他:レジンコーティング法と間接法コンポジットレジン修復,日本歯科評論/別冊2003,実践・新素材による歯冠色修復とその技法,東京,ヒョーロン・パブリッシャーズ.2003;131-135.
13. Momoi et al.: Sealing ability of dentin coating using adhesive resin systems. Am J Dent. 2003;16:105-111.
14. Jayasooriya PR, et al.: Effect of resin coating on bond and Restorative Dentistry. 2003;15(2):38-45.
15. Jayasooriya PR, et al.: Effect of a "Resin-coating" on the interfacial adaptation of composite inlays, Operative Dentistry. 2003;28(1):28-35.
16. 二階堂徹,他:接着を臨床に生かすための窩洞形態,the Quintessence Year Book '99. 1999;52-59.
17. 寺野肇,他:コンポジットレジン修復によるう蝕治療時の痛みに関する研究.口病誌.2000;67:111.
18. 中野恵,他:印象材が象牙質レジンコーティング面とレジンセメントとの接着に及ぼす影響.接着歯学.1999;17:198-204.
19. 高野由佳,他:印象採得後のレジンコーティング面の肉眼的およびSEM観察,接着歯学.2001;19(2):117-124.
20. 二階堂徹,他:仮封材がデュアルキュア型レジンセメントと低粘性レジンとの接着に及ぼす影響,歯材器.1993;2(6):655-661.
21. 二階堂徹,田上順次: 特集:接着性レジンセメントの選択基準をめぐって,1.保存の立場からみた接着性レジンセメントの間接修復法における選択基準,the Quintessence. 2004;23:6;38-43.
22. Swanson K, Madison S: An evaluation of coronal microleakage in endodontically treated teeth, Part 1. Time periods; J Endodont. 1987;13:56-59.
23. 長谷川誠実:支台築造操作と根管充填歯の再感染,第1報 ポスト形成に伴うポスト孔感染の臨床的検討,日歯保存誌.1997;40(4):994-999.
24. 丸岡令奈,他:レジンコーティング法によるコロナルリーケージの抑制効果,日歯保存誌.2003;46春季特別号:36.
25. 石原正隆:支台築造された失活歯の残存歯質が破折強度および破折様相に与える影響.鶴見歯学.1998;4:157-170.

6 MIコンセプトを活かすレジンによる直接覆髄

6-1 MIコンセプトを活かすレジンによる直接覆髄
　　冨士谷盛興

う蝕治療のミニマルインターベンション／象牙質－歯髄を守るために

1 MIコンセプトを活かすレジンによる直接覆髄

広島大学大学院医歯薬学総合研究科・保存修復学研究室

冨士谷盛興

直接歯髄覆罩の点数が大幅に引き上がる

　近年，カリオロジーの伸展と歯質接着性材料の飛躍的進展によりMIのコンセプトに基づいたう蝕治療[1]，すなわち健全歯質を極力保存し接着技法を駆使して修復する治療法が急速に普及している．したがってMI臨床においては，歯質のみならず歯髄も極力保存すべきであるという概念に異論を唱える人は，もはやほとんどいないであろう．

　ところが，MIコンセプト実践の急速な拡がりに，いわば立ちはだかるように存在するのが現在の保険診療といっても過言ではないと思われる．歯髄を極力保存する治療法がいかに重要か理解できていても，抜髄処置の方が診療報酬が高いという現実においてその狭間に悩む場合が多い．

　このような状況下で，平成16年度の歯科診療報酬点数の改定がなされ，直接歯髄覆罩の点数が大幅に引き上げられた．歯科医療経済に直接関係する事柄でもあり，評価すべきことである．

　本章では，レジンによる直接覆髄処置を中心に，MIコンセプトを活かす直接覆髄処置の基本的な考え方と臨床的成功のポイントを展開したい．

臨床における直接覆髄の捉え方

　MI臨床において，いかなる場合でも歯髄保存処置を行わなければならないというつもりはまったくない．図1のような症例の場合，実際には抜髄処置が施されることが多いのではないだろうか．われわ

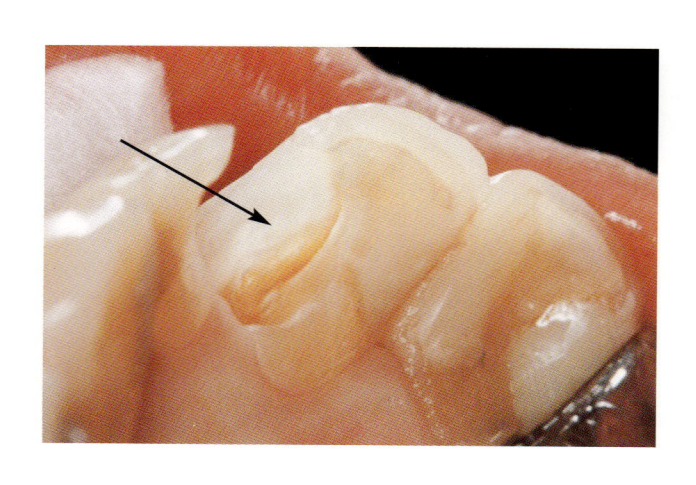

[抜髄処置か，直接覆髄処置が適当か？]

図1　感染象牙質除去後，なお一層の完全を期するために切削したら，図らずも点状露髄（矢印）してしまった症例である．歯髄はほぼ健全に近いと思われる．
　術後疼痛出現を含めた直接覆髄処置の予後を確実に判断できる診断術が確立されていれば，処置法の選択に迷うことはないであろう．

6-1 MIコンセプトを活かすレジンによる直接覆髄

[症例6-1] 5̲|のレジンによる直接覆髄例

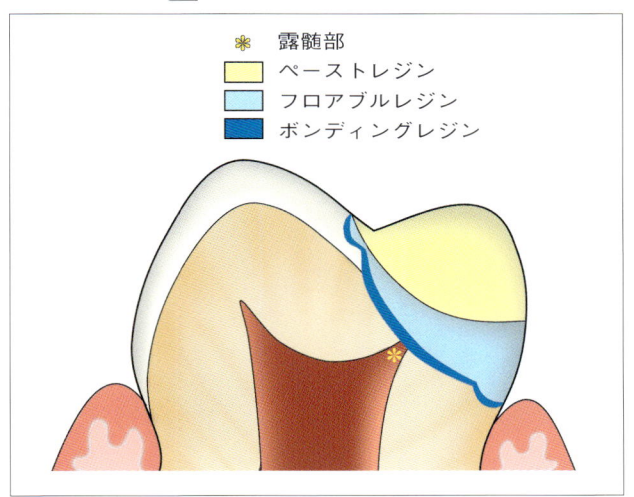

```
露髄部
ペーストレジン
フロアブルレジン
ボンディングレジン
```

6-1a　レジンによる直接覆髄のイメージ図.

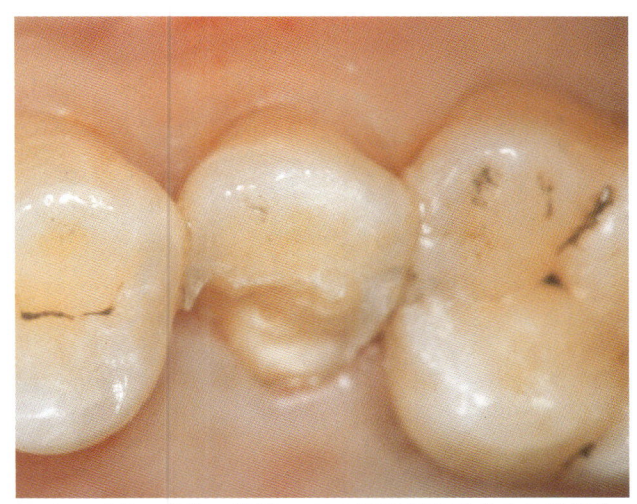

6-1b　53歳，男性．術前．5̲|の口蓋側咬頭を含み破折後，直ちに来院．

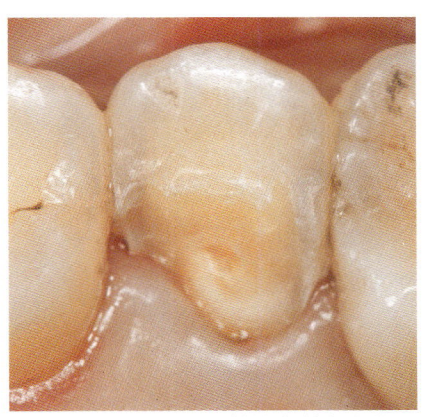

6-1c　浸潤麻酔下で新鮮歯質を出すために破折面を一層削除した後，咬合圧を受け止められるように歯肉側窩縁と咬合面部の窩縁にラウンドベベル（いわゆるアゴのような形態）を付与しているところに注目（6-1aのイメージ図参照）．歯肉側窩縁は歯肉縁上である．

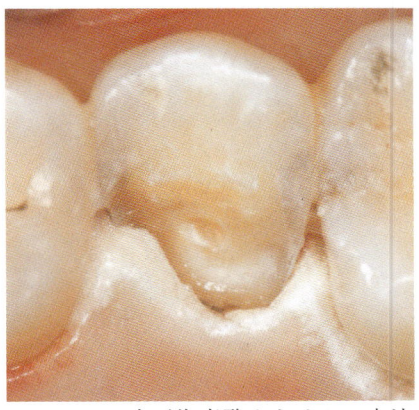

6-1d　10％次亜塩素酸ナトリウム水溶液と3％過酸化水素水の交互洗浄（ケミカルサージェリー）後．溢出した薬液で歯肉が白色化している．完全止血していることに注意．本症例は，防湿のコントロールが可能なため簡易防湿下で施術した．

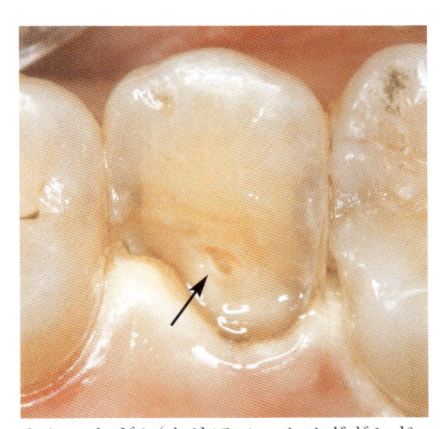

6-1e　レジン（クリアフィルメガボンド，クラレメディカル）による直接覆髄．完全止血された露髄部が，光照射硬化されたボンディングレジンを通して観察されなければならない（矢印）．

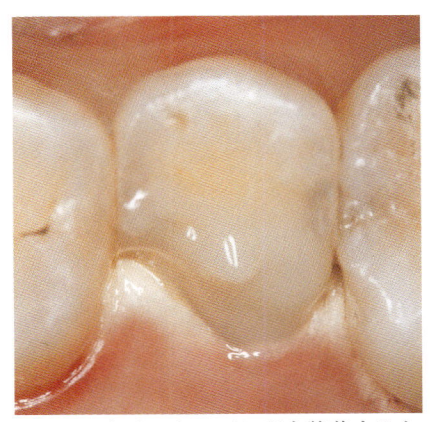

6-1f　マトリックスバンドを装着するための立ち上がり部分を調製するために，フロアブルコンポジットレジン（フィルテックフローA2，3M／ESPE）を一層塗布し，光照射重合．

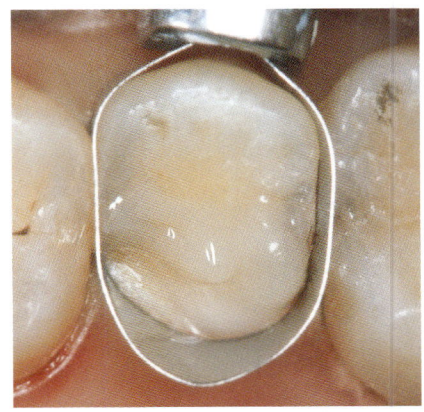

6-1g　マトリックスバンド装着．

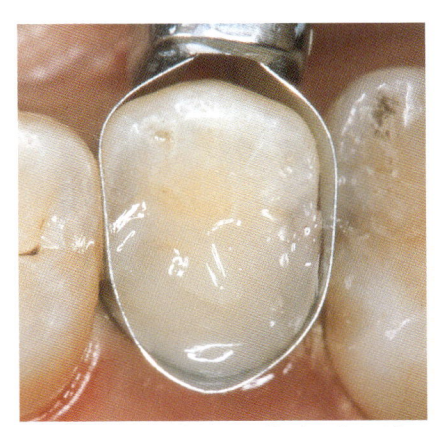

6-1h　フロアブルコンポジットレジン（フィルテックフローA2）を追加填塞．

6　MIコンセプトを活かすレジンによる直接覆髄

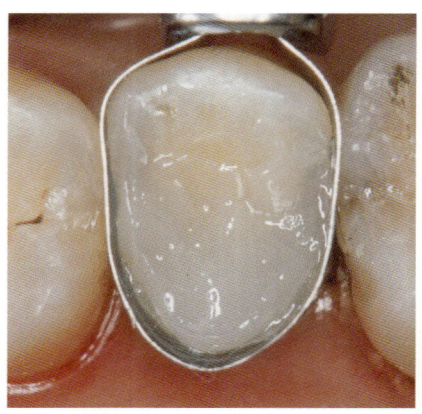

6-1i　ペーストレジン（フィルテックシュープリームB１E，3M／ESPE）填塞．

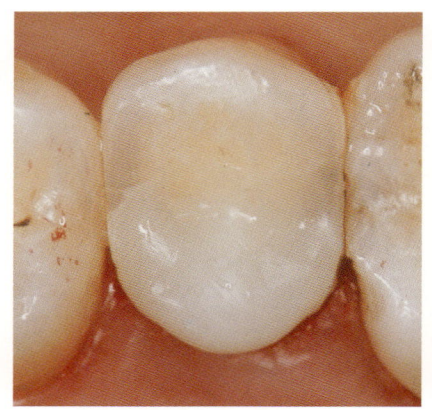

6-1j　術直後の咬合面観．

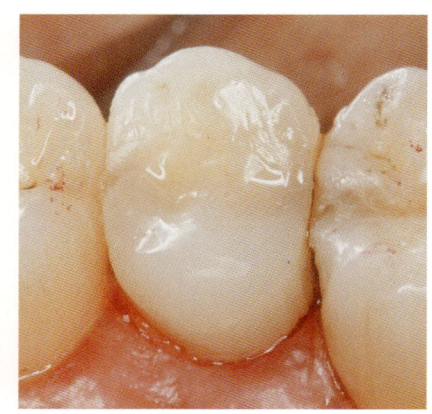

6-1k　術直後の口蓋側面観．

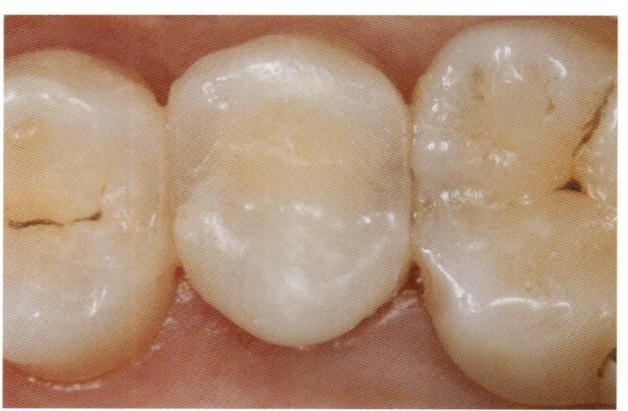

6-1l　３か月後の咬合面観．

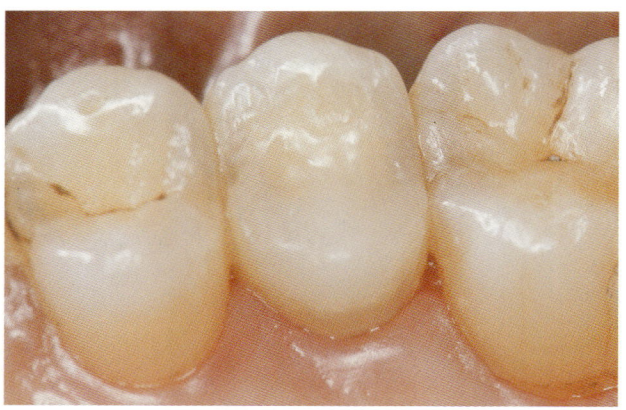

6-1m　３か月後の口蓋側面観．経過良好である．

れも歯科医療を生業として生活しており，直接覆髄処置を行うことにより歯科医院の経営に悪影響があるならば当然行うべきではないと考える．

　抜髄処置か歯髄保存処置か処置法の選択にあたっては，患者の意向がもちろん最優先である．しかし，直接覆髄後の疼痛発現による患者の精神的・肉体的負担とそれに伴う歯科医院の評判や信用問題，あるいは処置に要する時間と経済性なども選択基準として当然考えるべきである．

　ところが，図１の症例が自分の歯ならばどうであろうか？　恐らくは，歯髄保存をまずは図ろうとするであろう．無髄歯の悲劇的顛末を熟知しているからこそである．直接覆髄処置の成否が確実に判断できる歯髄の診断法の確立と当該施術にかかわる経済性の保障があれば，MI歯学のコンセプトとその実践との狭間で悩む必要はない．MI歯学を実践すべき現在，レジンによる直接覆髄を効果的に活かすことも念頭に置き，歯髄保護処置を行うべきである．

レジンの直接覆髄は必要なのか？

　症例6-1の新鮮破折露髄歯の場合，MI臨床において抜髄か歯髄保存か処置法を悩むケースではないだろうか．

　水酸化カルシウム製剤を用いた直接覆髄により何とか歯髄を保存し，グラスアイオノマー系セメントで築造後，審美性を考慮した修復処置としてG.V.Blackのコンセプトに立脚した従来型の4/5冠修復を施すとしよう．修復物の脱落を回避するためには機械的保持形態を付与しなければならない．近遠心両隣接面の削除，頬側半分の残存歯質内に側室か縦溝のような補助的保持形態の付与，さらに頬側咬頭の削除も含めた咬合面削除を行う必要がある（図２）．破折により健全歯質を多量に失った上，窩洞形成のため健全歯質の追加削除を余儀なくされる．金属焼付ポーセレンでも同様であり，この場合は

[従来型の4/5冠窩洞形成]

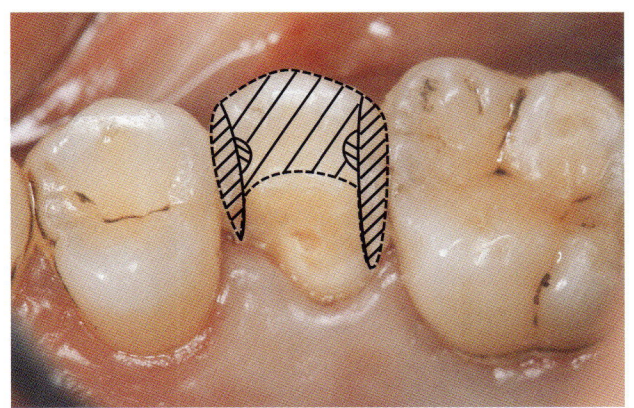

図2　4/5冠窩洞形成のため，削除すべき健全歯質部分を示す．

[生活歯支台歯形成時の偶発的露髄]

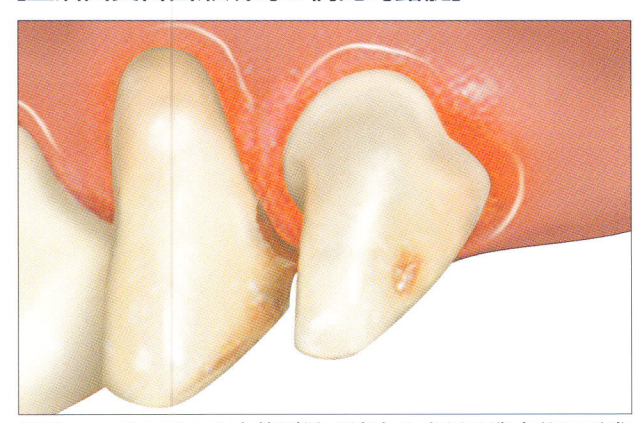

図3　レジンによる直接覆髄が適当な症例は臨床的に正常な歯髄である．MI臨床においては，歯髄の保存と術後疼痛の回避を目的としてスーパーボンドDライナーデュアル（サンメディカル）＋フロアブルレジンの組み合わせで，直接覆髄＋象牙質コーティングが推奨される．

残った頰側半分の歯質をほとんど削除することになる．

ところが，歯質の大量削除による術後疼痛の出現，あるいは抜髄により無髄歯となった場合の悲劇的顛末は周知の経験的事実である．したがって歯質接着材の発達した現在では，まずはMI修復として歯質をほとんど削除しないで歯質接着材を駆使した修復を施し，それでうまく行かなければ従来の機械的アプローチによる方法で再修復する方針を考慮すべきであろう．その際，象牙質の被着面積を最大限に確保するために，レジンによる直接覆髄も視野に入れておく必要がある．

治療法の選択にあたっては，患者の意向，あるいは自院の経営などへの影響が優先されることは当然であるが，レジンによる直接覆髄も含めたMI修復を，実践すべき治療法の一つとして考えるべき時代になっていることを認識すべきである．

レジンによる直接覆髄の適応症

レジンには，水酸化カルシウム製剤が有するような殺菌的な薬理作用はない．そのため，IPC（暫間的間接覆髄法）に代表される「待機的療法」が必要な病的歯髄においては，レジンによる直接覆髄は禁忌である．また，深い窩洞におけるう蝕除去中の露髄も，フェイルセーフの求められる臨床においては避けた方が無難である．

一方，レジンはその接着性に関し臨床操作性に影響されやすいテクニックセンシティブな材料である[2,3]．接着操作に失敗し，辺縁漏洩により細菌が歯髄に侵入すると，歯髄は壊死に陥る[4]．したがって，出血はもちろんのこと防湿のコントロールが完全にできない症例も禁忌である．

MIコンセプトを活かすレジンによる直接覆髄が適当な症例は，水酸化カルシウム製剤に代表される従来の覆髄材には歯質接着性がないことから覆髄処置ができず抜髄していたケースである．つまり，スライスカットや支台歯形成など外側性の窩洞形成時，あるいは破折時などの臨床的に正常歯髄の偶発的露髄に現在のところ限るべきである（図3）．確実性の求められる臨床では，従来の直接覆髄が適応可能な症例までわざわざレジンで処置する必要はないと考えている[5]．

レジンによる直接覆髄で歯髄は壊死しないのか？

レジン修復における歯髄刺激の要因は，修復後に惹起された辺縁微小漏洩とそれに伴う細菌感染であり，レジン自体の化学的刺激のみで，歯髄が重篤な炎症に陥ることのないことはもはや周知の事実である[1,4,6,7]．しかし，レジンの直接覆髄材としての可能性が本格的に検討されるようになって以来[8-10]，レジ

[レジンによる直接覆髄失敗例]

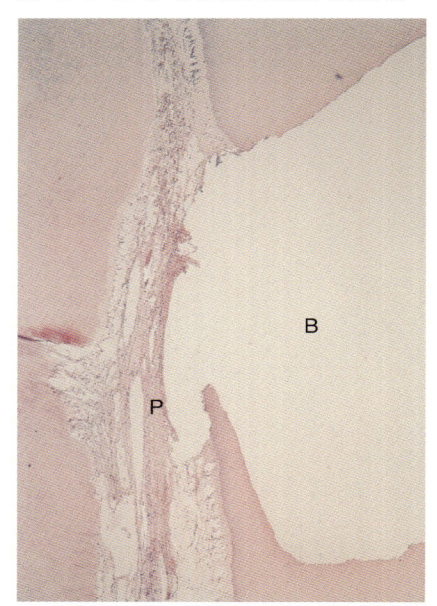

図4　クリアフィルライナーボンドⅡΣ（光重合）による直接覆髄90日後の病理組織像（HE染色）．細菌感染がなくても歯髄は壊死に陥っている．
B：ボンディング材，P：歯髄．

[レジンによる直接覆髄成功例]

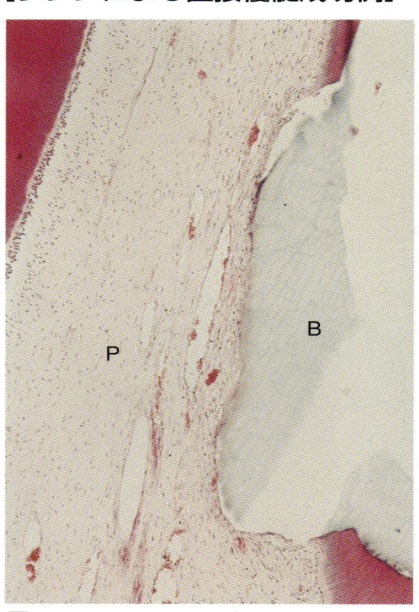

図5a　クリアフィルライナーボンドⅡΣ（光重合）による直接覆髄3日後の病理組織像（HE染色）．
B：ボンディング材，P：歯髄．

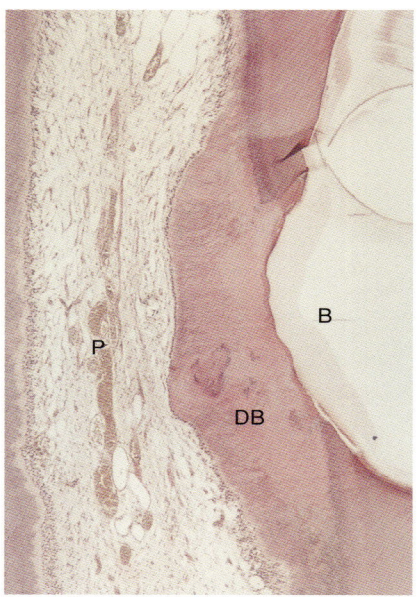

図5b　90日後の病理組織像（HE染色）．レジン直下の歯髄にはほとんど炎症は認められず、デンティンブリッジを形成して治癒している．
B：ボンディング材，P：歯髄．
DB：デンティンブリッジ

[直接覆髄と歯髄組織との界面]

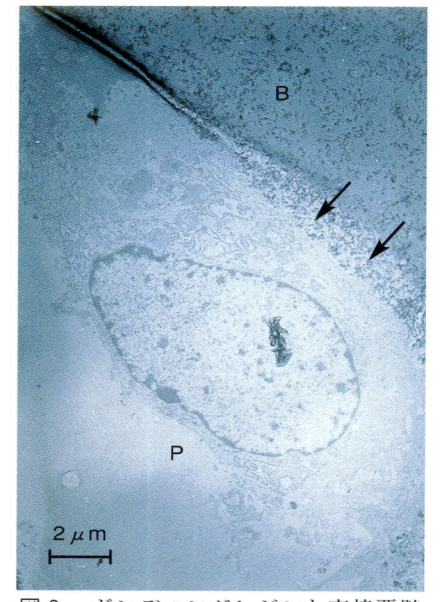

図6　ボンディングレジンと直接覆髄された歯髄組織との界面の透過電子顕微鏡像（UA/LC 2重染色）．紡錘形の細胞が、クリアフィルライナーボンドⅡΣに含まれるマイクロフィラーなどを貪食している様子（矢印）が観察される．
B：ボンディング材，P：歯髄．

[RT-PCR法による培養歯髄細胞の分化に関する検討]

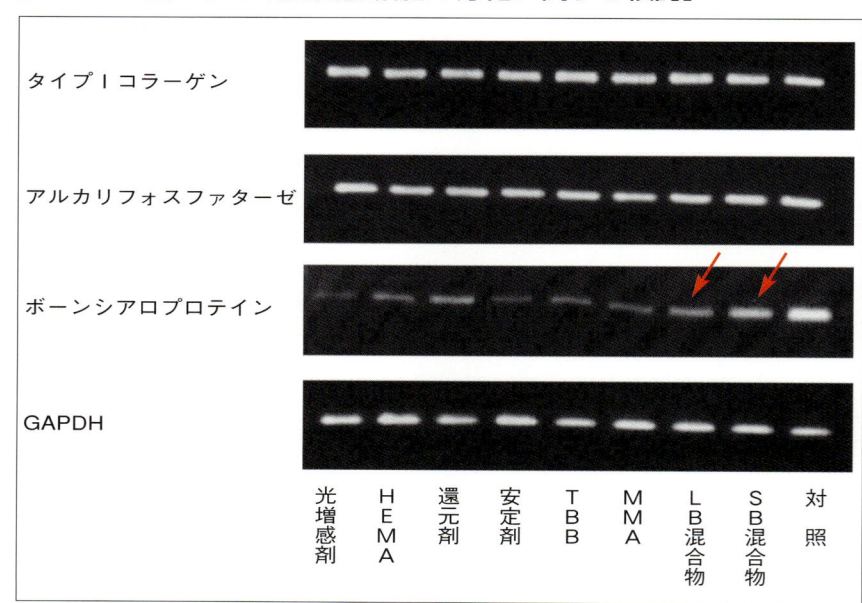

図7　クリアフィルライナーボンドⅡΣ（LB）およびスーパーボンドDライナーデュアル（SB）の構成成分に暴露された培養ラット歯髄細胞の分化能を検討したところ、石灰化能の指標のひとつであるボーンシアロプロテインの発現において、各種成分単独では細胞毒性が認められたが、それらを混合すると毒性は相殺された．LB混合物およびSB混合物では、単独の場合より白っぽく発現していることに注意（矢印）．

[直接覆髄材としてエビデンスの確認されているレジン接着システム]

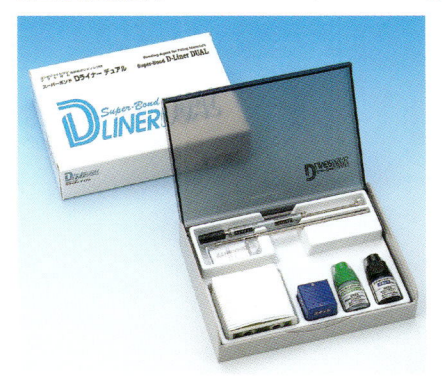

図8a　スーパーボンドDライナーデュアル（サンメディカル）．

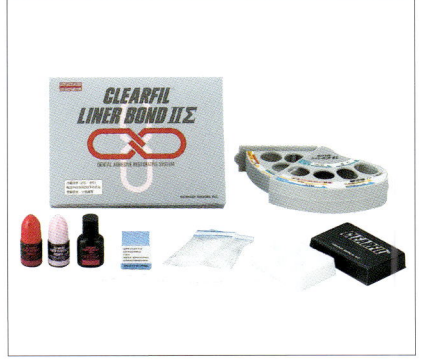

図8b　クリアフィルライナーボンドIIΣ（クラレメディカル）．

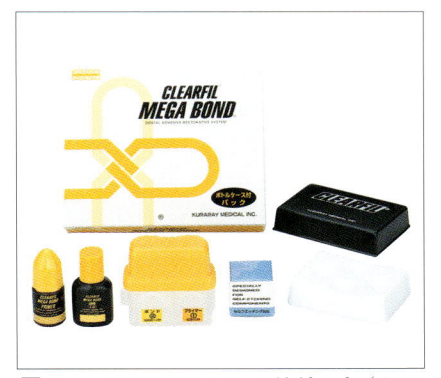

図8c　クリアフィルメガボンド（クラレメディカル）．

ンの化学的毒性により歯髄が壊死を起こすのではないかという懸念が再び沸き起こり，それは依然としてくすぶっている．

臨床における研究やサルを用いた実験病理学的研究によると，レジンで直接覆髄された歯髄が歯髄壊死に陥ること[11]も（図4），デンティンブリッジを形成して治癒すること[4,12]もいずれも事実である（図5）．また，レジンの細胞毒性も憂慮されており[13]，レジンの構成成分が急性毒性，あるいは遺伝毒性として働くのも事実である[14-16]．では，これらの相対する事実をどう解釈すればよいのだろうか？

直接覆髄におけるレジンの化学的毒性について

直接覆髄直後のボンディングレジンからは未重合の成分などが溶出し，それらは細胞毒性を有する．培養歯髄細胞に暴露されたならば，急性毒性により壊死に陥るレベルである[14]．しかし，直接覆髄された実際の歯髄は，溶出構成成分に対し個々の細胞が対応しているのではなく組織として対応している．もちろん，その毒性により急性炎症は惹起されるが，歯髄壊死に必ず至るほど重篤なものではない．すなわち，多種多様の任務を担った細胞の出現や歯髄組織における循環などが，溶出成分を吸収しその毒性を緩和しているものと思われる[4]（図6）．

時間の経過とともに溶出成分が少なくなってくると，溶出した物質が相互に反応して物質変化をきたし，化学的毒性は相殺されるようになることが明らかとなっている[17,18]（図7）．換言すれば，直接覆髄に用いられたレジンは永久に細胞毒性を有するわけではないのである．そして，この時点で歯髄は炎症性変化から修復機転に移行するものと考えられる[17]．

したがって歯髄組織に活力がある場合は，直接覆髄に用いたレジンから溶出する成分の化学的毒性に対応できるであろう．しかし活性が落ちていると，細菌感染がなくともその毒性で重篤な炎症や歯髄壊死に陥る可能性も否定できない（図4）．いずれにせよ，レジンで直接覆髄された歯髄においては，条件が整えばレジンの化学的刺激は存在するものの一過性であり，いずれデンティンブリッジを形成して治癒する機転が起こるのである[4]．

しかし，このように安全性に関する問題点が完全に解決されていない現状下で，確実性の求められる実際の臨床においては，レジンの直接覆髄は慎重に行い，その効果を最大限に活かすよう配慮すべきである．なお直接覆髄に適当なレジン，および成功のための臨床的要件に関しては後述する．

直接覆髄に適当なレジン

重合様式も直接覆髄の予後に影響する

レジンの種類によっては，細菌感染がなくても治癒が遅延し，予後に大きく影響する場合もあるので注意を要する．すなわち，使用したボンディングレジンの種類（Bis-GMA系かMMA系か），あるいはその重合様式（光重合か化学重合か）により，直接覆髄

[サルにおける直接覆髄実験]

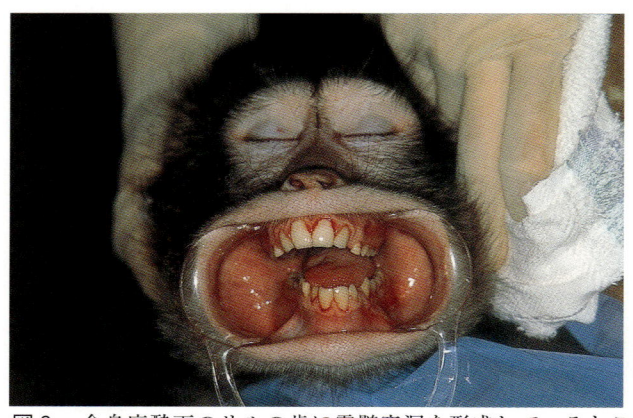

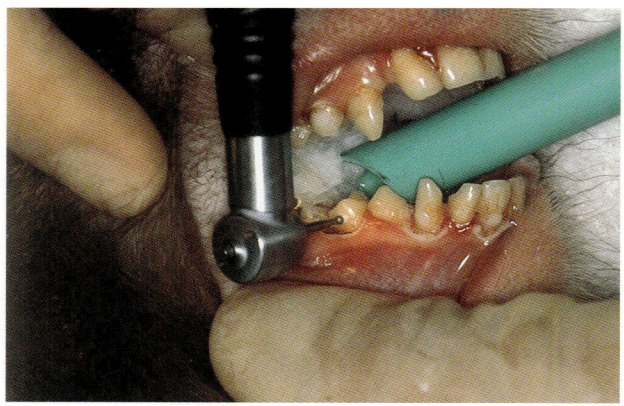

図9　全身麻酔下のサルの歯に露髄窩洞を形成しているところ．動物実験は，実験動物保護のためのプロトコールを作成して遂行されなければならない．

[クリアフィルライナーボンドⅡΣにより直接覆髄された歯髄の病理組織像：光重合と化学重合の違い]
HE染色．ボンディング材（B）は，病理組織試片調製時に脱落した．P：歯髄，DB：デンティンブリッジ

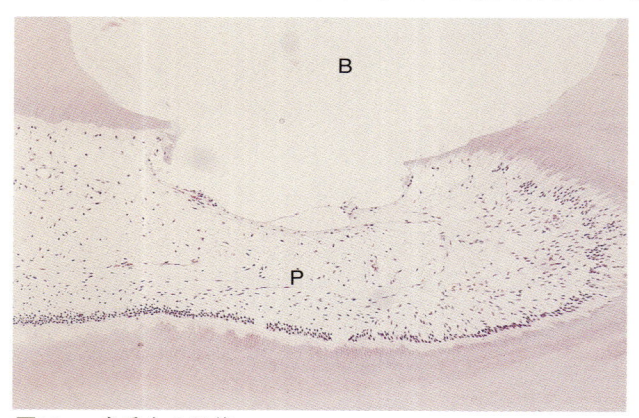

図10a　光重合3日後．

図10b　光重合90日後．

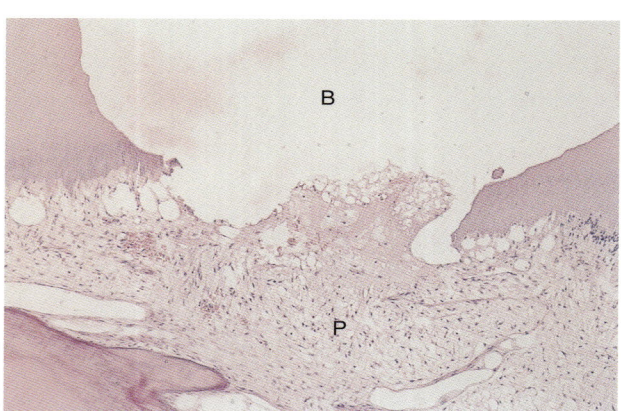

図10c　化学重合3日後．

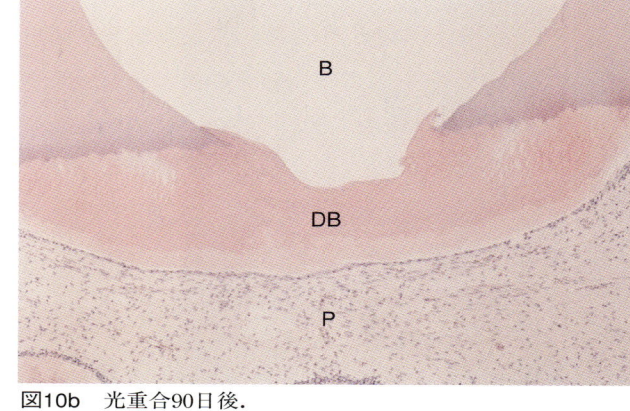

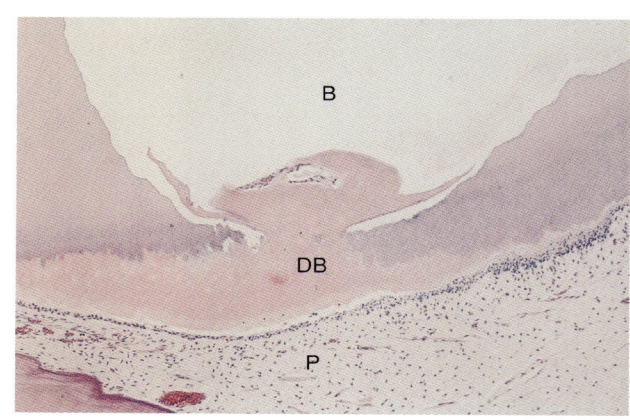

図10d　化学重合90日後．

された歯髄の治癒の様相が大きく異なることが現在判明している．換言すれば，選択されたレジンの種類や重合様式により治癒が遅延する危険性のあることが明らかとなっている．現在のところ，硬化特性に優れた光重合タイプのボンディングレジンが推奨される（図8）．その根拠となったエビデンスは，サルを用いた実験病理学的研究により明らかにされた[4, 19-21]（図9）．

図10は，Bis-GMA系レジンのクリアフィルライナーボンドⅡΣ（クラレメディカル）を用いて，直接覆髄したサルの健全歯髄の病理組織像（HE染色）である．光重合した場合，ボンディングレジンは迅速

[スーパーボンドDライナーデュアルにより直接覆髄された歯髄の病理組織像：光重合と化学重合の違い]

トルイジンブルー染色．B：ボンディング材，P：歯髄，DB：デンティンブリッジ，SH：ソフトティッシュハイブリッド（樹脂が軟組織に含浸した層），＊：ソフトティッシュハイブリッドの残遺，★：取り残された歯髄

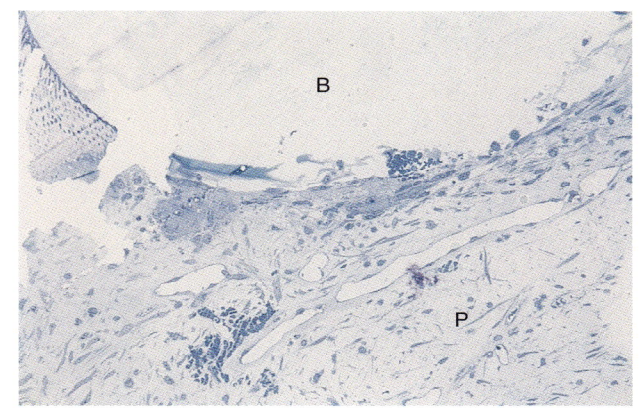

図11a　光重合3日後．

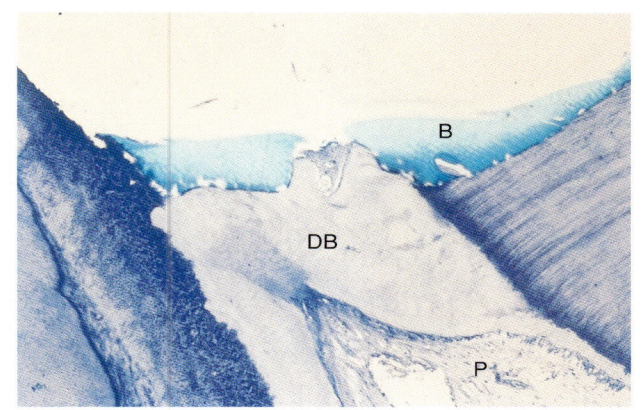

図11b　光重合90日後．

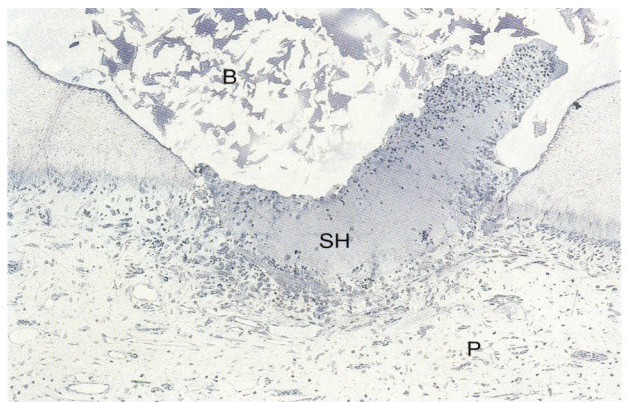

図11c　化学重合3日後．

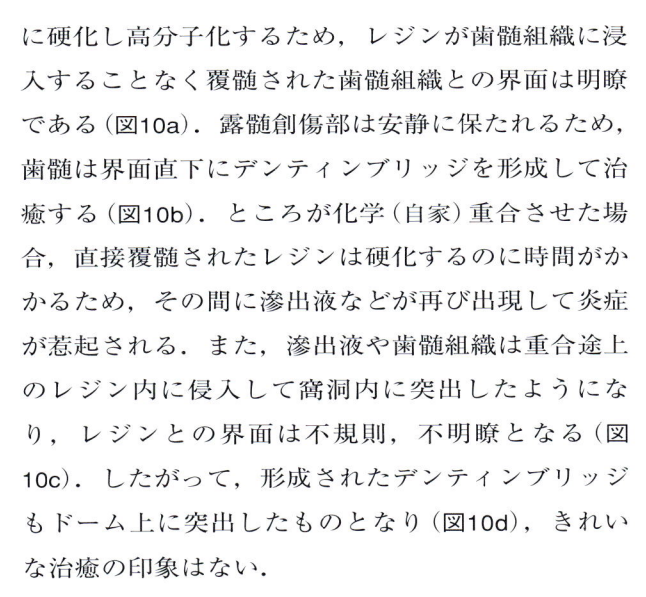

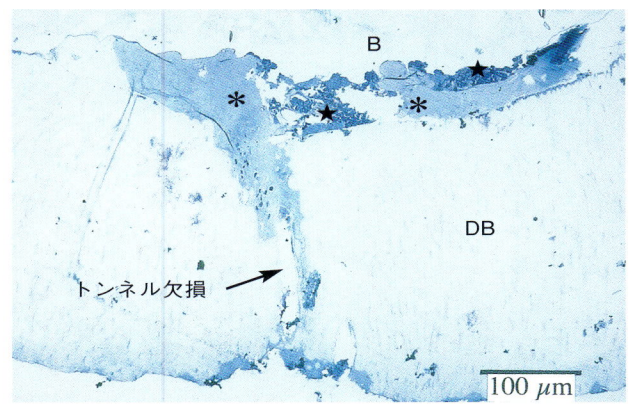

図11d　化学重合90日後．

に硬化し高分子化するため，レジンが歯髄組織に浸入することなく覆髄された歯髄組織との界面は明瞭である（図10a）．露髄創傷部は安静に保たれるため，歯髄は界面直下にデンティンブリッジを形成して治癒する（図10b）．ところが化学（自家）重合させた場合，直接覆髄されたレジンは硬化するのに時間がかかるため，その間に滲出液などが再び出現して炎症が惹起される．また，滲出液や歯髄組織は重合途上のレジン内に侵入して窩洞内に突出したようになり，レジンとの界面は不規則，不明瞭となる（図10c）．したがって，形成されたデンティンブリッジもドーム上に突出したものとなり（図10d），きれいな治癒の印象はない．

一方，図11は，4-META/MMA-TBB系レジンのスーパーボンドDライナーデュアル（サンメディカル）の場合である．光重合したときの治癒の様相はライナーボンドIIΣの光重合した場合とほぼ同様で，レジンと組織との界面は明瞭であり（図11a），界面直下にデンティンブリッジを形成して治癒している（図11b）．しかし化学（自家）重合させた場合は，ライナーボンドIIΣよりも炎症が惹起され，治癒も遅延する．

その理由は以下のように考えられる．すなわち，直接覆髄初期には，MMA系レジンはBis-GMA系に比しレジンの分子量が小さい，あるいは生体親和性が良いなどの理由からボンディングレジンが硬化する前に歯髄組織内に浸入，含浸して硬化した層であるソフトティッシュハイブリッド（樹脂が軟組織に含浸した層）が形成される．ところが，本層は歯髄組織が外来異物としか認識せず，急性炎症ならびに吸収（貪食）機転が惹起され，治癒が遅延する（図11c）．その結果，歯髄組織やソフトティッシュハイブリッドの一部がボンディング材と形成されたデンティンブリッジとの間に取り残され，このためデンティンブリッジ内には細いトンネル状の欠損が生じる（図11d）．レジンの象牙質接着において必要不可

[レジン－象牙質接着界面における樹脂含浸層]

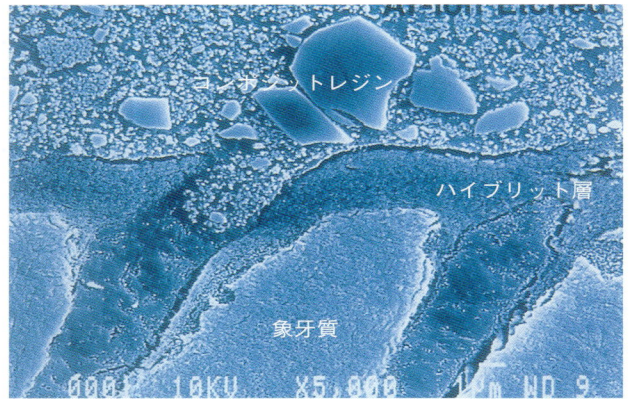

図12 レジンの象牙質に対する強固な接着のためには，質の良いハイブリッド層（樹脂含浸層）が必要不可欠である．

欠であるハイブリッド層形成とは全く意味合いが異なる（図12）．露髄創傷部に感染が起こらなければ歯髄はいずれ治癒を起こすが，修復機転はかなり遅延し，きたない治癒の印象は拭えない（図11d）．

要求される物理的・機械的諸条件

生物学的に安全で硬化特性の優れた適当なボンディングレジンを直接覆髄材料として選択しても，そのレジンが以下の物理的・機械的諸条件を満たさなければならない．

すなわち，
①出血や滲出液など防湿のコントロールされた露出歯髄表面に素早く気泡なくぬれること
②迅速に硬化したレジンはその後，溶解したりしないで物性的に安定していること
③周囲の象牙質窩壁やエナメル質窩縁にレジンはギャップなく良好な接合状態を長期にわたって維持し，辺縁微小漏洩による細菌感染がないこと
など，露髄創傷部の安静が保たれなければ歯髄は治癒しないことも明らかにされている[4, 19-21]．

レジンによる直接覆髄を成功に導く臨床的ポイント

外せない臨床上のポイント

覆髄に使用されるレジン製品により，直接覆髄の予後成績が異なる場合があることは既に述べた．したがって，ボンディングレジンの選択とその使用法には慎重を期すべきである．ところで直接覆髄成功には，さらに臨床術式上クリアすべき関門，条件がある．これらのポイントの方が，どちらかというと臨床的には大きな影響力を有し，臨床成績を左右するので注意を要する．

レジンにより直接覆髄された歯髄組織がデンティンブリッジを形成して治癒するには，露髄窩洞に対しレジンは良好な辺縁封鎖性と窩壁適合状態を維持しなければならない．その獲得のためには，レジンはその接着性に関しテクニックセンシティブな材料である[2]ことを念頭に置き，フェイルセーフの求められる実際の臨床において，その接着操作に細心の注意を払わなければならない．

またボンディング操作時に，術野の防湿，および露髄創傷部における滲出液や出血も完全にコントロールされていなければならない．とくに止血が完全ではないと，レジンの接着不全から辺縁微小漏洩による細菌侵入が惹起され，重篤な歯髄炎か最悪の場合歯髄壊死に陥る危険性があることを肝に銘じておく必要がある（症例6-2）．

レジンによる直接覆髄を成功に導く判断基準とキーファクターを，デシジョンツリーとして図13に示す．いずれの要件も満たさなければ覆髄の成功はあり得ない．

それらのなかでもポイントとなるのは，
①術野の防湿と無菌化が可能であること．具体的には，ラバーダム防湿が可能な症例でなければならない．したがって，歯肉縁下に窩縁が存在する症例は歯肉切除で対応するか，それが不可能ならば禁忌症である
②次亜塩素酸ナトリウム水溶液と過酸化水素水の交互洗浄（ケミカルサージェリー）による汚染物質の除去と，露髄部を含めた窩洞の洗浄消毒を必ず行うこと（図14，15）．露髄創傷部の歯髄組織には切削片が必ず迷入しており，少々の出血では排除されることもなく，また慢性炎症を惹起するなど治癒の妨げとなる場合が多い．したがって，止血前のケミカルサージェリーは必須である（図16）．施術は，シリンジで行うより綿球で行う方が，シリンジの先で不用意に露髄部を傷つけることなく

6-1 MIコンセプトを活かすレジンによる直接覆髄

[症例6-2] 直接覆髄処置時に止血に失敗し，歯髄壊死した症例

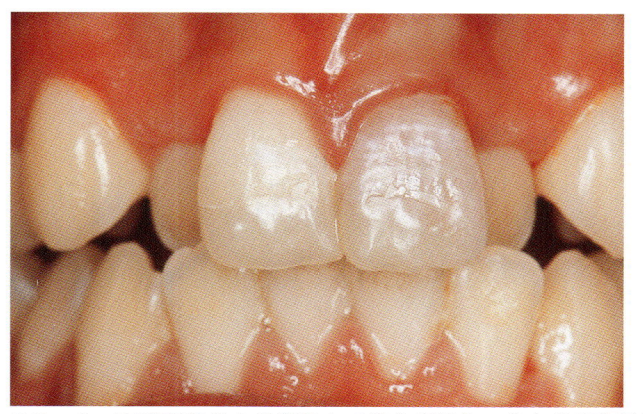

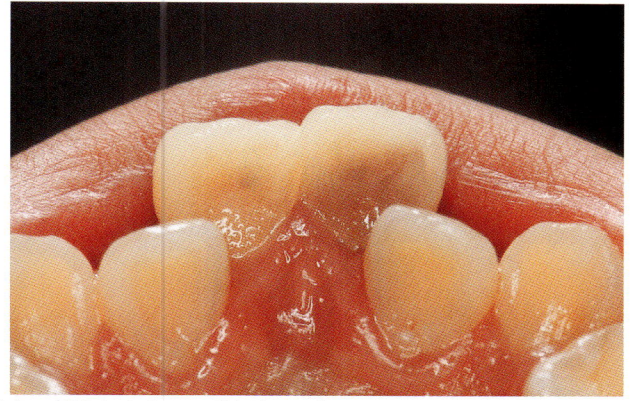

6-2a，b 直接覆髄後も歯髄腔内で出血が続き，赤血球が象牙細管内に侵入したため，歯冠部にピンクスポットが観察されることに注意.

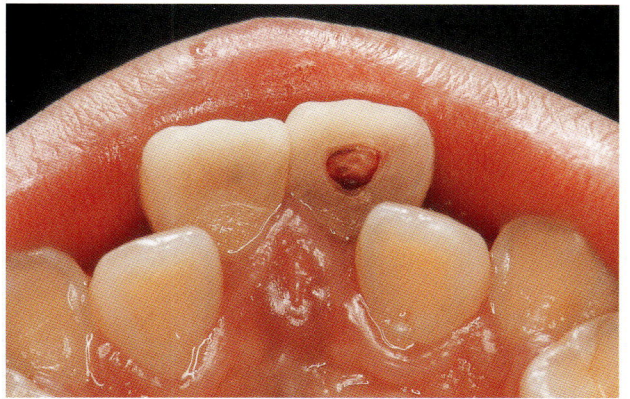

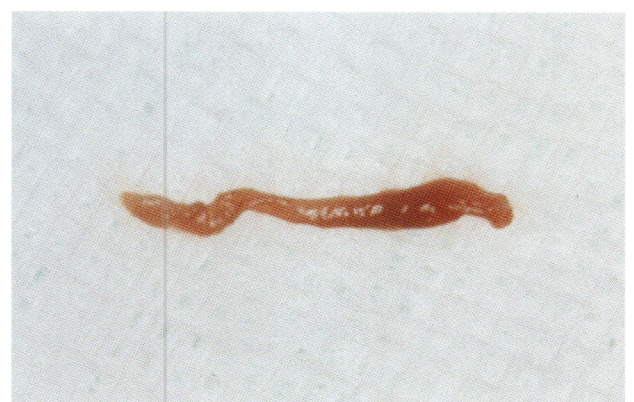

6-2c 髄腔開拡後.

6-2d 除去された歯髄．壊死に陥っている.

[レジンによる直接覆髄のデシジョンツリー]

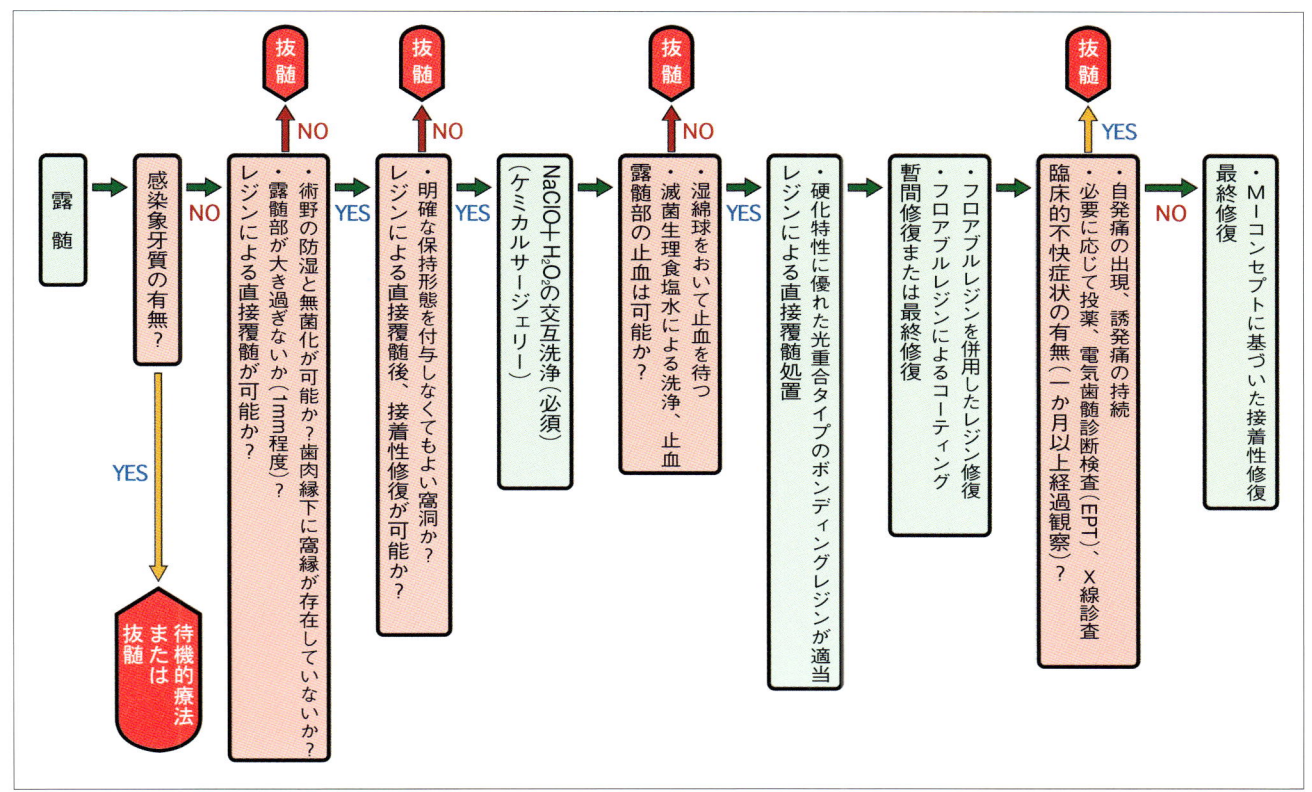

図13 レジンによる直接覆髄を成功に導くための判断基準とその処置手順を示すフローチャート.

う蝕治療のミニマルインターベンション／象牙質－歯髄を守るために

[ケミカルサージェリーに使用される薬剤]

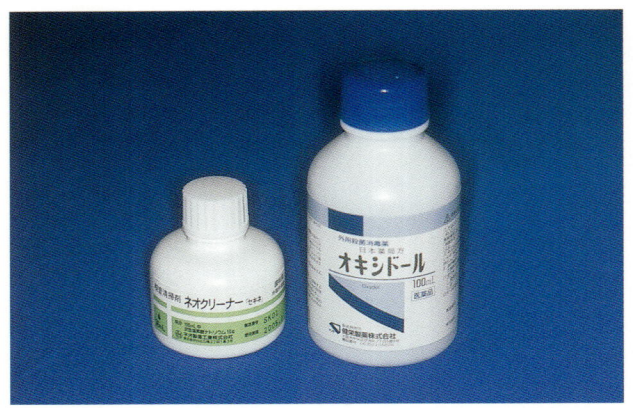

図14a 10％次亜塩素酸ナトリウム（NaClO）水溶液（ネオクリーナー「セキネ」ネオ製薬工業）と3％過酸化水素水（オキシドール，健栄製薬）．

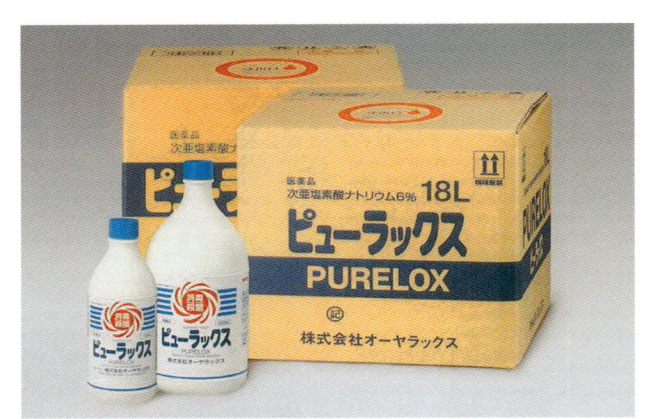

図14b 8％NaClO水溶液のヒポクロリット，6％NaClO水溶液のピューラックス（オーヤラックス），4％NaClO水溶液のアンチホルミンも使用可能である．

[窩洞の洗浄，消毒には避けた方が無難な薬剤]

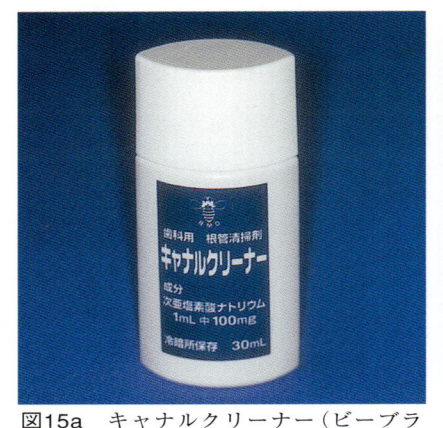

図15a キャナルクリーナー（ビーブランド・メディコ・デンタル）．根管清掃剤としては適当であるが，水酸化ナトリウムなども配合され，有機質溶解作用が強い．

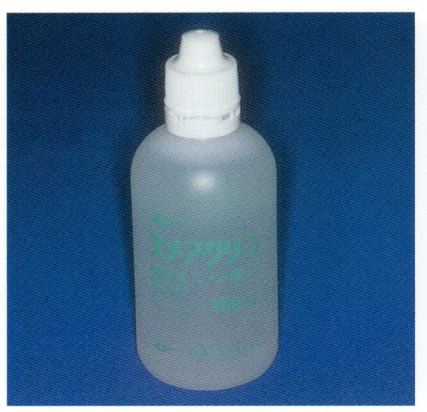

図15b スメアクリーン（日本歯科薬品）．EDTAの作用により切削屑は溶解除去可能であるが，有機質溶解作用はなく，また，後続のレジンの接着性に悪影響を及ぼす可能性も否定できない．

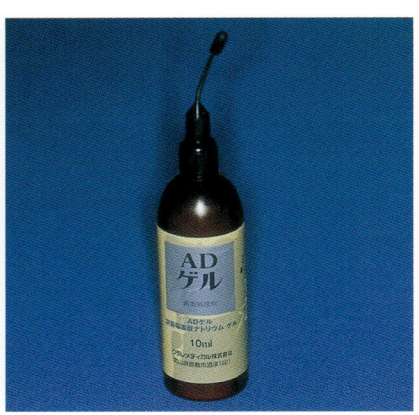

図15c ADゲル（クラレメディカル）．10％NaClOゲルであり窩洞の清浄化には使用可能であるが，不経済である．

[露髄部のケミカルサージェリーは必須]

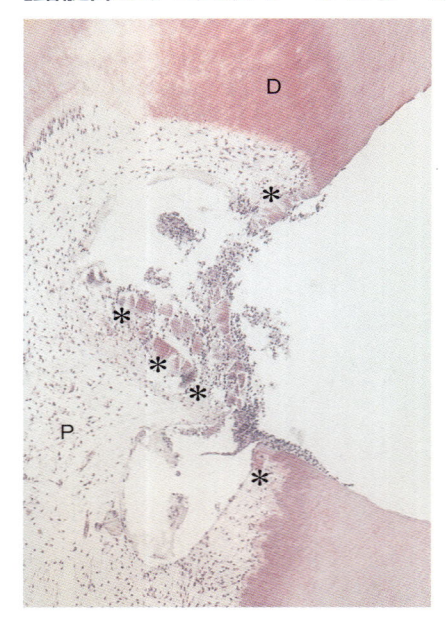

図16 ケミカルサージェリーを行わないと露髄部に象牙質切削片が迷入し，炎症が惹起される（HE染色病理組織像）．
D：象牙質
P：歯髄
＊：露髄部に迷入した象牙質切削片

安全である（症例6-3）．

③止血が完全であること（症例6-1d,e，症例6-3）．接着操作開始時には止血されていても，ボンディングレジンの光照射重合時に再出血してくることがある．レジン填塞を続行しても経過不良となる場合が多いので，再止血しなければならない（症例6-2）．このような場合，硬化したボンディングレジンを除去するのは困難なので，消毒用アルコールで未重合部分を溶解除去後，再度ケミカルサージェリーを行い，滅菌生理食塩水洗浄下で止血を待つのが臨床的である．いずれも絶対に外せない重要な要件である．

さらに，ボンディングレジンによる直接覆髄後は，

［症例6-3］露髄窩洞のケミカルサージェリー施術例

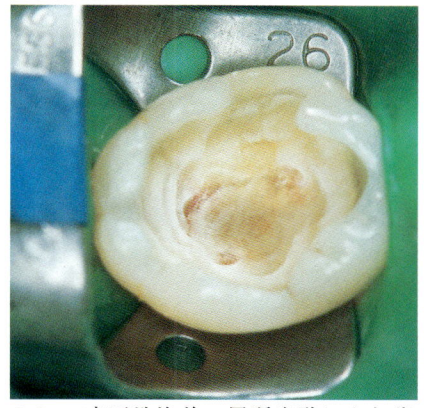

6-3a　交互洗浄前．局所麻酔により歯髄は止血されている．

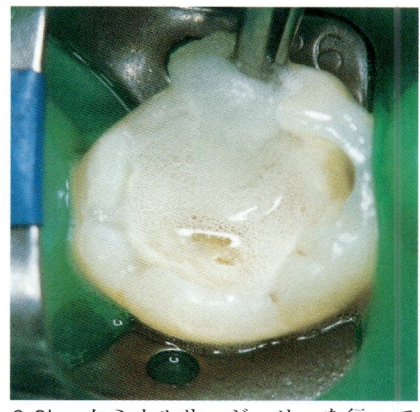

6-3b　ケミカルサージェリーを行っているところ．シリンジより綿球の方が，施術は容易かつ安全である．

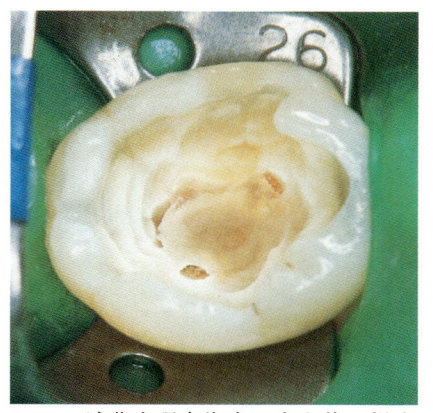

6-3c　滅菌生理食塩水で止血後，軽く乾燥したところ．窩壁は清浄化され，露髄部の歯髄組織が一層溶解し，凹んでいることに注目．

［レジンによる直接覆髄後のベースとして適当なフロアブルコンポジットレジン］

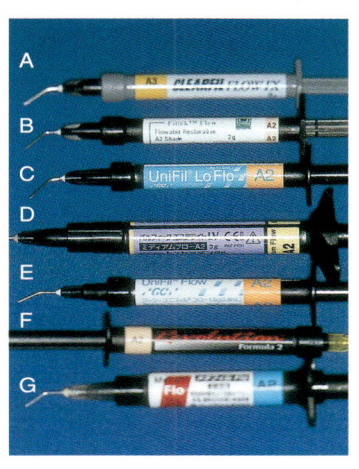

図17　比較的流動性のよいものを用いると施術が容易である．A：クリアフィルフローFX（クラレメディカル），B：フィルティックフロー（3M／ESPE），C：ユニフィルローフロー（ジーシー），D：パルフィークエステライトLV（ミディアムフロー，トクヤマデンタル），E：ユニフィルフロー（ジーシー），F：レボルーション（Kerr），G：メタフィルFlo（サンメディカル）

［レジンによる直接覆髄失敗］

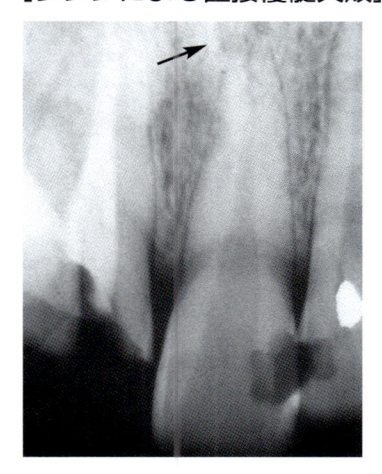

図18　クリアフィルライナーボンドⅡΣ（クラレメディカル）による直接覆髄を行い無症状に経過していたが，3か月後に急性根尖性歯周炎を発症した症例である．化膿していても痛くないことは周知の経験的事実であり，臨床症状がなくとも電気歯髄診断（EPT）やX線診査は必要である．

重合収縮の緩衝，およびペーストレジン填塞時のぬれ性や機械的刺激の回避のため，

④フロアブルコンポジットレジンを用いてベースとし，その後ペーストレジンを填塞する

とよいであろう（図17）．

酸化電位水やレーザーの併用

　酸化電位水による露髄窩洞の洗浄は消毒という観点から良いこととは思われる．しかし，これだけでは切削屑の除去は完全にできないので，必ず次亜塩素酸ナトリウム水溶液と過酸化水素水の交互洗浄は行うよう留意する．また，酸化電位水で処理された窩洞におけるレジンの接着性について，まだ明らかにされていない部分もあるので注意を要する．

　露髄面に対するレーザー照射により痂皮形成や治癒促進を図ることは，最近の研究によると悪くないようである．照射の効果を最大限に得るためには照射の時期が重要で，レジンによる直接覆髄を施す直前，すなわち交互洗浄，滅菌生理食塩水洗浄後，止血が確認された時点が適当である．

経過観察はどうするのか

観察期間は？

　直接覆髄後は必要に応じて投薬し，経過を観察する．病理組織学的研究によると，レジンによる直接

覆髄施術後，3週間～1か月でデンティンブリッジが形成され始めることが判明している[22]．したがって，術後少なくとも1か月は電気歯髄診断試験（EPT）などで歯髄の活性を調べておく必要がある．最終的には，X線写真でデンティンブリッジ形成の確認ができればなおよい．

直接覆髄を失敗したら？

不幸にして直接覆髄を失敗した場合，症状が術直後に出現すれば抜髄処置で対応できる．しかし無症状に経過し，数か月～1年後に突如急性根尖性歯周炎として発症する場合もある（図18）．その理由や機序は明らかではないが，このような場合は往々にして難治性の感染根管となることが多い．したがって施術は慎重に行い，電気歯髄診断試験（EPT）やX線診査を含めた経過観察を必ず行うよう留意する．

MI歯学のコンセプトとその実践との狭間

直接歯髄覆罩の診療報酬点数アップにより，レジンの直接覆髄もいわゆる保険診療に含まれるようになったと一部ではいわれているようである．しかし，これは間違いである．レジンは修復材として開発されたものであり，その適応に直接覆髄はない．したがって，レジンによる直接覆髄処置を施すにあたっては，インフォームド・コンセント，さらに進んでインフォームド・チョイスは当然行わなければならない．また，不幸にして発現した術後疼痛も含め，歯科医院の評判や信用問題にも十分対応可能な患者を選択することも不可欠である．

レジンによる直接覆髄を含め，歯髄保護処置の成否が確実に判断できる歯髄の診断法の確立と当該施術に係わる経済性の保障があれば，MI歯学のコンセプトとその実践との狭間で悩む必要はない．しかし，このような環境が整えられていない現況では，フェイルセーフの求められる臨床における直接覆髄処置法の選択とその施術にあたっては，本章で展開した明確な根拠ならびに施術基準をもって臨むことが肝要である．

参考文献

1. Tyas M J, Anusavice K J, Frencken, J E, Mount G J: Minimal intervention dentistry. –a review. Int Dent. J. 2000；50：1–12.
2. 冨士谷盛興，新谷英章：被着面からみた効果があがる接着の利用法 2 歯質への接着—刺激の出ない確実な接着のための一手．デンタルダイヤモンド．2001；26（10）：68–71.
3. 冨士谷盛興，新谷英章：コンポジットレジン修復と歯髄．日本歯科評論．1999；683：87–96.
4. Fujitani M, Shibata S, Van Meerbeek B, Yoshida Y, Shintani H: Direct adhesive pulp capping: Pulpal healing and ultra-morphology of the resin-pulp interface. Am J Dent. 2002；15：395–402.
5. 冨士谷盛興，新谷英章：接着性レジンによる直接覆髄—どのように捉え，いかに活かすか．歯界展望．2003；102（5）：939–944.
6. 岩久正明，河野 篤，千田 彰，田上順次：保存修復学21．永末書店，京都，2002，51–56.
7. 日本接着歯学会：接着歯学—Minimal Interventionを求めて．医歯薬出版，東京，2002，190–193.
8. 鈴木司郎：露髄症例のレジンによる直接覆髄の是非について（これからの可能性を願う推進派として）．接着歯学．1995；13：183–189.
9. 冨士谷盛興：露髄症例のレジンによる直接覆髄の是非について（中間派の立場から）．接着歯学．1995；13：190–197.
10. 猪越重久：露髄症例のレジンによる直接覆髄法の問題点．接着歯学．1995；13：198–204.
11. Pameijer CH, Stanley HR: The disastrous effects of the "Total Etch" technique in vital pulp capping in primates. Am J Dent. 1998；11：S45–S54.
12. 加藤喜郎，木村暢，稲葉友良：接着性レジン系材料の歯髄刺激性に関する臨床病理学的研究（第2報）レジン直接覆罩例の臨床経過．日歯保存誌．1997；40：153–162.
13. Huang FM, Chang YC: Cytotoxicity of resin-based restorative materials on human pulp cell culture. Oral Surg Oral Med Oral Pathol Oral Radiol Endod. 2002；94：361–365.
14. 三島幸司，尾田良，緒形明子，冨士谷盛興，新谷英章：各種接着性レジンの培養ラット歯髄細胞に及ぼす影響（第2報）Bis-GMA系レジンの重合開始剤の影響．日歯保存誌．2001；44（春季特別号）：65.
15. 三島幸司，尾田良，野村雄二，辻武司，占部秀徳，冨士谷盛興，新谷英章：各種接着性レジンの培養ラット歯髄細胞に及ぼす影響（第3報）4-META/MMA-TBBレジンの構成成分の影響．日歯保存誌．2001；44（秋季特別号）：102.
16. 三島幸司，尾田良，野村雄二，辻武司，占部秀徳，冨士谷盛興，新谷英章：各種接着性レジンの培養ラット歯髄細胞に及ぼす影響（第4報）Bis-GMA系レジンの構成成分の影響．日歯保存誌．2002；45（春季特別号）：49.
17. 冨士谷盛興，三島幸司，上田浩大，尾田良，本山智得，新谷隆英，田中伸征，新谷英章：各種接着性レジンの培養ラット歯髄細胞に及ぼす影響（第6報）Bis-GMA系レジンの構成成分の化学的毒性について．日歯保存誌．2004；47（春季特別号）：36.
18. 三島幸司：接着性レジンの培養ラット歯髄細胞に及ぼす影響に関する研究．広大歯誌．2004；36：117–134.
19. 冨士谷盛興：レジンによる直接覆髄を効果的に活かす—その判断基準とKey point．接着歯学．2003；21：266–270.
20. 大島一宣，冨士谷盛興，播磨貴裕，大元博恵，藤田裕樹，村上明延，新谷英章：コンポジットレジンの直接覆髄に及ぼす重合方式の影響について．日歯保存誌．1999；42（春季特別号）：92.
21. Fujitani M, Mishima K, Shintani H: Effects of curing mode on healing of adhesively capped pulps. J Dent Res. 2004；83（Special Issue A）：379.
22. 尾上成樹，田上順次，冨士谷盛興，新谷英章，山下靖雄：硬組織多色ラベリング法による被蓋硬組織形成の観察．日歯保存誌．1996；39（秋季特別号）：150.

7 根面う蝕への応用

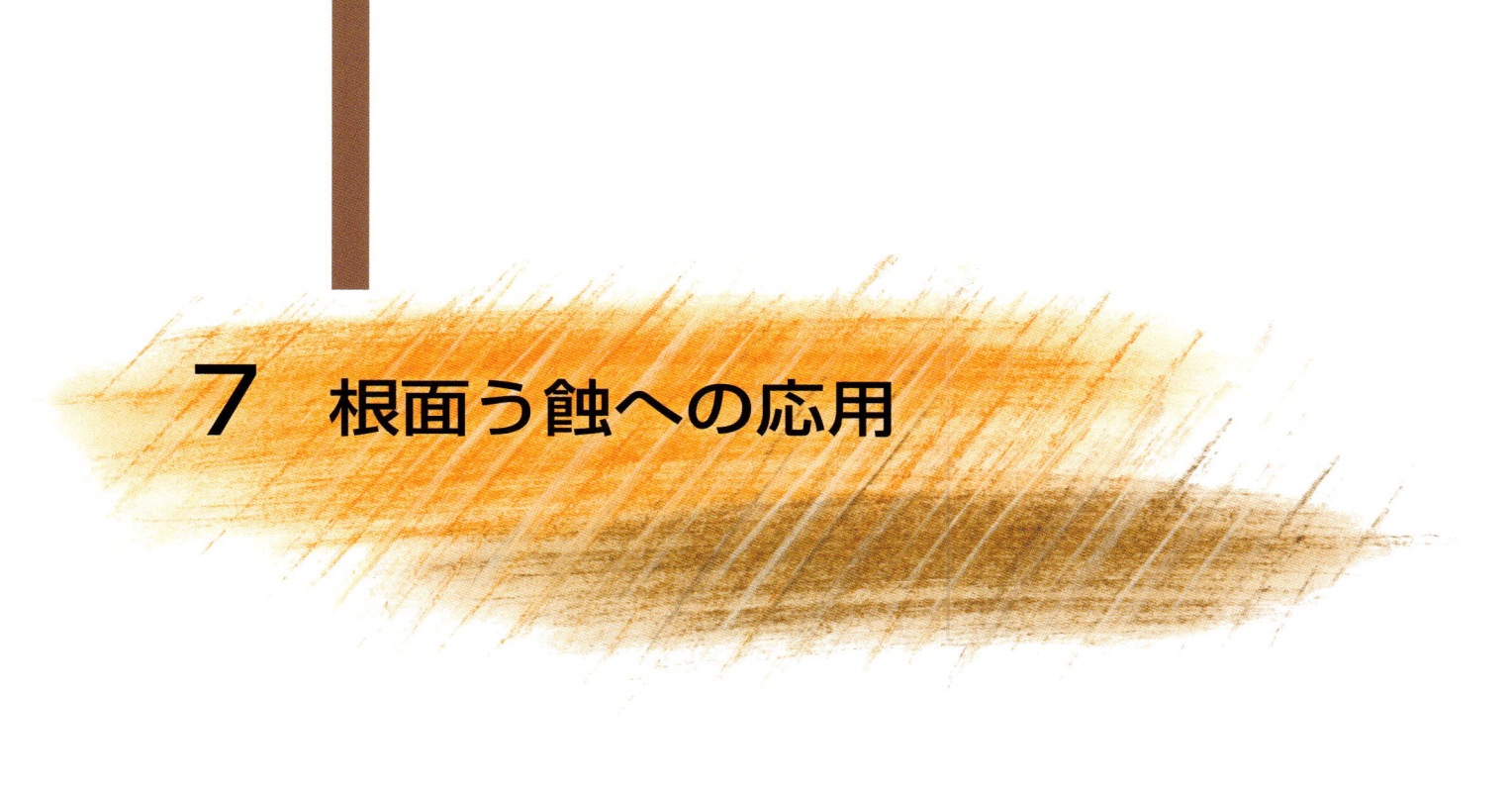

7-1 根面う蝕への応用
糸田俊之／吉山昌宏

う蝕治療のミニマルインターベンション／象牙質－歯髄を守るために

1 根面う蝕への応用

岡山大学大学院医歯学総合研究科　生体機能再生・再建学講座　歯科保存修復学分野

糸田俊之／吉山昌宏

根面う蝕とは？

　根面う蝕は，加齢や歯周疾患によって歯肉が退縮することによって露出した歯根面に生じる硬組織疾患である．エナメル質に覆われた歯冠部歯質において歯質脱灰が始まる臨界pH（critical pH）が約5.7であるのに対し，根面では約6.2といわれており，根面のう蝕リスクは高い[1]．とくに高齢者では唾液量や口腔内細菌および口腔内清掃状態の変化によって発症のリスクが高まる．

　アメリカの調査機関では，65歳以上の61～67％に認められたことが報告されており[2]，日本においても年齢とともに根面う蝕の有病者は増加することが報告されている[3]．さらに，根面にう蝕や修復の多い患者ではう蝕リスクが高い[4]．

　日本は急速な高齢社会の到来によって，65歳以上の老年人口はますます増加することがいわれている．高齢社会および歯周治療の発展に伴う歯肉退縮によって根面う蝕の罹患率はさらに増大すると考えられるため，根面う蝕に対する病態の解明および治療法の確立は急務である．

　本章では，根面う蝕における治療を①根面う蝕の診断，②治療方針の決定，③治療，④メンテナンスの項目に分けて概要を解説する．

根面う蝕の診断

　根面う蝕の診断基準はあいまいで，臨床では病巣の色や硬さなどで区別されることが多い．しかし，病巣部の色は初期の根面う蝕においてう蝕の指標とはならない[5]．また，根面う蝕の進行は多様な病態を示すことから，修復と判断する基準を決定することは極めて困難である．それゆえ，術者自身の経験によって基準を決めて修復を行ったり，修復を行わずに経過観察したりする不明確な判断基準が用いられる場合が多い．

　今回，根面う蝕の修復判断基準を考えるにあたって根面う蝕の発病と進行のステージを分類した眞木の文献[6]を参考にした（表1）．また，それに相当する根面う蝕病巣を有する抜去歯を図1に示した．

　第1期はいわゆる初期う蝕病変であり，着色や白斑などを伴うが明らかな実質欠損を伴わないものである．第2期ではう蝕は進行期となり，黄色または褐色の着色のある明らかなう蝕病巣やう窩を形成する．第3期では，う蝕病巣は進行停止期になっており，病巣は黒色や茶褐色を呈している．

[根面う蝕の進行]

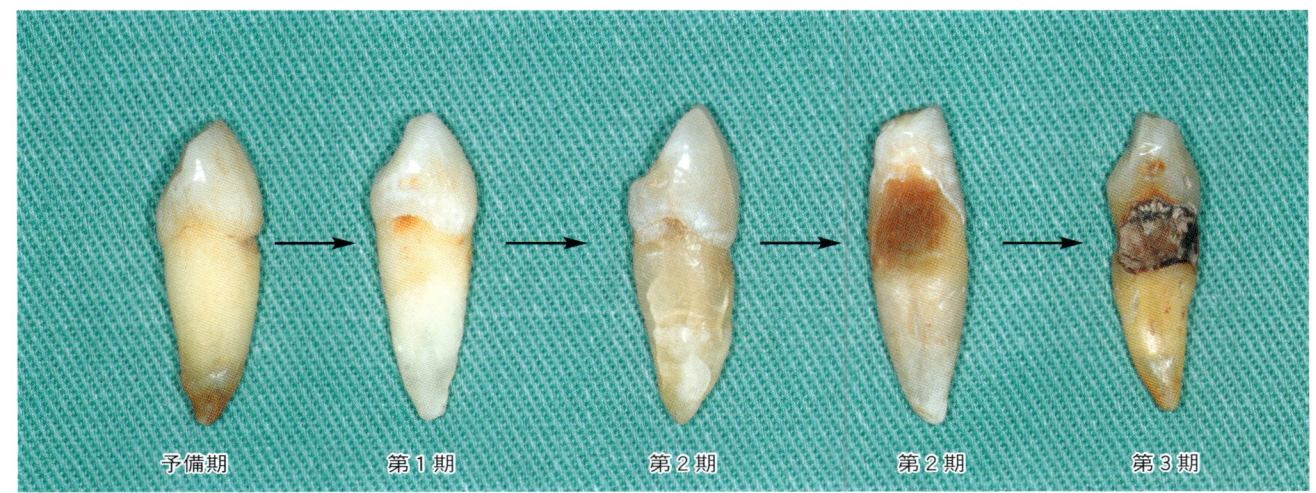

図1　根面う蝕の進行過程．

表1　根面う蝕の発病と進行のステージ[6]　　　　　　　　　　　　　　　　　　　　　　　　　　　　　　　（眞木，1992）

予備期 pre-stage	第1期（初期） primary (initial) stage	第2期（進行期） secondary (active) stage	第3期（進行停止期） tertiary (inactive) stage
歯肉退縮 歯垢蓄積 咬合異常 口腔乾燥 加齢	初期歯根面う蝕 ①着色 ②白濁斑 ③ピンポイント状う蝕	中等度または進行性の歯根面う蝕．黄色または褐色の着色のあるう窩 再発性う蝕 知覚過敏	進行性崩壊（暗褐色または黒色のう蝕，進行の停止したう窩） 処置歯根面 環状う蝕

[治療方針の決定]

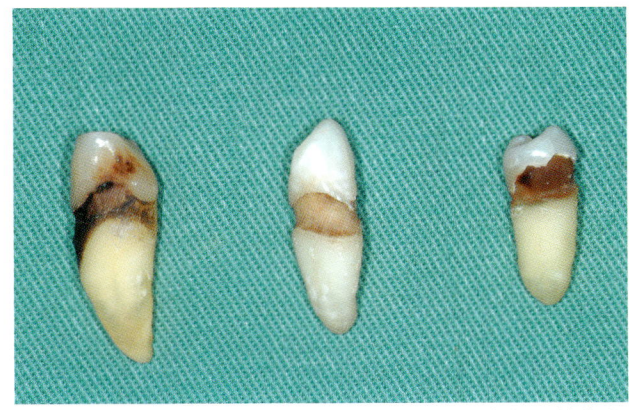

図2　歯頸部に沿って環状に形成された根面う蝕．修復的な治療で歯の延命を図る．

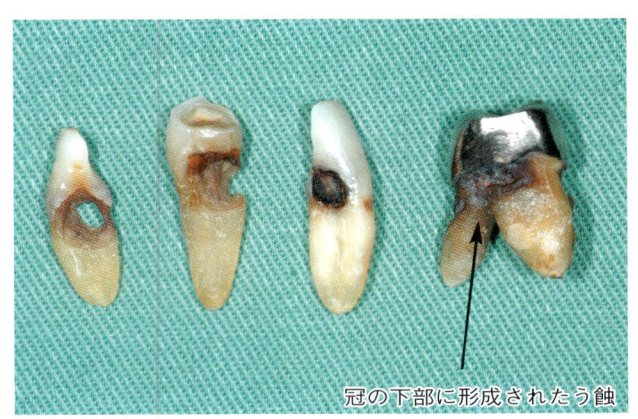

図3　崩壊の著しい根面う蝕．抜歯の適応になる．
冠の下部に形成されたう蝕

治療方針の決定

　ステージ分類から治療方針を考える．
　第1期では，積極的な修復処置に頼らずに非侵襲的治療を第一選択とする．この時期では疾患部位をコントロールすることよってう蝕の停止やう蝕病巣の再石灰化が可能であり，無用な切削は控えるべきである．
　第2期は非侵襲的処置か修復処置かの選択がもっとも困難な時期である．根面う蝕の修復処置が有効であるという科学的根拠は乏しいものの[7]，明らかなう窩を形成している症例ではう蝕発生部位の環境

表2　う蝕リスクと治療[8]　　　（Burgess, 1995から一部抜粋）

リスク	成人	予防処置	修復処置
低い	過去3年間う蝕なし 経過良好な修復物 口腔内衛生状態良好 健康状態問題なし	良好な生活習慣の強化 フッ化物配合歯磨材 1年後のリコール	シーラント など
中等度	過去3年間で1部位にう蝕 根面露出 口腔内衛生状態中等度 白斑，脱灰の発生 不規則な受診 矯正治療 医学的，肉体的な易感染性	食生活の検討 フッ素洗口 フッ素塗布 フッ化物配合歯磨材 6か月後のリコール	コンポジットレジン フッ素徐放性コンポジットレジン
高い	過去3年間で2部位以上にう蝕 根面う蝕の既往 露出根面多数 高いミュータンス菌数 口腔内衛生状態不良 深い小窩や裂溝 頻回の糖分摂取 不十分なフッ素の使用 不規則な受診 不十分な唾液流量	食生活の検討 フッ化物配合歯磨材 フッ素洗口 フッ素塗布（3～6か月ごと） ミュータンス菌数の監視 抗菌材の使用（クロルヘキシジン）	レジン添加型グラスアイオノマー 従来型グラスアイオノマー など

改善とう蝕進行による歯髄炎の惹起を抑制する意味からも修復の適応と考えられる．

第3期では，一部を除くほとんどの症例で修復治療が必要となる．図2は歯頸部を環状に取りまいて根面う蝕病巣が形成された第3期の状態であるが，このような症例では早急に歯髄組織および残存する硬組織を保護する必要があり，非侵襲的な治療ではこれら組織の保護は不可能である．それゆえ，修復を行って歯の延命を計るべき症例であると考えられる．しかし，図3のようにう蝕が重度に進行して歯質の著しい崩壊を伴う場合は保存修復治療が極めて困難であり，抜歯が適応となる．

以上はステージ分類による治療方針を述べたが，この分類はう蝕病巣の性状のみに基づいたものであり，う蝕リスクに基づいた分類による治療方針も考慮すべきである．Burgessが提案したう蝕リスクによって分類された治療方法を表2[8]に示す．この表では過去3年間のう蝕発生などを指標にしてう蝕リスクを，低い・中等度・高いの3種類に分類し，それぞれについての予防処置と修復処置を示している．この表からは，予防処置のみならず修復処置においてもう蝕リスクの高い症例ではフッ素徐放性の修復材料の使用を積極的に推奨しており，う蝕治療におけるフッ素の重要性が読み取れる．

治療

根面う蝕の修復処置では，口腔内の歯肉出血，浸出液，唾液などによる汚染などによって完璧な修復は非常に困難である．さらに，多数歯に同時に発症している場合も多い[9]（図4，5）．また，歯根表層から歯髄までの距離が近いために露髄の危険性が高いので，症例の見極めと処置前に歯髄との関連性を熟知しておく必要がある．

しかし，術前に不可逆性歯髄炎を生じている歯では通法にしたがって抜髄処置を選択すべきである．以下，治療を非侵襲的または修復（侵襲的）なものに分けて解説する．

7-1 根面う蝕への応用

[根面う蝕における接着修復の問題点]

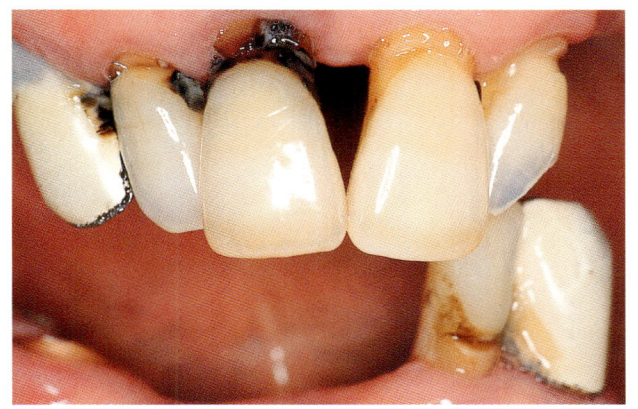

図4，5 根面う蝕における接着修復の問題点．
①う蝕が広範囲に広がっている．
②う蝕と健全歯質の境界が不明瞭で削除基準が不明瞭．
③多数歯に同時発生．
④歯肉縁下にう蝕が進行しているときには防湿できない．
⑤鉤歯の根面う蝕は修復部位に着脱時の負担がかかる．
⑥臼歯部の遠心隣接面はう蝕の除去がしにくい．

★：防湿が困難なエリア
健全部とう蝕部の判別が困難
歯肉縁下に波及した根面う蝕
退縮した歯肉
舌側まで波及した根面う蝕
複数歯に発生した根面う蝕
図5

[フッ化物と抗菌剤の臨床応用]

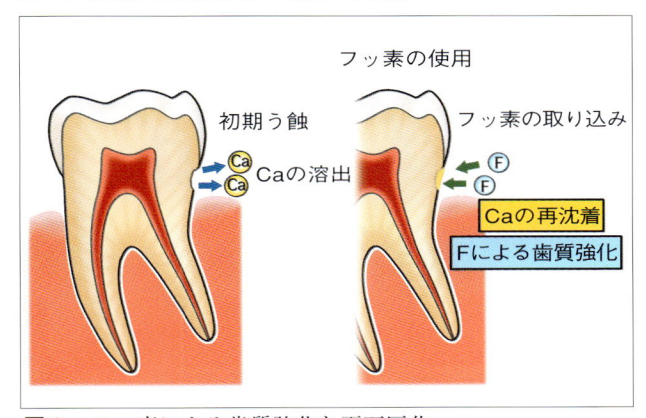

図6 フッ素による歯質強化と再石灰化．

図7 非侵襲的処置に使用するフッ化物と抗菌薬剤．

非侵襲的治療

[フッ素の応用]

　フッ素は歯質に取り込まれることによって歯質を強化し，耐酸性を向上させることでう蝕抑制効果を発揮する．また，初期う蝕には再石灰化作用によって無機質の沈着が生じる[10]．（図6）このようなことから，フッ素の応用がう蝕抑制に効果的であることが示唆され，フッ素はフッ素洗口，フッ素スプレー，フッ素配合歯磨材，フッ素配合ジェルとして臨床において使用されている（図7）．

　フッ素洗口は，1日1回食後または就寝前に薬液を口に含み，約30秒間薬液が十分に歯面にゆきわたるように含み洗い後，吐き出してそのままにしておく．スプレーではブラッシング後に適量を歯ブラシに噴霧し，歯のすみずみに行きわたるようにその歯ブラシで歯を磨き，少し間を置いてから洗口する．歯磨剤は通常どおり適量を歯ブラシにつけてブラッシング後，数回口を漱ぐ．ジェルでは通常の歯磨き後，適量のジェルを歯ブラシにつけて歯面全体に塗布し，唾液のみを吐き出してから1時間飲食せずに放置する．

　これらのフッ素の応用は口腔内でも歯質強化に働

表3 市販されている主なフッ素徐放性充填材料.

従来型グラスアイオノマーセメント	歯面処理材	
フジアイオノマータイプII	根面処理材なし	ジーシー
フジIX GP	根面処理材なし	ジーシー
ハイボンド グラスアイオノマーF	根面処理材なし	松風
ケタックモラー	コンディショナー	3M／ESPE
レジン添加型グラスアイオノマーセメント		
フジII LC	キャビティーコンディショナー	ジーシー
フォタックフィル	根面処理材なし	3M／ESPE
ビトレマー	プライマー	3M／ESPE
コンポマー		
コンポグラスF	接着材	Ivoclar Vivadent
F2000	接着材	3M／ESPE
クシーノ CF	接着材	Dentsply Sankin
ダイラクト	接着材	Dentsply DeTrey-DeDent
アイオノジットフィル	接着材	DMG
コンポジットレジン		
ユニフィルS	接着材	ジーシー
ビューティフィル	接着材	松風
リアクトマー	接着材	松風
Heliomolar	接着材	Ivoclar Vivadent

表4 5級のう蝕修復に使用される修復物の分類[8]

材料	フッ素徐放性	接着性	審美性	適応
フッ素徐放性のない接着材を用いたコンポジットレジン修復	なし	あり（接着材の併用）	あり	う蝕リスクが低く，高い審美性が要求される場合
フッ素徐放性接着材を用いたコンポジットレジン修復	低い	あり（接着材の併用）	あり	う蝕リスクが低く，高い審美性が要求される場合
フッ化物配合コンポジットレジン	低い	あり（接着材の併用）	あり	う蝕リスクが低く，高い審美性が要求される場合
従来型グラスアイオノマー	高い	あり	あり	う蝕リスクが高く，適度な審美性が要求される場合
レジン添加型グラスアイオノマー	高い	あり	あり	う蝕リスクが高く，やや高い審美性が要求される場合

くことから[11]，フッ素の適正な使用によって根面う蝕のう蝕リスクは下げることが可能であると考えられる．

[抗菌剤の応用]

抗菌成分（クロルヘキシジン，塩化セチルピリジニウム，フェノール系）を含有するものとして主に洗口剤があり（図7），その他に抗菌性バーニッシュなども開発されている[12,13]．

これらはすでに存在するう蝕病巣の進行を停止させたりする目的のものではなく，主としてう蝕のない口腔内でう蝕発生のリスクを下げるために使用される．今後このような抗菌成分は各種歯科材料に配合されることが考えられ，抗菌成分の応用はう蝕抑

[フッ素徐放性材料]

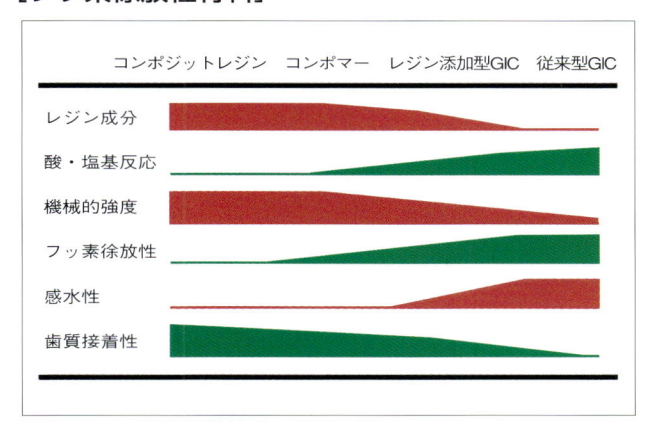

図8　フッ素徐放性材料の位置づけ(冨士谷ら，1999)．
GIC：グラスアイオノマーセメント

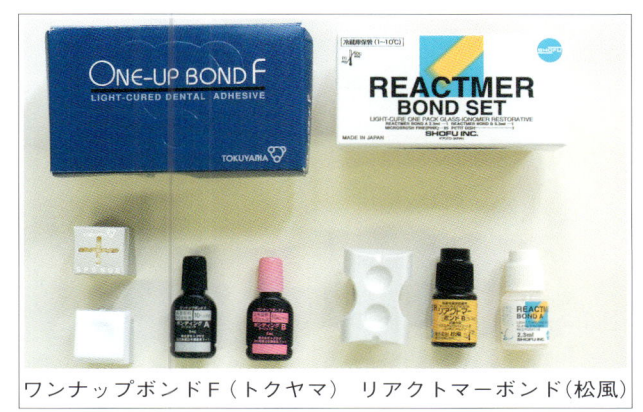

図9　フッ素徐放性接着材．ワンナップボンドF（トクヤマ）　リアクトマーボンド（松風）

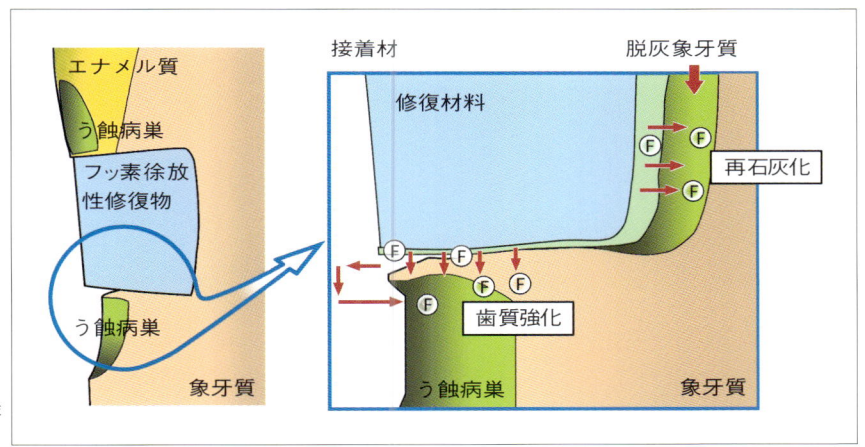

図10　フッ素徐放性材料による修復物辺縁の強化と再石灰化．

制のみならず，う蝕進行の停止のための治療法として根面う蝕治療に有望な歯科材料となるかもしれない．とくに，抗菌性レジンモノマーであるMDPB含有接着システム（プロテクトボンド，クラレメディカル，国内未発売）の応用は有効であり，根面う蝕への抗菌レジンシステムとしてその接着強さが検討されている[14]．

修復治療

[フッ素徐放性修復材料を用いた修復]

明らかに修復の必要性がある場合，どのような修復を行うかの選択基準は現在のところ明確ではないが，われわれ臨床家にとっては修復によって二次う蝕が再発するようなことは避けたい．修復材料による二次う蝕の抑制方法としてはフッ素徐放性材料の応用があげられ，フッ素徐放性修復材料としては従来型グラスアイオノマーセメント，レジン添加型グラスアイオノマーセメント，コンポマーおよびコンポジットレジンに分類される（表3）．これらの材料はフッ素徐放性，歯質接着性，審美性，物性などがそれぞれ異なっており[15]（図8），臨床では目的にあった材料の選択が必要となる．

Burgess[8]は5級のう蝕修復に使用される修復物を適応症例（う蝕リスクなど）によって分類した表を示しており（表4），これを参考にして修復材料の選択を考えてみたい．歯質接着性および審美性の優れた修復材料としてコンポジットレジン修復があげられるが，コンポジットレジン自体には何らう蝕抑制効果はないため，う蝕リスクが高いと考えられる症例では使用を考慮すべきである．一方，う蝕リスクの高い症例ではグラスアイオノマーセメントの使用が

[フッ素徐放性材料による修復物辺縁の強化と再石灰化の代表例]

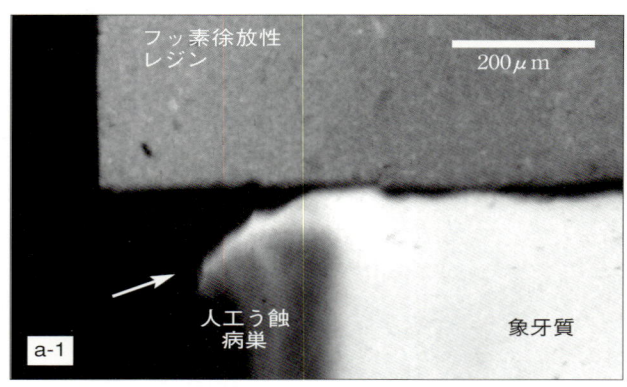

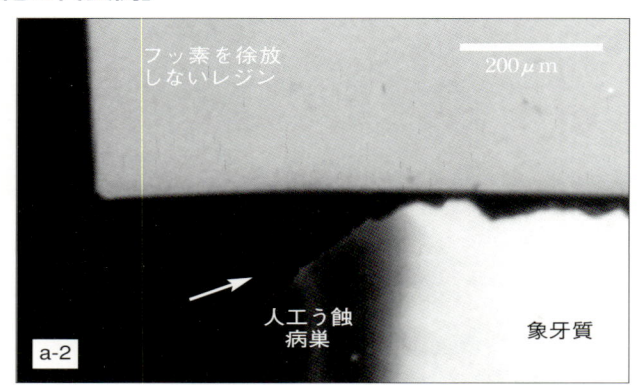

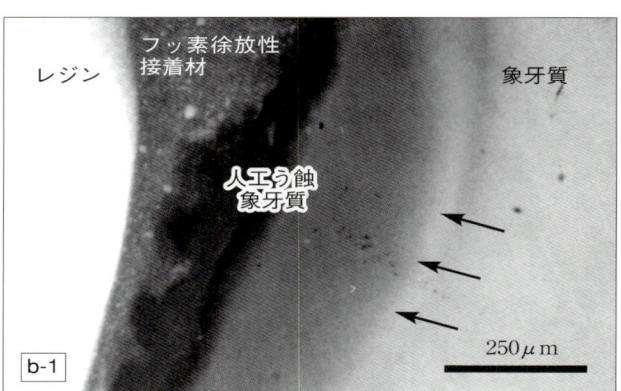

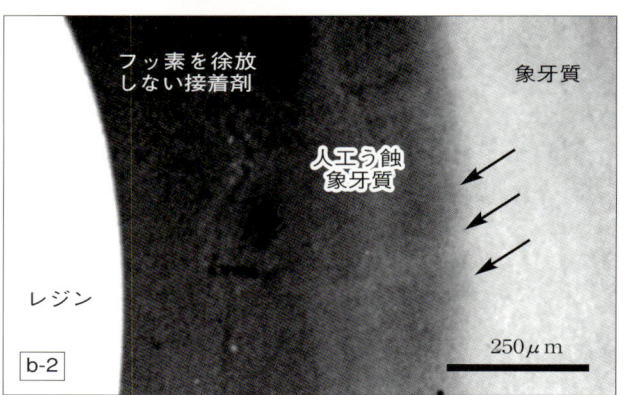

図11 フッ素徐放性レジンからのフッ素徐放によって窩壁の歯質強化が生じ，脱灰に抵抗した層（a-1,2の→）が形成されている．下段は人工う蝕象牙質病巣における再石灰化像を示す．フッ素徐放性接着材の使用によって明らかにう蝕象牙質のレントゲン不透過性は向上している（b-1,2の→）．

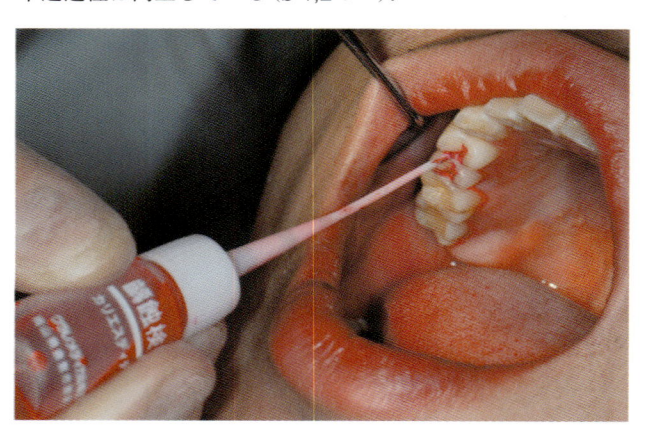

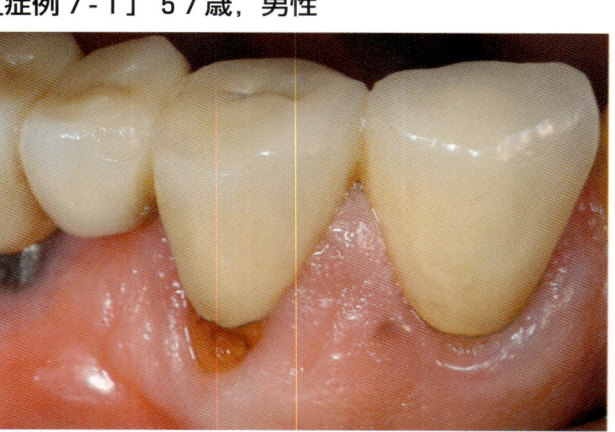

◀図12 う蝕検知液の使用．

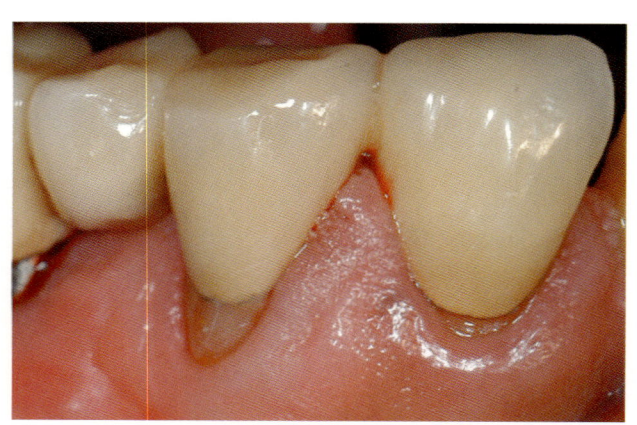

[症例7-1] 57歳，男性

7-1a.b ④の金属焼付ポーセレン冠下部の露出根面にう蝕を認める．う蝕検知液による染色を目安に感染象牙質の除去を行う．歯面処理後にフッ素徐放性フロアブルレジンを用いて修復を行った．

140　　　　　　　　　　　　　　　　　　　　7　根面う蝕への応用

[症例7-2] 57歳，男性

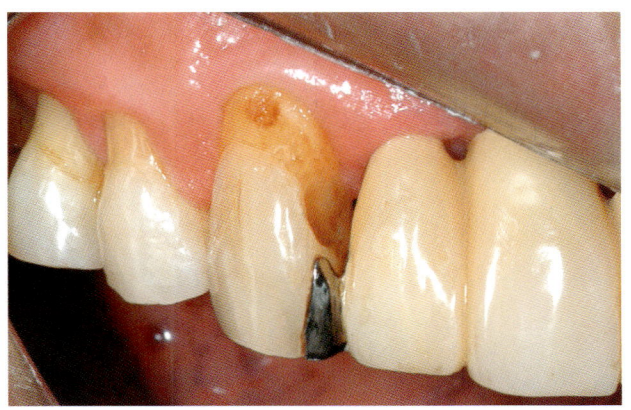

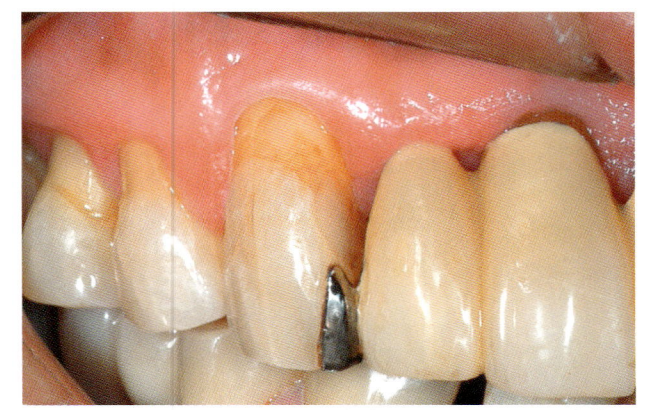

7-2a，b　3⏌の近心歯頸部および唇側に着色を伴うう窩を認めた．感染象牙質を除去後の修復に審美性を考慮し，フッ素徐放性フロアブルレジンで修復．

[症例7-3] 53歳，女性

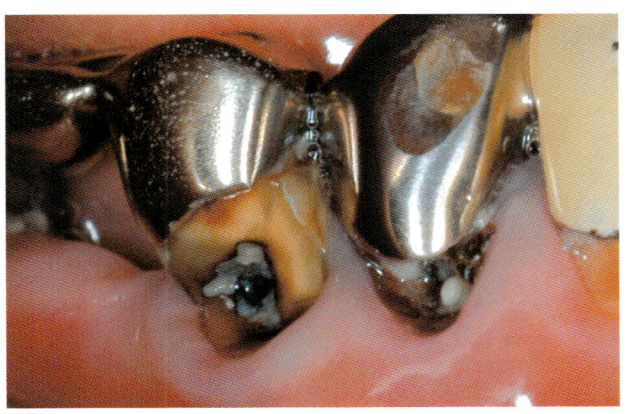

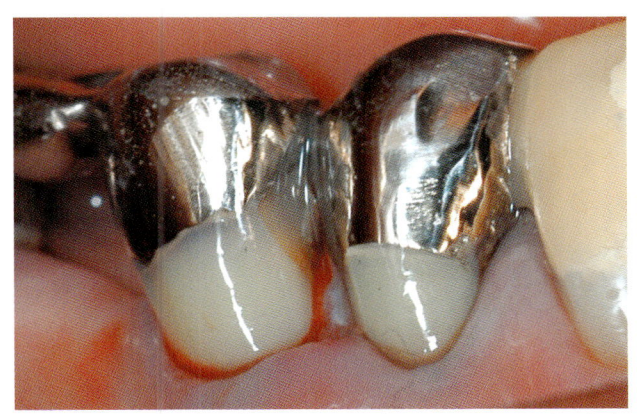

7-3a，b　5 4⏌のクラウン下部に大きなう窩を認める．プラークコントロールは不良でう蝕リスクが高いが，ブリッジの支台歯であるため強度を有する修復材料が望まれた．感染象牙質除去後，窩洞内部のメタルコアの金属色をオペークで遮断し，フロアブルレジンで内面を一層コーティングしコンポジットレジンで修復した．

推奨される[16]．

　フッ素は歯質に取り込まれることによって歯質を強化し，耐酸性を向上させることから，最近ではフッ素徐放性コンポジットレジンが開発・市販されるようになり，フッ素徐放性の接着材も市販されるようになった（図9）．これらのフッ素徐放性材料による臨床での効果は明らかではないが，in vitroにおけるう蝕抑制効果は数多く報告されており[17-21]，フッ素徐放性歯科材料の積極的な応用は二次う蝕のリスクを減少させることが期待される（図10，11）．

[症例7-1] 57歳，男性

　4⏌の金属焼付ポーセレン冠下部の露出根面に明らかなう窩を認める．う蝕検知液（図12）による染色性を目安としながら感染象牙質の除去を行い，歯面処理後にフッ素徐放性フロアブルレジン（ユニフィルフロー，ジーシー）を用いて修復を行った．

　歯頸部の充填において従来型のコンポジットレジン（粘性が高い）を使用した場合，圧接不足によって歯肉縁マージンが不適合となることが多い．フロアブルレジンは流動性が従来のコンポジットレジンより格段に優れているため，歯肉縁部においても圧接することなく容易に充填できる．それゆえ，歯肉縁に近い窩洞においても辺縁の適合性が良好な修復が可能である．

[症例7-2] 57歳，男性

　3⏌近心歯頸部および唇側に着色を伴うう窩を認

う蝕治療のミニマルインターベンション／象牙質-歯髄を守るために

[症例7-4] 42歳，女性

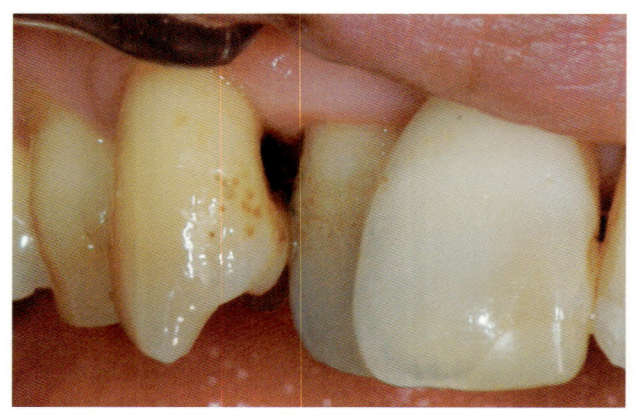

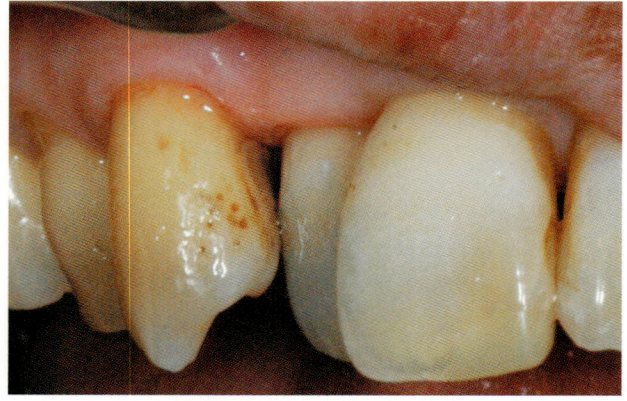

7-4a，b　3┃の隣接面に黒色のう蝕病巣を認めた．プラークコントロールの良好な患者で，数年間修復処置をしていない．う蝕部位は叢生のためアクセスしにくく，充填後バーによる形態修正が困難と考えられたため，グラスアイオノマーセメントで修復を行った．

[症例7-5] 57歳，男性

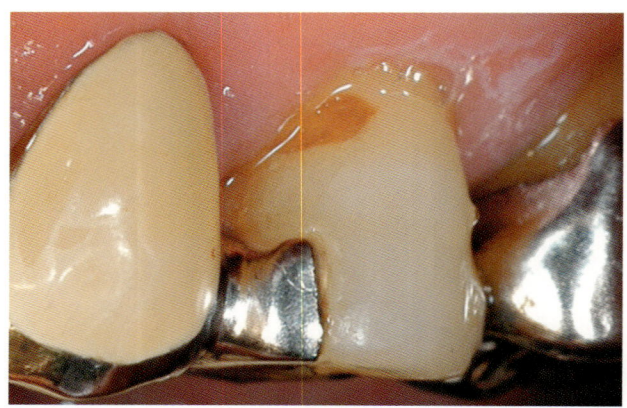

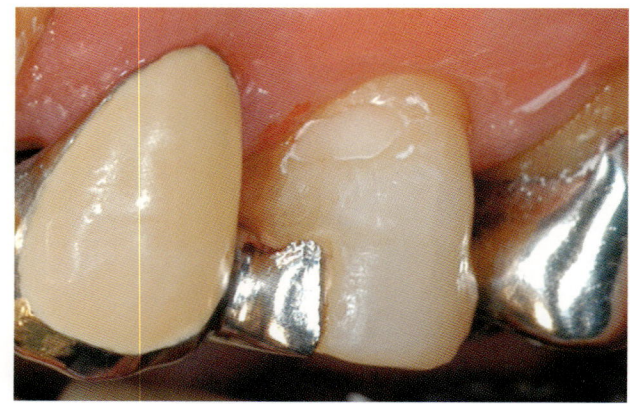

7-5a，b　┃4の歯頸部に着色を伴ったう蝕を認めた．う蝕リスクは高いと考えられる患者で，審美性を考慮する部位ではないため，フッ素徐放性を有するグラスアイオノマーセメントで修復を行った．

める．本症例では患歯がブリッジの支台歯となっており，近心部の清掃不良が原因で根面う蝕が発症したと考えられる．

　本症例ではう蝕リスクが高いと考えられるため，フッ素徐放性材料であるグラスアイオノマーセメントなどが有用であると考えられるが，修復部位が審美性を考慮する必要があるため審美性の優れたコンポジットレジンを適応した．さらに，この部位はマトリックスを用いた隔壁や充填器具による圧接が困難であることから，本症例においてもフッ素徐放性のフロアブルレジン（ユニフィルフロー，ジーシー）を用いて充填を行った．

[症例7-3] 53歳，女性

　5 4┃のクラウン下に大きなう窩を認める．プ

ラークコントロールは不良でう蝕リスクが高いため，グラスアイオノマーセメントが第一選択として考えられたが，患歯はブリッジの支台歯であるため機械的強度の優れた修復物が望まれる．

　本症例では感染象牙質の除去後，窩洞内部のメタルコアの金属色をオペークで遮断し，フロアブルレジンで内面を一層コーティング後，コンポジットレジンを築盛して修復を行った．

[症例7-4] 42歳，女性

　3┃隣接面に黒色のう蝕病巣を認める．本症例の患者はプラークコントロールが極めて良好で，数年間修復処置を行っていなかった．しかし，審美性が気になるようになったため今回修復処置を行うことになった．

[症例7-6] 53歳，男性

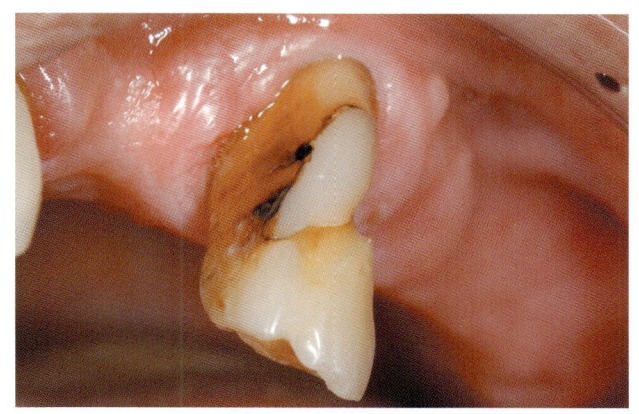

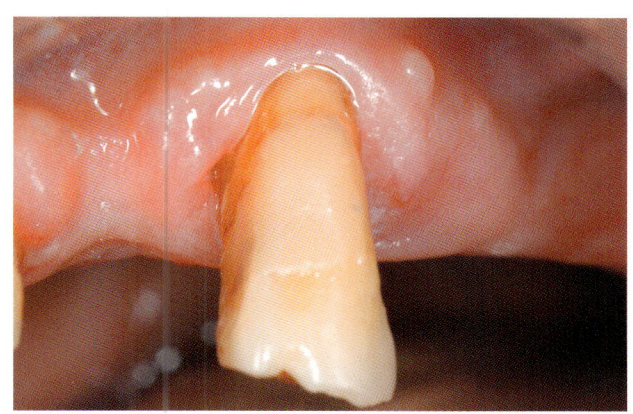

7-6a，b ③の近心歯頸部および唇側に着色を伴ううを認めた．感染象牙質を除去後に審美性を考慮し，コンポジットレジンで修復した．

う蝕部位は叢生によって極めてアクセスしにくい状態である．前歯部であるため，う蝕象牙質を除去後にコンポジットレジンを充填することを考えたが，コンポジットレジンを充填するためには唇側または口蓋側から充填を行うための便宜的開拡とある程度の窩洞の大きさが必要となる．

しかし，MIを考慮した窩洞形成では歯質削除量は必要最小限にとどめるべきであることから，本症例ではフローのよい修復材料を用いて修復を行うことにした．フローのよい修復材料としてはフロアブルレジンがあげられるが，本症例では叢生によって隣接面間隙が極めて狭いため，充填後のバーによる形態修正が困難であると考えられる．

また，修復部位は叢生によって直視困難であることから高度な審美性はさほど要求されないと考えられる．それゆえ，コンポジットレジンに比べると審美性に劣るものの，審美性を有する材料であるレジン添加型グラスアイオノマーセメント（Fuji II LC，ジーシー）を用いた修復を行った．形態修正は主にポリッシングストリップスを用いて行った．

[症例7-5] 57歳，男性

④の歯頸部に着色を伴ううを認める．口腔内には他にもう蝕を認めるためう蝕リスクは高いと考えられる．また，う蝕部位はさほど審美性を考慮する必要がないため，フッ素徐放性の高いグラスアイオノマーセメント（Fuji II LC，ジーシー）で修復した．

[症例7-6] 53歳，男性

③の歯頸部根面に二次う蝕を認める．患歯は前歯部で審美性が要求される上に義歯の鉤歯となっているため機械的強度の優れた修復物が望まれる．本症例では修復物の除去とともにう蝕象牙質を除去し，優れた歯質接着性を有する接着システム（クリアフィルメガボンド，クラレメディカル）を用いてコンポジットレジン（クリアフィルAP-X，クラレメディカル）修復を行った．

非修復症例

[症例7-7] 23歳，男性

④の頬側歯頸部に着色を認めるが，う窩の形成はない．このような症例では修復か非修復かの判断が分かれる．

口腔内では後方歯の歯頸部も着色を認め，本患者のう蝕リスクは高いと考えられるが，本症例ではブラッシング指導の徹底とフッ素塗布などの積極的なフッ素の応用によって経過観察を行うこととした．

[症例7-8] 59歳，男性

③および④の歯頸部にくさび状欠損と窩底部に着色を認める．本症例は実質欠損があるものの，欠損部は硬化象牙質の様相を呈しており，脱灰は生じていない．

審美性を考えれば修復の適応となるが，患者自身

[症例7-7] 23歳，男性　非修復症例

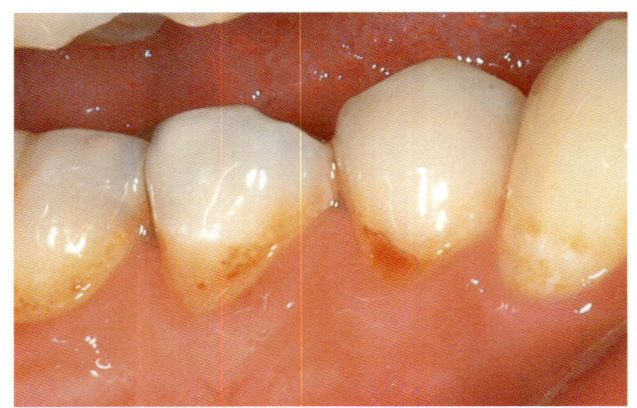

7-8　4̲の頰側歯頸部に着色を認めるが，歯質の実質欠損はない．う蝕リスクの高い患者であったが，ブラッシング指導の徹底とフッ素塗布によって経過を観察することにした．

[症例7-8] 59歳，男性　非修復症例

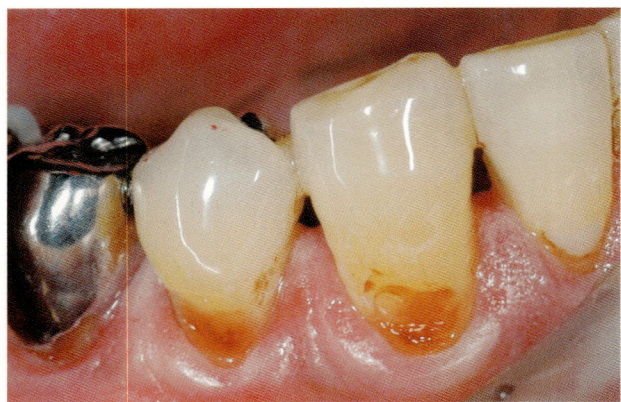

7-9　3̲および4̲の歯頸部にくさび状欠損と窩底部に着色を認めた．実質欠損があるものの欠損部は硬化した象牙質で脱灰は生じていなかった．プラークコントロールも良好であることからフッ素塗布を応用した予防的なアプローチで経過観察している．

[症例7-9] 60歳，女性　非修復症例

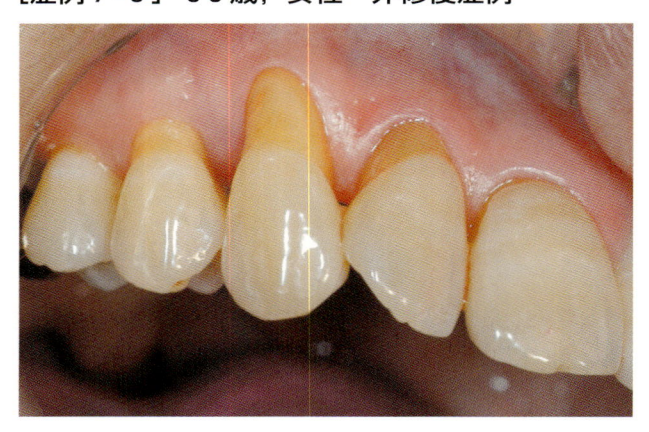

7-10　上顎の切歯から小臼歯にかけて歯根露出が認められた．根面う蝕は認められず，プラークコントロールも良好なことから，定期的な来院時にフッ素の応用とメンテナンスを行っている．

は同部位の審美性は気にしておらず，プラークコントロールも良好であることから，本症例ではフッ素を応用した予防的なアプローチによって経過観察を行っている．

[症例7-9] 60歳，女性

上顎の切歯から小臼歯にかけて歯根露出が認められるが，根面う蝕は認められない．本患者のプラークコントロールは極めて良好で，定期的な来院によってメンテナンスを行っている．しかし，露出根面のう蝕リスクは高いことから，今後も積極的な

フッ素の応用とメンテナンスによって根面う蝕を予防していく必要がある．

メンテナンス

修復処置後は当然のことながら，非侵襲的処置後においても口腔内のメンテナンスは不可欠である．患者の口腔内環境は時間の経過とともに変化するものであり，その変化はう蝕リスクの高い根面ではとくに敏感に影響を受ける．

メンテナンスのポイントとしては，根面う蝕についての知識および根面う蝕と歯周疾患との関連を十分患者に理解してもらうことから始まり，適切かつ十分なブラッシングの励行とフッ素の応用による根面う蝕の再発の予防が重要である．それゆえ，このようなメンテナンスには定期的なリコールの徹底は不可欠である．

根面う蝕の見解と勧告

日本のみならず世界においても高齢社会は急速に進んでおり，根面う蝕の治療および管理に関するアプローチはわれわれ歯科医師にとって急務である．臨床家は国民の口腔内の健康に寄与するために，根面う蝕に関する最新の情報を日々取り入れて，修復を行う必要のない口腔内環境の維持，さらには修復後において再修復の必要性がない口腔内環境を作り上げていくことが期待されていることを十分認識すべきであろう．

最後にAmerican Journal of Dentistry (1995)[21]で行われた根面う蝕の誌面シンポジウムの見解と勧告を一部抜粋して以下に記す．

・根面う蝕の罹患率は，高齢な有歯者人口の増加で増加する．
・根面う蝕の病因学，リスクおよび管理について，さらに研究を進めることが推奨される．
・近年入手できる修復材料の中で，レジン添加型グラスアイオノマーセメントと従来型グラスアイオノマーセメントが根面う蝕の修復に推奨される．
・フッ素徐放性歯科材料はエナメル質と象牙質の脱灰を抑制し，再石灰化を促進する可能性がある．
・フッ素は脱灰を抑制して再石灰化を促進するので，根面う蝕の予防とコントロールに効果的である．
・根面う蝕の予防と治療のために，フッ素の最適濃度，塗布の頻度，最も効果的な徐放システムについてさらなる研究が推奨される．
・う蝕リスクの高い個人の管理では，フッ化物や抗菌剤を使用した治療が推奨される．
・歯科の専門家は，根面う蝕の予防と治療に関する現在の状況に関しての最新情報を供給すべきである．
・十分にコントロールされた臨床研究が，根面う蝕の臨床的な管理のもとで行われるべきである．

参考文献

1. 山本浩正：恐い恐い根面カリエス　根面カリエスのバイオロジー．クインテッセンス，19(8)，57-65，2000．
2. National Institute of Dental Research：Oral health of United Statesadults, National finding, U.S. Department of Health and Human Services, Washington, D.C.：N.I.H.publication No.87-2868, 1987.
3. 眞木吉信監修：これ一冊でわかる歯根面う蝕のすべて，21世紀のカリオロジー戦略，別冊・歯科衛生士，クインテッセンス，東京，1999．
4. 清水明美，大橋敏雄，山崎太士，杉　典子，塩見信行，竹内加珠，村内利光，岡本慎治，前田武将，窪木拓男，矢谷博文，山下敦，高柴正悟，村山洋二：Supportive Periodontal Treatment (SPT) 期にある歯周病患者の根面う蝕症の実態．岡山歯学会雑誌，20(1)，119-127，2001．
5. Lynch E, Beighton D：A comparison of primary root caries lesions classified according to colour. Caries Research, 28(4), 233-239, 1994.
6. 眞木吉信：成人および老年者における歯根面う蝕の病因と疫学．日本歯科医学会誌，45，205-217，1992．
7. Leake JL：Clinical decision-making for caries management in rootsurfaces. Journal of Dental Education, 65(10), 1147-1153, 2001.
8. Burgess JO：Dental materials for the restoration of root surface caries. American Journal of Dentistry．8(6)，342-351, 1995.
9. 吉山昌宏，土居潤一，西谷佳浩：根面う蝕への治療指針　ミニマム・インターベンションの視点から　根面う蝕治療における接着修復の信頼性．クインテッセンス，22(6)，58-63，2003．
10. 口腔保健のためのフッ化物応用ガイドブック　(日本口腔衛生学会フッ素研究部会編)，口腔保健協会，第1版　第3刷，東京，1996．
11. O'Reilly MM, Featherstone JD：Demineralization and remineralizationaround orthodontic appliances：an in vivo study. American Journalof Orthodontics and Dentofacial Orthopedics, 92(1), 33-40, 1987.
12. Wicht MJ, Haak R, Lummert D, Noack MJ：Treatment of root carieslesions with chlorhexidine-containing varnishes and dentin sealants. American Journal of Dentistry, 16 (Spec)No：25A-30A, 2003.
13. Joharji RM, Adenubi JO：Prevention of pit and fissure caries using anantimicrobial varnish：9 month clinical evaluation. Journal ofDentistry, 29(4), 247-254, 2001.
14. Doi J, Itota T, Yoshiyama M, Tay FR, Pashley DH：Bonding to root caries by a self-etching adhesive system containing MDPB. American Journal of Dentistry, 17(2), 89-93, 2004.
15. 冨士谷盛興，新谷英章：コンポマーはどこまで使えるか　コンポマーとは．歯界展望，93(4)，788-794，1999．
16. 光硬化型充填用グラスアイオノマーセメントによる歯頸部硬組織疾患の処置 (小野瀬英雄)，　　GC，東京，第1版　第1刷，1993．
17. 糸田俊之，田中浩三，濱　和洋，永峰道博，鳥井康弘，井上　清：フッ素徐放機能を有する接着性レジンセメントによる人工二次う蝕の抑制．日本歯科保存学雑誌，41(5)，884-890，1998．
18. Nagamine M, Itota T, Torii Y, Irie M, Staninec M, Inoue K: Effect ofresin-modified glass ionomer cements on secondary caries. American Journal of Dentistry, 10(4), 173-178, 1997.
19. Torii Y, Itota T, Okamoto M, Nakabo S, Nagamine M, Inoue K:Inhibition of artificial secondary caries in root by fluoride-releasingrestorative materials. Operative Dentistry, 26(1), 36-43, 2001.

20. Itota T, Nakabo S, Iwai Y, Konishi N, Nagamine M, Torii Y, Yoshiyama M: Effect of adhesives on inhibition of secondary cariesaround compomer restoration. Operative Dentistry, 26(5), 445−450, 2001.
21. Itota T, Nakabo S, Iwai Y, Konishi N, Nagamine M, Torii Y: Inhibition of artificial secondary caries by fluoride-releasing adhesives on root dentin. Journal of Oral Rehabilitation, 29(6), 523−527, 2002.
22. Symposium clinical management of root surface caries: American Journal of Dentistry, 8(6), 322−357, 1995.

8 グラスアイオノマーセメントの MIにおける役割

8-1 う蝕治療のMIに貢献する
　　グラスアイオノマーセメント
　　入江正郎／桃井保子

8-2 手用切削とグラスアイオノマーセメント
　　で行う世界基準のMI修復
　　ARTテクニック
　　Martin J Tyas　翻訳／桃井保子

う蝕治療のミニマルインターベンション／象牙質－歯髄を守るために

1 う蝕治療のMIに貢献する グラスアイオノマーセメント

1　岡山大学大学院医歯学総合研究科生体材料学分野　2　鶴見大学歯学部第一歯科保存学教室

入江正郎[1]／桃井保子[2]

グラスアイオノマーセメントはMIの考え方を反映する材料

　従来型，レジン添加型（化学的にはレジンモディファイドとするのが適切であるが，日本歯科理工学会学術用語のガイドラインにしたがい，本書ではレジン添加型に統一する）ともグラスアイオノマーセメントの基本組成は，粉末がフルオロアルミノシリケートガラスの微粉末で，液がポリアクリル酸とそのコポリマーの水溶液である．練和により酸－塩基反応が起きて硬化する．レジン添加型ではこれにレジン重合反応が加わる．

　グラスアイオノマーの特徴は，フッ素を長期にわたって徐放することである．フッ素は硬化したセメントの骨格構造には存在しないので，長期的にフッ素を放出しても，セメントの物性や歯質との接着には何ら影響がない．またレジンと異なりグラスアイオノマーセメントは，最表層の歯質と化学的に反応する．

　これらの特徴は，グラスアイオノマーセメントがMIの考え方を反映する代表的な修復材料であることを意味している[1,2]．本章ではう蝕治療のMIに貢献する修復材としてのグラスアイオノマーセメントを，材料学と臨床を合わせた視点から解説したい．

グラスアイオノマーセメントの抗う蝕性

　「う蝕を想定して実験的に脱灰した象牙質試片に，グラスアイオノマーセメントを充填し，実際の口腔内に長期保管した．その結果，セメント周囲の脱灰象牙質は明らかに再石灰化していた．しかし，同様に充填したアマルガムや接着性コンポジットレジンに接した脱灰象牙質にはさらなる脱灰が起きていた」

　これは1995年にTen cate と van Duinen[3]が，グラスアイオノマーの抗う蝕性を，臨床に近似した条件下で実証した報告として知られている．

抗う蝕性に期待した症例

　感染象牙質を残し，グラスアイオノマーセメントで長期暫間充填した症例を紹介する．グラスアイオノマーと歯質との接着性能，またセメントから溶出するフッ素に再石灰化能と抗菌の可能性を期待した．

[症例8-1]　47歳，男性　3年経過観察

　8̄ を抜去した後に，7̄ の遠心に大きなう窩を認めた（8-1a）．直視は不可能で，回転切削器具も届かないことから，手用切削器具（8-1b）で著しく軟化

8-1 う蝕治療のMIに貢献するグラスアイオノマーセメント

[症例8-1] 従来型グラスアイオノマーセメントの再石灰化能が確認できた症例　3年経過観察

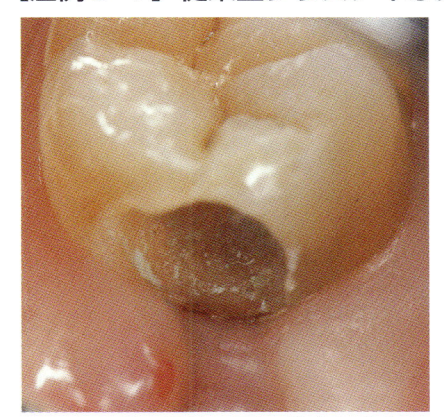

8-1a　47歳，男性．7̄の遠心に大きなう窩を認めた．直視・直達は不可能．手用切削器具で著しく軟化した部分のみ手探りで除去．

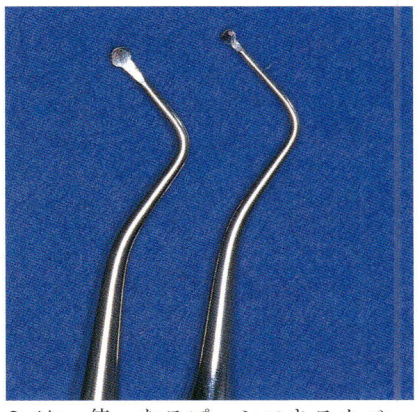

8-1b　使ったスプーンエキスカベーター（スーパーエッジ，デンテック）．

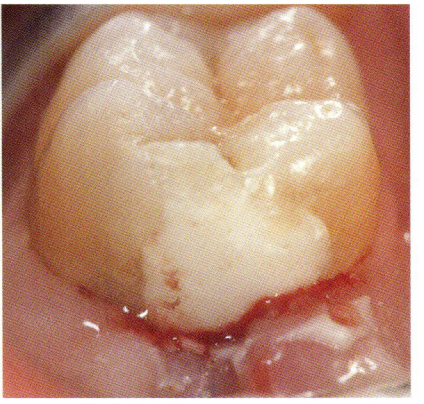

8-1c　従来型グラスアイオノマーセメント Fuji IX GP（ジーシー）を充填．

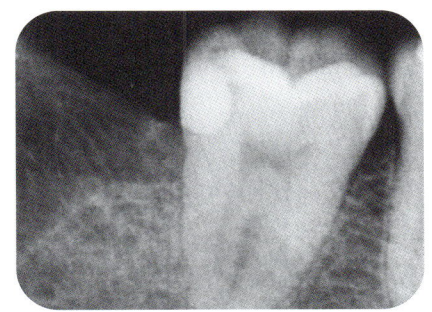

8-1d　充填直後のX線写真．セメントに接した象牙質にはX線透過性があり，窩壁の象牙質が脱灰していることを伺わせる．

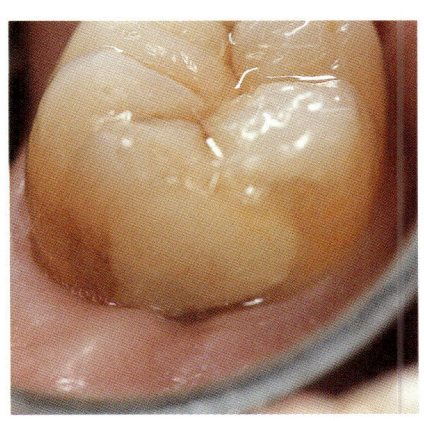

8-1e　2年間問題なく機能し修復物に接する歯肉の状態も良好である．

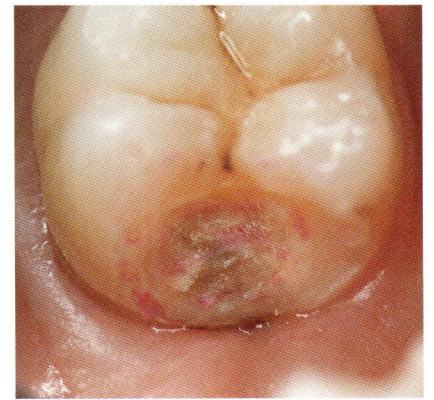

8-1f　3年後に，セメントを除去したところ．象牙質は硬く，乾燥しており，う蝕検知液にほとんど染まらなかった．

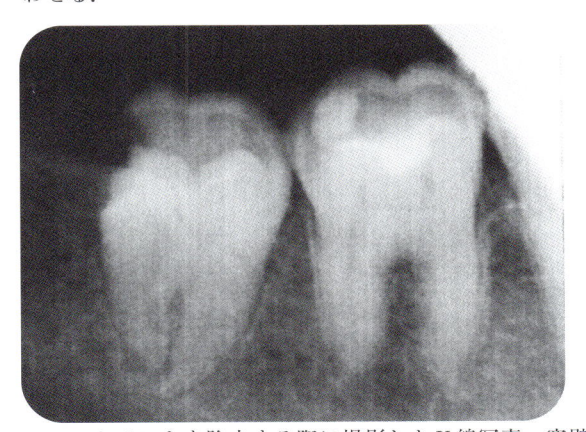

8-1g　セメントを除去する際に撮影したX線写真．窩壁の状態に異常はなく遠心の髄角修復象牙質の添加により後退している．

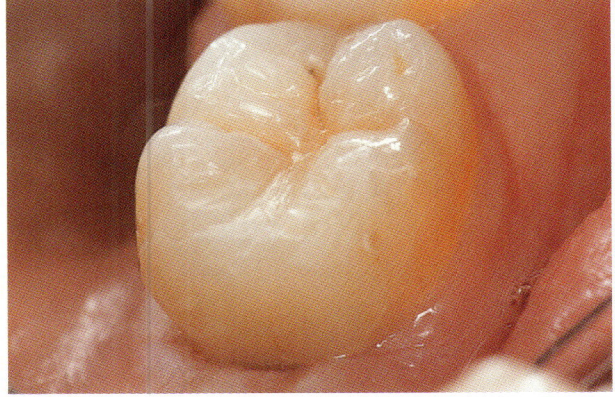

8-1h　窩壁がレジンの接着に耐えられる状態になったと判断し，クリアフィルメガボンド（クラレメディカル）とハーキュライト（Kerr）で最終的に修復した．

した象牙質のみを手探りで除去した．

歯髄の不快症状が皆無であったことから，歯髄を是非保存したいと考えた．露髄を避けるため，う蝕検知液で赤染する感染歯質もあえて残したまま，ポリアクリル酸（デンティコンディショナー，ジーシー）で，窩壁を前処理した後に従来型の高強度臼歯部用グラスアイオノマーセメント（Fuji IX GP，ジーシー）を充填した（8-1c,d）．3年後（8-1f）に充填物を除去

う蝕治療のミニマルインターベンション／象牙質−歯髄を守るために

[症例8-2]
レジン添加型グラスアイオノマーセメントの再石灰化能に期待した症例　5年経過観察

8-2a　52歳，女性．7⏋の頬側歯頸部から遠心にかけて歯肉縁下に及んで発生したう窩．電気メスで歯肉を除去し，感染歯質をできるだけ除去した．
8-2b　レジン添加型グラスアイオノマー（FujiⅡLC，ジーシー）で充填し，5年間問題なく経過している．

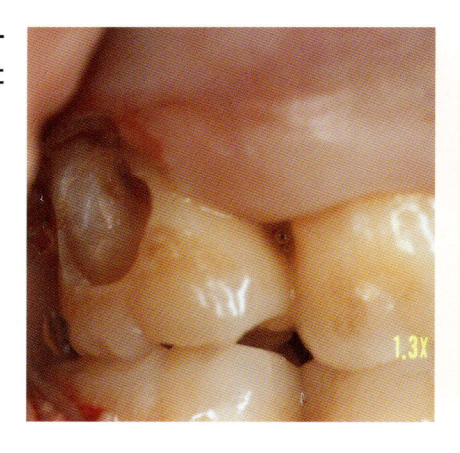

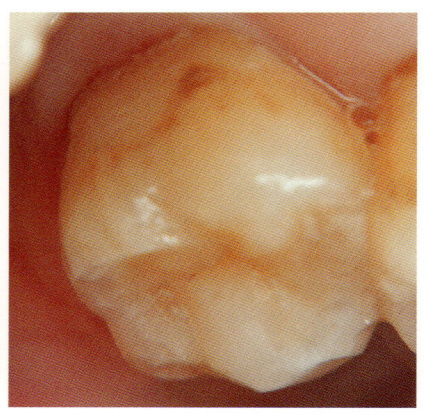

[症例8-3]　レジン添加型グラスアイオノマーセメントで仮封して1年経過した症例

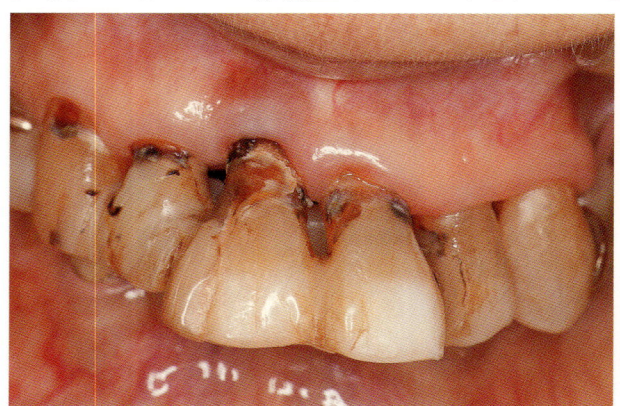

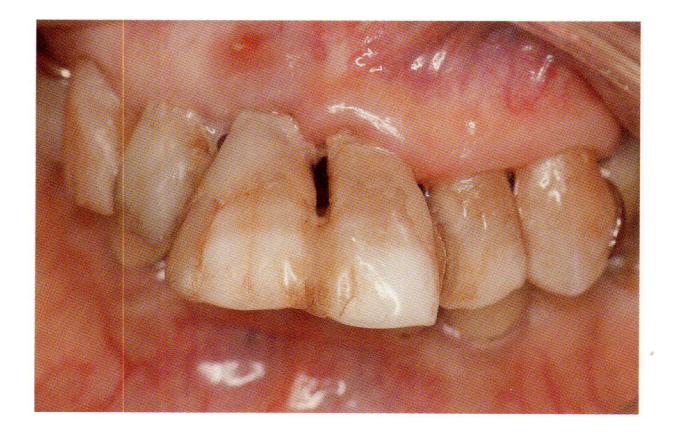

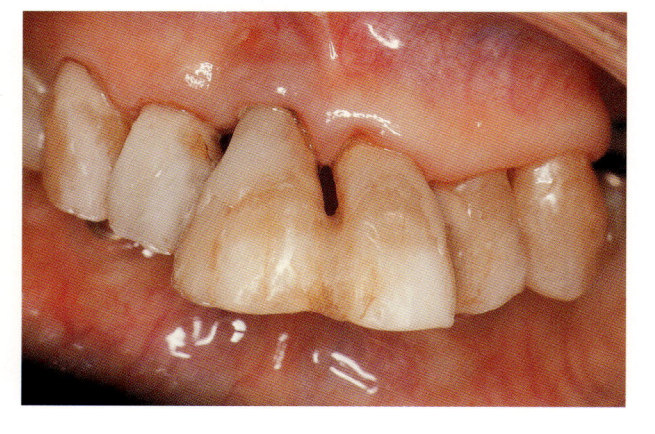

8-3a	8-3b
8-3c	

8-3a　79歳，女性．上顎前歯の歯頸部に修復の難しいう窩が発生．
8-3b　手用切削器具で，感染象牙質を除去した．う蝕検知液に染まる感染歯質を全て除去するのは困難であった．レジン添加型グラスアイオノマー（FujiⅡLC，ジーシー）でう窩を封鎖して2か月後．
8-3c　約1年を経過している．1⏋は失活している．この後，根管治療を開始した．

して，窩洞の象牙質を診査したところ，着色はあるものの，歯質は硬く乾燥しており，う蝕検知液にもほとんど染まらなかった（図1f〜h）．

[症例8-2]　52歳，女性　5年経過観察
　感染歯質を残し，レジン添加型グラスアイオノマーセメントで修復した症例を紹介する．
　7⏋の頬側歯頸部から遠心にかけて，アクセスの困難な部位にう窩が発生した．う蝕は歯肉縁下におよんでいる．ミラーでう窩を確認することはできるが，器具は思うように術野に到達しない．電気メスで歯肉を除去し，感染歯質をできるだけ除去したが，目で確認できない部位には感染歯質を取り残していることは間違いない（8-2a）．う蝕リスクも高い部位である．生活歯であり歯髄症状は皆無であったため歯髄を是非保存したかった．
　この症例のように感染歯質の除去が難しく，歯肉溝からの浸出液，血液などがコントロールできない

8-1 う蝕治療のMIに貢献するグラスアイオノマーセメント

[症例8-4] レジン添加型グラスアイオノマーセメントの抗う蝕性に期待した症例　4年経過観察

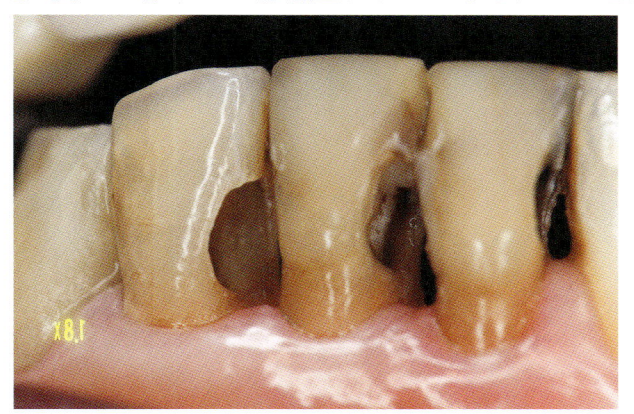

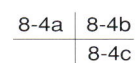

8-4a	8-4b
	8-4c

8-4a　65歳，女性．下顎前歯隣接面に発生したう蝕．う窩を開拡しはじめたところ．すべて生活歯で，不快感はない．修復が難しい部位である．感染歯質は完全には除去できない．
8-4b　レジン添加型グラスアイオノマー（FujiⅡLC，ジーシー）を充塡後，2年経過している．
8-4c　4年間問題なく経過している．う窩を封じ，フッ素徐放性の修復物を用いることは，プラークコントロールの効果を促進する．

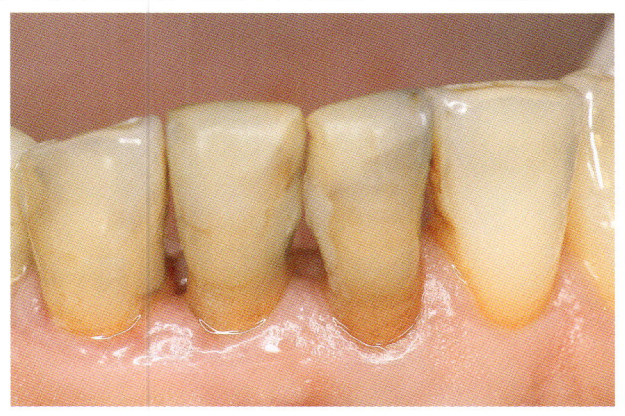

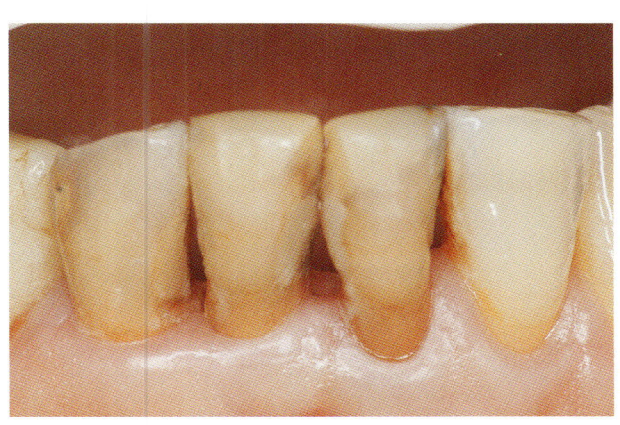

窩洞には，接着性コンポジットレジンを用いることはできない．レジンは口腔内環境の種々な汚染がコントロールされていない歯面にほとんど接着しないからである．このような，アブノーマルな歯面を修復せざるを得ない場合（実際の臨床では少なくない）には，グラスアイオノマーのフッ素徐放性，歯質に対する化学的接着，とくに汚染された歯面をある程度許容するファジーな性質に期待する．

この症例には，レジン添加型グラスアイオノマーセメント（FujiⅡLC）を用いた．難しい部位にあるので，充塡に時間をかけられるよう，操作時間に余裕のある光硬化型のグラスアイオノマーを選択した．光がとどかない部位も，グラスアイオノマーのセメント反応（酸–塩基反応）で硬化する点が，光重合レジンにない利点である．5年間とくに問題は生じていない（8-2b）．

[症例8-3]　79歳，女性
　患者は有病の高齢者で，歯科麻酔を避けたい患者であった．手用切削器具で上顎前歯の歯頸部を中心に発生したう窩を切削した．ある程度硬い象牙質が出てくるまで軟化象牙質を除去した．う蝕検知液はあえて使用しなかった．レジン添加型グラスアイオノマーセメント（FujiⅡLC）を充塡した．8-3cは約1年後の経過観察である．このような症例には，グラスアイオノマーセメント以外の材料を選択することはできない．

[症例8-4]　65歳，女性　4年経過観察
　この症例は，下顎前歯部隣接面に発生したう蝕で，感染歯質を通法どおり除去すると，歯冠部が失われ補綴処置に移行せざるを得ない状況にあった（8-4a）．生活歯であるが，患者に自覚症状は全くない．接着性コンポジットレジンを使用できない根面う蝕である．レジン添加型グラスアイオノマー（FujiⅡLC）を用い2年を経過したところ（8-4b），4年後（8-4c）も無事に経過している．これから高齢社会を迎え，本症例のように通常のう蝕治療が困難なう蝕が多発し

表1 各種修復材の直後（硬化から3分後）と1日後の，歯質に対する接着強さと曲げ強さ：試片10個の平均値．

	エナメル質に対する接着強さ（MPa）		象牙質に対する接着強さ（MPa）		曲げ強さ（MPa）	
	直後	1日後	直後	1日後	直後	1日後
従来型グラスアイオノマーセメント						
Fuji Ⅱ	2	6	2	9	2	15
Fuji Ⅸ GP	3	8	2	9	2	29
レジン添加型グラスアイオノマーセメント						
Fuji Ⅱ LC	3	14	2	13	42	59
Vitremer	4	6	4	12	7	73
ウェットボンドシステム						
Scotchbond Multi-Purpose + Silux Plus（3M／ESPE）	7	18	6	9	59	76
ウェットボンドシステム						
OptiBond Solo Plus + Herculite XRV（Kerr）	14	25	10	14	76	136
ワンボトル・ワンステップシステム						
G-Bond + Unifil LoFlo Plus（ジーシー）	13	19	11	19	53	88

[歯面処理の違い]

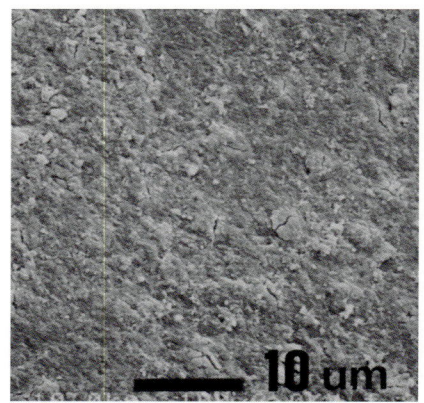

図1a　象牙質を切削した後の歯面を覆うスミヤー層．

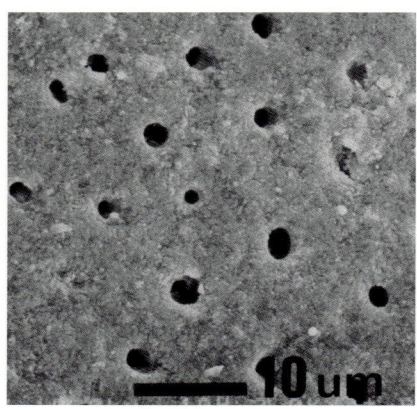

図1b　リン酸処理では，スミヤー層が完全に除去されスミヤー層下の象牙細管まで開口する．

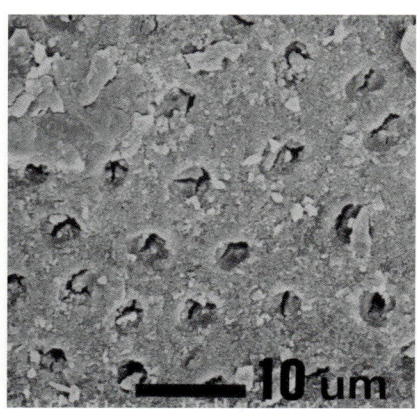

図1c　グラスアイオノマーセメント付属のデンティンコンディショナー（ポリアクリル酸の水溶液）で処理．象牙細管にはスミヤープラグが残っており，マイルドなエッチングであることがわかる．このように調整された象牙質面へのグラスアイオノマーの接着は良好である．

てくることであろう．このような症例に特化した信頼性のある修復材料の開発，修復技法の考案が急務である．

各種修復材料との比較

接着強さ

エナメル質と象牙質に対する，各種修復材料の接着強さを，修復直後（厳密には硬化3分後）と1日後に測定した結果を表1に示す．レジン添加型グラス

[グラスアイオノマーセメントの欠点]

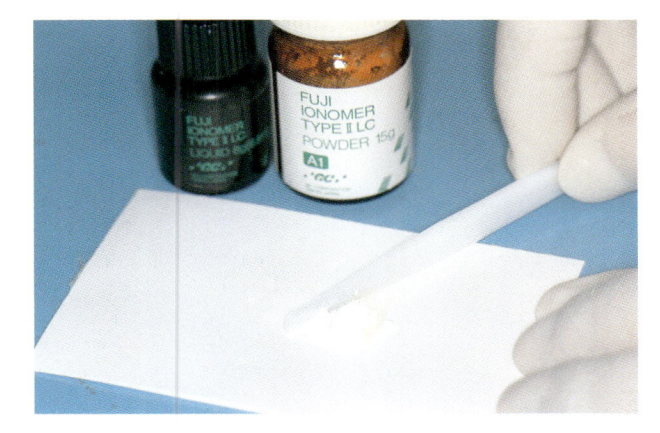

図2　レジンが添加され，光照射で硬化するタイプのグラスアイオノマーセメントでも粉と液の練和が必要．

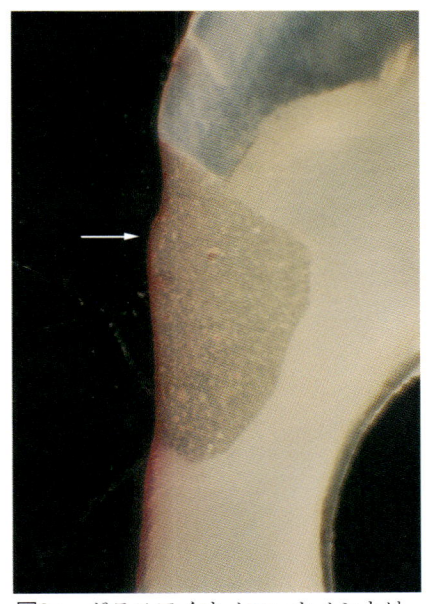

図3a　グラスアイオノマーセメントは，粉液を練和するので，硬化体の中に気泡が入る（ヒト抜去歯の歯頸部窩洞にグラスアイオノマー→を充填し，歯軸方向に切断した面）．

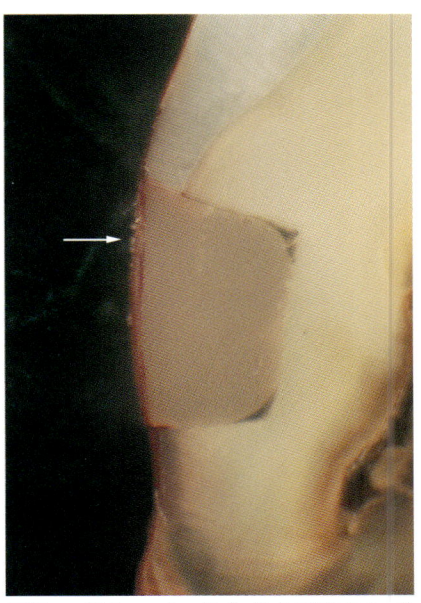

図3b　ワン・ペーストタイプのコンポジットレジンには気泡が見られない（ヒト抜去歯の歯頸部窩洞にコンポジットレジン→を充填し，歯軸方向に切断した面）．

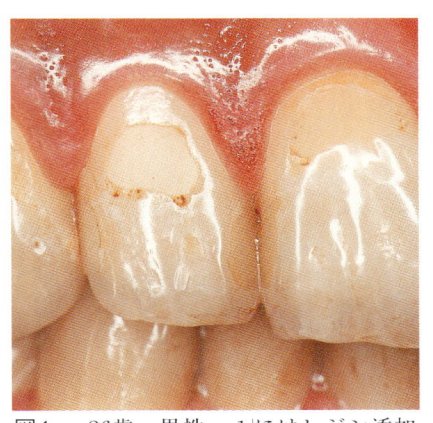

図4a　26歳，男性．1にはレジン添加型グラスアイオノマーセメントを，2には従来型のグラスアイオノマーセメントを充填して5年経過．従来型（2）に比べ，レジン添加型（1）の方が変色あり色調安定性に欠けるようである．しかし，周囲のエナメル質とは1のレジン添加型の方が良好に接着しており，辺縁の着色が少ない．

　アイオノマーセメントの歯質に対する接着強さは1日後には10MPa前後の値を示し，レジンとそれほど大きな差がない．従来型グラスアイオノマーセメントも30年におよぶ改良の成果により，10MPa近い値を示すようになっている．いずれもそれぞれのメーカーがすすめる前処理材を使用した．
　注目すべきは，修復直後の接着強さはここに見られる程度の低い値でしかないことである．臨床では，この点を十分理解いただきたい．歯面処理については，レジン添加型では必ず行い（歯面処理なしでは接着しない），従来型においても歯面処理を行いスミヤー層を除去すると接着強さが向上する．
　図1aは，スミヤー層に覆われている切削象牙質面の電子顕微鏡写真である．図1bはリン酸溶液で処理したところであるが，象牙細管の中まで脱灰されている．グラスアイオノマーの象牙質前処理材は，ポルアクリル酸であり，スミヤー層が除去されるが，象牙細管の中までは脱灰されておらず，マイルドな脱灰で象牙質の接着には理想的なコンディションである（図1c／SEM）．

う蝕治療のミニマルインターベンション／象牙質－歯髄を守るために

[症例8-5] レジン添加型グラスアイオノマーセメントの色調安定性　8年経過観察

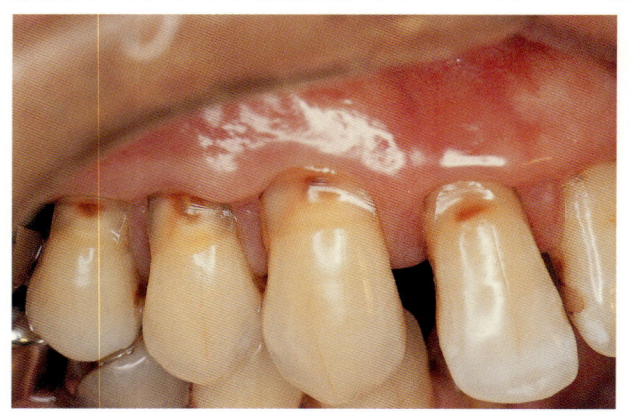

8-5a　60歳，男性．歯周治療開始前に，知覚過敏を訴えている5432|のくさび状欠損をレジン添加型のグラスアイオノマーで充塡することとした．

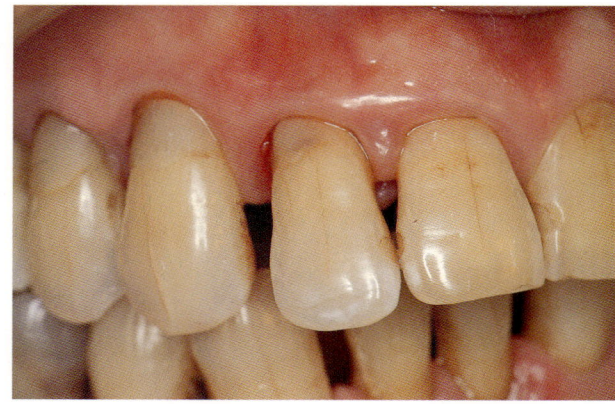

8-5b　レジン添加グラスアイオノマーセメント（Fuji Ⅱ LC）で修復して1年経過したところ．

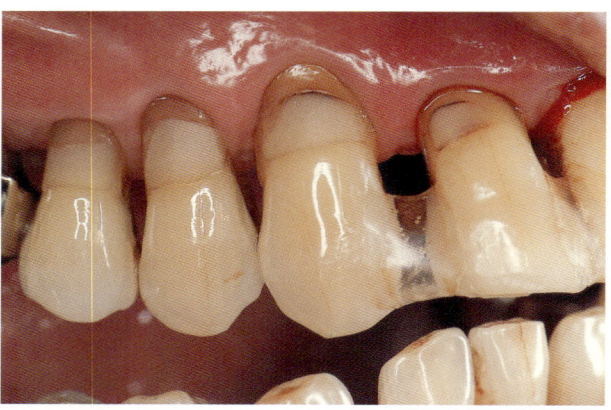

8-5c　5年経過．辺縁の着色と表面の変色がみられるようになってきた．

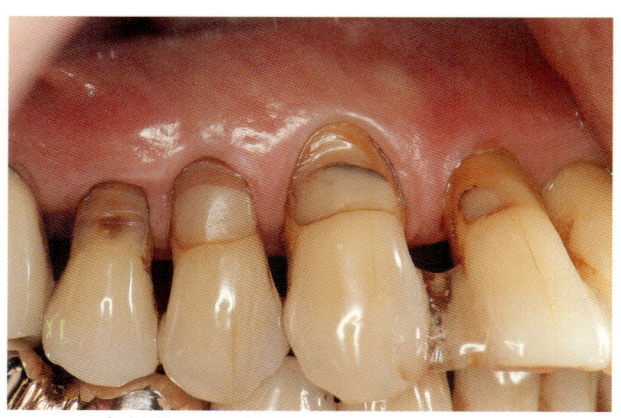

8-5d　8年経過．|2は部分的に，|5はすべてのグラスアイオノマーが消失している．審美性不良のため，この後，すべてを接着性コンポジットレジンで修復した．

曲げ強さ

　レジン添加型グラスアイオノマーセメントの曲げ強さは，前歯用コンポジットレジンのSilux Plusに近い値を示した（表1）．しかし，前臼歯用コンポジットレジンHerculite XRVや，Unifil LoFlo Plus（フロワブルタイプのコンポジット）に比べると値はかなり小さい．従来型では，高強度臼歯部用（粉液比が高いタイプ）のFuji Ⅸ GPでもこの程度の値である．

　着目していただきたいのは，硬化直後の曲げ強さが1日後に比べてかなり小さいことである．臨床では，この点への十分な配慮が必要である．

グラスアイオノマーセメントの臨床上の欠点

表面あらさと色調の安定性

　グラスアイオノマーセメント修復は，審美性修復材料と考えられているが，コンポジットレジンの審美性にははるかに及ばない．とくに耐久性に欠けている．レジン添加型では従来型より審美性が向上し，充塡した初期には天然歯に近い色調，透明感，光沢を有している．しかし経時的な変化がコンポジットレジンに比べると早い．

　グラスアイオノマーは，たとえレジン添加型で光照射で硬化させる材料であっても，粉と液を練和す

[症例8-6] グラスアイオノマーセメントの抗う蝕性に期待し過ぎないこと　6年経過観察

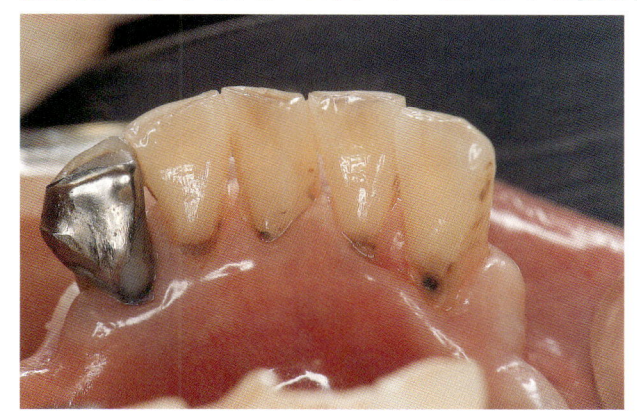

8-6a　63歳，女性．下顎前歯の舌側歯頸部に発生したう窩．アクセスが非常に難しい．

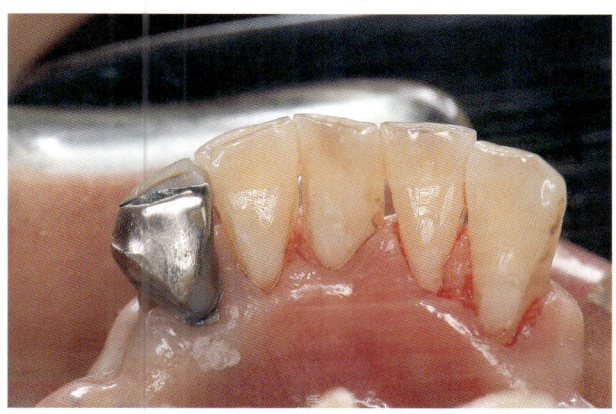

8-6b　レジン添加型グラスアイオノマーセメント（FujiⅡ LC）で充填．修復操作時間に余裕が欲しいので，光硬化型を採用した．

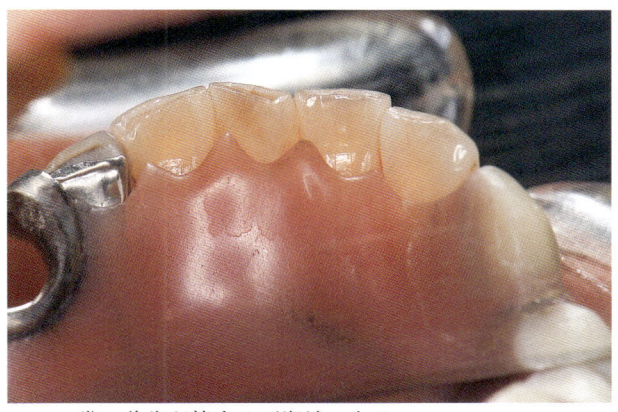

8-6c　常に義歯が接する不潔域である．

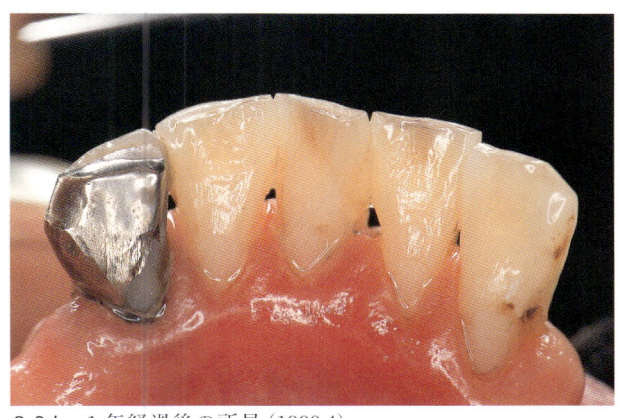

8-6d　1年経過後の所見（1999.4）．
この時点では目立ったう蝕の進行は感じられない（$\boxed{2}$の遠心には新しいう蝕が発生している）．

8-6e　術後6年の所見．$\boxed{1|2}$はとくに問題なく経過しているが，$\boxed{2|1}$のう蝕が進行している（▲）．この患者は歯間ブラシを毎日使っており，プラークコントロールは良好である．このように難しい部位にグラスアイオノマーセメントを使って予知性の低い治療を行う場合は，必ず経過観察することが必要である．補綴処置に移行する時期などを含めて，患者によく状態を説明しておく．

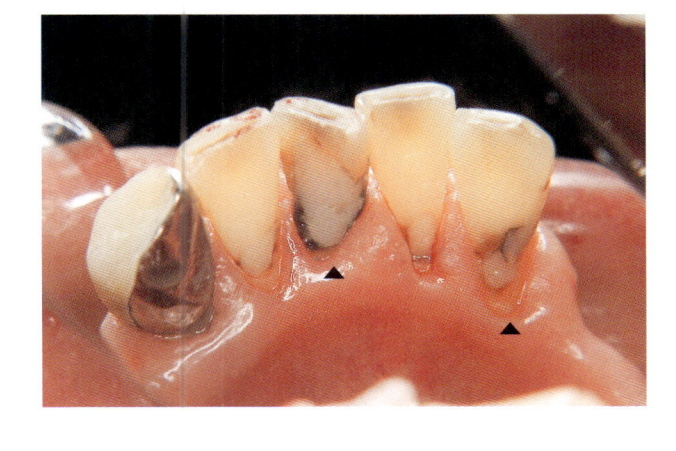

ることになるので（図2），練和時の気泡の混入を避けることができない（図3a,b）．このため，コンポジットレジンと比べ表面あらさが大きく，審美性には限界がある．レジン添加型グラスアイオノマーはむしろ従来型のものより色調の安定性に欠け，変色しやすい材料である（図4）．これはレジンを添加した方が吸水性が増し，表面の硬さが減少することに関連するものと思われる．

硬さと歯ブラシ摩耗

表面の硬さと歯ブラシ摩耗との関係は明らかに相

表2 研磨の時期と修復物と窩洞との間に生じた間隙数の関係：5級窩洞周囲の140計測点で観察できた間隙の数（直後：硬化から3分後）

	従来型グラスアイオノマーセメント	
	Fuji Ⅱ	Fuji Ⅸ GP
直後	117	107
1日後	7	6
	レジン添加グラスアイオノマーセメント	
	Fuji Ⅱ LC	VItremer
直後	101	128
1日後	17	29
	ウエットボンドシステム（レジン）	
	Silux Plus + Scotchbond Multi-Purpose	
直後	64	
1日後	28	
	ウエットボンドシステム（レジン）	
	OptiBond Solo Plus + Herculite XRV	
直後	42	
1日後	22	
	ワンボトル・ワンステップシステム（レジン）	
	G-Bond + Unifil LoFlo Plus	
直後	19	
1日後	16	

＊材料は表1と同じ

［バーニッシュ（防湿用塗布材）］

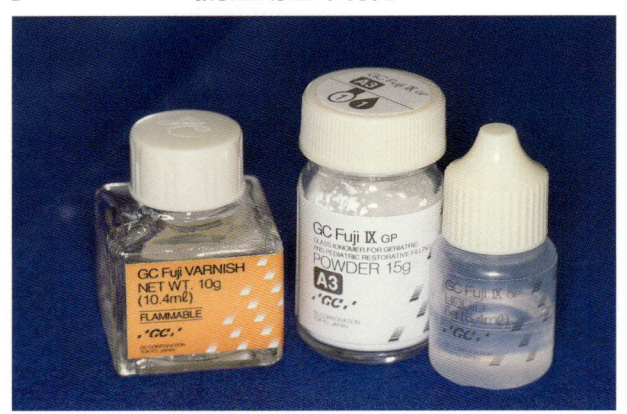

図5 Fuji Ⅸ GP（ジーシー）の粉と液．付属のバーニッシュ（左）．

関する[4]．硬いほど摩耗しにくい．レジン添加型グラスアイオノマーセメントは硬さに劣り、歯ブラシ摩耗しやすい．

［症例8-5］グラスアイオノマーセメントの変色と摩耗　60歳，男性　8年経過観察

歯周疾患の治療を開始する前の上顎前・犬・小臼歯部に知覚過敏があり（8-5a），その部位のクサビ状欠損をレジン添加型グラスアイオノマー（Fuji Ⅱ LC，ジーシー）で修復した．5年経過観察時点では臨床的に問題なく経過しているが，辺縁部の着色，またセメント表面の変色と粗像感が認められる（8-5c）．表面は吸水して柔らかくなり，探針で擦ると傷がつく．7年9か月後に観察すると，グラスアイオノマーが1部また完全に消失していた（8-5d）．この症例は，この後，接着性コンポジットレジンクリアフィルメガボンド（クラレメディカル）と低粘性コンポジットレジン（フィルテックフロー，3M／ESPE）で修復した．

抗う蝕性に過度に期待してはいけない

再発う蝕を予防する最善の策は，感染歯質をきちんと除去し，その後をしっかり修復することである．加えて，う蝕リスクをコントロールする．これをせず修復材料の抗う蝕性にのみ頼ることは，残念ながら今のところできない．フッ素徐放性材料を濫用してはいけない．

［症例8-6］63歳，女性　6年経過観察

下顎前歯の舌側面歯頸部にう蝕が進行しているのを発見した（8-6a）．歯肉に近接しているためアクセスが難しい．そこでレジン添加型グラスアイオノマーセメント（Fuji Ⅱ LC）を用いて修復を行った（8-6b）．この部位は義歯が接する不潔域でもある（8-6c）．術後6年の来院時には，う蝕がさらに進行している歯も認められた（8-6e）．

この症例をみれば，グラスアイオノマーの修復材としての抗う蝕性にも現時点では限界があることがわかる．

修復材の選択

　修復材の選択にあたっては，接着性コンポジットレジンかグラスアイオノマーセメントかの選択となるが，われわれの日常臨床においてほとんどのう蝕治療は接着性レジン修復でできる．感染歯質が通法どおり除去できて，窩洞の汚染も心配ない場合は，迷わずに接着性コンポジットレジン修復を選ぶ．現在のところ，質においても強さにおいても歯質を封鎖する能力でレジンを越える材料はない．

　とくに機械的な強さや審美性が求められる場合は，グラスアイオノマーを用いることはできない．しかし感染歯質や軟化した歯質がすべて除去できなかったり，歯面のコントロールが困難な場合，レジンが使えない種々の症例の修復にグラスアイオノマーセメントは欠かすことのできない材料である．歯質の再石灰化や抗菌性にも期待でき，MIを具現するのに重要な役割を果たす修復材料である．

　レジン添加型グラスアイオノマーの高粉液比化や高密度フィラー配合は，高齢社会や訪問診療用に適した修復材実現への第一歩ではないかと考えられる．

　またグラスアイオノマーは，市販されて30年近く経過し，この間，随分と改良され信頼を得てきた．コンポジットレジンと比較すると強さや審美性には劣るが，耐摩耗性にある程度期待できフッ素を最も多く溶出する点で，レジンが使えないう蝕のMI治療に適した修復材である．

参考文献

1. 入江正郎：根面う蝕修復材料，選択の一指針，日本歯科評論．2002；62(3)：56-62．
2. 入江正郎：フッ素徐放性修復材，グラスアイオノマーセメントを中心に，デンタルダイヤモンド増刊号．2002；27(14)：108-113．
3. Ten Cate JM, van Duinen RNB: Hypermineralization of dentinal lesions adjacent to glass-ionomer cement restorations. J Dent Res. 1995；74:1266-1271.
4. Momoi Y, Hirosaki K, Kohno A, McCabe JF: In vitro toothbrush-dentifrice abrasion of resin-modified glass ionomers, Dent Mater. 1997；13:82-88.

グラスアイオノマーセメント充填を成功させるには

　グラスアイオノマーセメントは"使い方"を理解し，メーカーの指示を忠実に守って操作すれば，材料の特徴が活き，MIの考え方に沿った修復を可能にする材料である．以下に使い方のポイントをあげる．

① 仕上げ研磨は次回来院時に，すなわちグラスアイオノマーが十分に硬化した後に行う[5,6]．表2に実験の結果を示すが，充填直後の研磨によって，修復物と窩洞との間には多くの間隙が生じる．1日後の研磨では，どの修復物も間隙が明らかに少ない．メーカーが表示している硬化時間は，見かけ上硬化した時間である．この時のセメントは，まだ最終硬化前の不安定な状態にある．したがって，充填を終了し，余剰部を除去した直後に，セメントに過度な力が加わるような操作は，厳に慎むべきである．このことは，表1に示す，接着強さと曲げ強さの直後の値を見ても明らかである．1日後に比べて直後の値は著しく小さい．

② 充填後には，必ずバーニッシュ材（防湿用塗布材／図5）を塗布すること[7]．バーニッシュ材の塗布はレジン添加型でも同様に行うこと．これは，セメント表面の白濁防止のためである．白濁すると審美的問題のみならず物性の著しい低下をきたす．

③ 粉と液を正確に計量する．

④ 粉と液の計量後は，直ちに練和する．

5. Irie M, Suzuki K: Marginal seal of resin-modified glass ionomers and compomers: effect delaying polishing procedure after one-day storage, Oper Dent. 2000；25(6)：488-496.
6. Irie M, Suzuki K: Effect of delayed polishing on gap formation of cervical restorations, Oper Dent. 2002；27(1)：59-65.
7. 保存修復学21，永末書店，2002；243．

う蝕治療のミニマルインターベンション／象牙質－歯髄を守るために

2 手用切削とグラスアイオノマーセメントで行う世界基準のMI修復
ARTテクニック

メルボルン大学歯科学部

Martin J Tyas

翻訳／桃井保子

ARTとは

ART（Atraumatic Restorative Treatment）とは，う蝕治療のテクニックのひとつであり，文字どおり「非侵襲的修復技法」，すなわち歯質の犠牲を最小限に抑えた修復法である．この方法は，修復と同時にう蝕に連接する小窩裂溝をも充填してしまうので，予防的修復法ともいえる[1]．

ARTテクニックは1980年の中ごろ，アフリカのタンザニアでFrenckenが考案した．極めて有効で低コストなため，現在，WHOが発展途上国におけるう蝕治療法として，フッ素の応用と口腔衛生教育と合わせて提唱している[2]．多くの発展途上国では，先進諸国で普通に使われている歯科器材が使えないことに加え，電気や水の供給もままならず，とうてい通常の歯科治療は行えない．

このような状況下で緊急避難的処置として考案されたARTテクニックは，そのMI治療としての価値が日常臨床のなかで改めて見直されはじめている．

ARTの原則

ARTの原則は，う蝕の除去を手用切削器具で行い，その後の修復を接着性修復材料で行うことにある．現時点では，選択すべき修復材料はグラスアイオノマーセメントである．またう蝕に連接する小窩裂溝は，たとえう蝕に罹患していなくても充填する．

ARTは最小限の器具で施術可能である．どのような状況下でも，必要なら短期のトレーニングを受けた歯科医師以外のスタッフでも行える[3]．この方法は回転切削器具（電気エンジンやエアータービン）を使った窩洞形成より術中の痛みが少ないのも特徴である．

究極のMI治療

ARTは，MIのコンセプトと完全に合致した方法といえる．「細菌感染している象牙質（感染象牙質）のみを除去する．感染しておらず，う蝕の影響を受けて変色したり軟化しているだけの象牙質（う蝕影響象牙質）は残し，この部分はグラスアイオノマーセメントによる再石灰化に期待する」とした考えに基づいている[4]．ARTテクニックは，われわれの臨床においても回転切削器具が使えない状況のう蝕治療にその応用が広がっている．

たとえば老人ホームの患者，在宅を余儀なくされている患者，低年齢の患者，歯科恐怖症の患者，局所麻酔禁忌の患者，などである．ARTの考え方は，さらに広げて回転切削器具を使った私たちの普通の修復治療にも導入することができる．

エナメル質と象牙質う蝕

　エナメル質の初期の脱灰（ホワイトスポット）は，たとえばフッ化物を積極的に使うなどで対処すれば，健全なエナメル質に回復する．しかし象牙質う蝕は通常う窩を伴うので，う窩付近のプラークコントロールが大変困難になる．ARTの重要な役割の一つは，こういった歯面をプラークコントロールしやすいようスムーズに整えることである[4]．

　現在，象牙質う蝕は2層に分類できると理解されている．"感染象牙質"と"う蝕影響象牙質"である[5]．"感染象牙質"は細菌が多く侵入し，通常，湿っぽく薄茶色または黄色に変色しており，コラーゲンが変性している．一方"う蝕影響象牙質"は，文字どおりう蝕の影響を受けただけで感染していない象牙質である．色は濃く，乾燥し，硬く，脱灰してはいるが細菌侵入がほとんどない．コラーゲンは変性しておらず，再石灰化することが可能である．

　この層は，回転切削器具を不用意に使えば大量に切削されてしまう．一方，注意深く手用切削を行えば，感染象牙質のみを除去，"う蝕影響象牙質"を残すことができる．

"予防拡大"から"拡大の予防"へ

　MIに基づいた修復では感染歯質の除去だけが求められるから，窩洞はう蝕の広がり方によって千差万別で，さまざまな形態をとることとなる．Blackの窩洞形成の原則である"extension for prevention（予防拡大）"は，"prevention of extension（拡大の予防）"に，その考え方が切り変わりつつある．

　加えて，グラスアイオノマーセメントなどの歯質接着性修復材料は，健康な歯質内に設けなければならない保持形態を要求しないから[4]，できるだけ歯を削らないう蝕治療において重要な役割を果たしている．

ARTと
グラスアイオノマーセメント

　ARTを行う際は，歯質接着性修復材料を選ぶことが必須である．接着性修復材を使えば保持形態を設ける必要がないからである[4]．接着性修復材料には，コンポジットレジンとグラスアイオノマーセメントがあるが，ARTで選択すべき修復材料はグラスアイオノマーである．レジンは窩洞のエナメル質や象牙質面を，接着に最適な条件に整えなければ接着しないし，フッ素の溶出も期待できない．また，ほとんどのコンポジットレジン修復に光照射器が必要なこともARTには不利な条件である．

　グラスアイオノマーは，
①歯冠色である
②水が構成成分である（象牙質は湿潤した組織であるため，修復材料が親水性であれば接着に大変有利である）
③歯質に化学的に接着する
④歯髄刺激が少ない
⑤フッ素を溶出する
というARTに適した条件を備えている．

　欠点としては，
①脆い材料であるから，強い咬合下では破折しやすい
②徐々に硬化するので，初期硬化までの間，吸水や乾燥による影響を受けやすい（感水性がある）
などが挙げられる．

　従来型（レジンが添加されていない）に比べレジン添加型では，これらの欠点がある程度解消されている．しかしレジン添加型は，耐摩耗性に不安があることや，光照射器を必要とすることなどの点でARTには不向きである．したがって，ARTには，従来型のグラスアイオノマー，なかでも最近の高強度臼歯部用（粉を多く練りこめるタイプ）のものが最適である．

　製品をあげれば，Fuji IX GP（ジーシー），Ketac Molar（3M/ESPE），Chemflex（デンツプライ三金）である．これらのセメントは強度に優れ，しかも硬化が速い．

グラスアイオノマーセメントを使う意義

グラスアイオノマーセメントが歯質に接着するメカニズムは，イオン交換反応である[6]．粉と液を練和中に液中の酸が遊離し，これがエナメル質や象牙質のカルシウムやリンと置き換わる．この結果，セメントと歯質との間に，"イオン交換層（ion-exchange layer）"と呼ばれる一種の移行層が形成される．この層の歯質に対する接着強さはセメント自体の強度より大きい．

このことは，グラスアイオノマーセメントと歯質との接着試験を行うと，多くがセメント材料のなかで破壊し，セメントと歯質との界面で破壊することが少ない事実からもうかがい知ることができる．"イオン交換層"は耐酸性に富む．たとえばグラスアイオノマーでシーラントを行った場合，小窩裂溝なかのグラスアイオノマーがなくなってしまっても，小窩裂溝の歯面には耐酸性のある"イオン交換層"が形成されているから，その部位にう蝕は発生しにくい．

接着に関しては，レジンが添加されていない従来型のグラスアイオノマーでも，ポリアクリル酸で10〜20秒間歯質を前処理（コンディショニング）することで，接着強さが向上する．これは歯面処理によって小窩裂溝が清掃され，カルシウムイオンが活性化されて，"イオン交換層"が生じやすくなるためである．

フッ素溶出が果たす役割

硬化までの間，セメント液中の酸は粉末のフルオロアルミノシリケートガラスをアタックし，この結果，粉末からフッ素イオンが溶出してくる．溶出は充填から数日間多く，2〜3週間で急速に低下する．しかし，その後数年間にわたり少量のフッ素が溶出し続ける[7]．歯質の再石灰化には，少量のフッ素が長期にわたって溶出することが重要といわれている．

また，グラスアイオノマーセメントはフッ素を取り込む特徴を持っている[8]．口腔内に充填した後に，フッ素含有の歯磨剤で歯磨きしたりフッ化物を塗布することで，グラスアイオノマー修復物中にフッ素が取り込まれ再び溶出する．

フッ素溶出の臨床的意義についてはまだ議論のあるところだが，グラスアイオノマーの抗う蝕性は，溶出したフッ素が2通りのメカニズムで働いて発揮されると考えられている．一つは，歯質のヒドロキシアパタイトが耐酸性の大きいフルオロアパタイトに変換することであり，もう一つはフッ素がう蝕原性細菌の発育に不利に働くということである．

最近，グラスアイオノマーのう蝕影響象牙質に対する再石灰化能を証明した研究報告が続いている[9-13]．これは，ARTの有用性を証明するものとして，とくに重要な知見といえる．

ARTテクニック

ARTはシンプルな環境下で，最小限の器材を使って行うことができる．患者をテーブルの上で仰向けにさせ，巻いたタオルなどをヘッドレストにする．術者は12時の位置に座る．照明はバッテリーが利用可能なヘッドランプにより行う（図1）．

必要な器具は図2に示すように，ミラー，探針，ピンセット，エキスカベーター（大・中・小），エナメルハチェット，プラスティック板，スパチュラと練和紙，コットンロール，小綿球，ワセリン，うがい用のコップ（ステンレス・スチール製もしくは使い捨てのもの）である．

もしも窩洞が2面に及んでしまった場合のために，マトリクスバンド，マトリックスリテーナー，クサビも用意するとよい．しかし，ARTは，基本的に1面の単純窩洞が適応で，2面以上の複雑窩洞では難しくなる．

留意すべきこと

象牙質病変部へのアクセスには，エナメルハチェットを使うことが多い．またエナメル-象牙境付近のう蝕を，能率的に除去できるのは良く切れるエキスカである．手用切削器具は常に切れ味よくしておくべきであるから，切削器具のシャープニングは大変重要である．

[ARTテクニック]

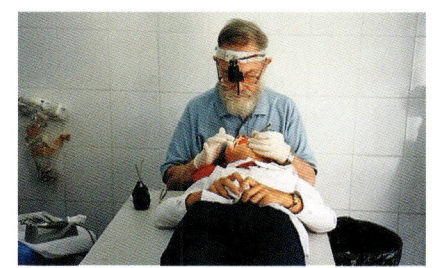

図1　診療ポジション．

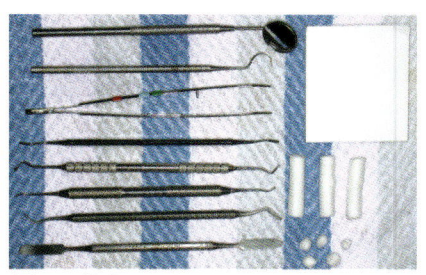

図2　基本セット．

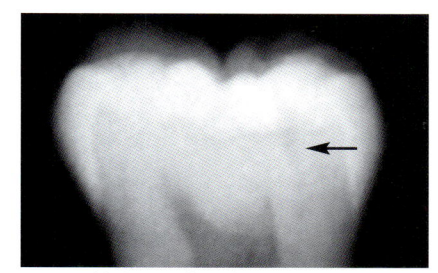

図3　抜去下顎左側第二大臼歯のX線写真．象牙質に達するう蝕が確認できる．

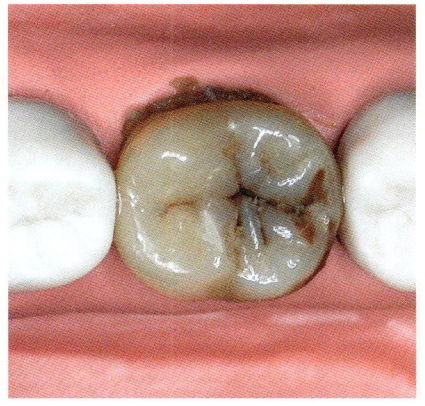

図4　図3の歯を顎模型にセット．

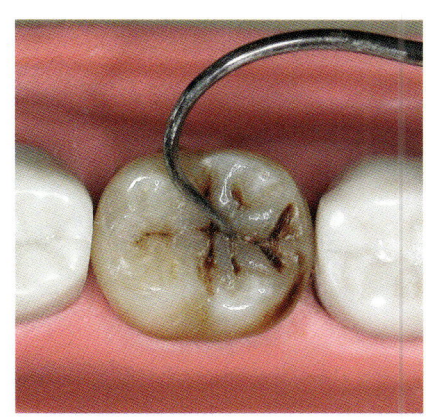

図5　小窩裂溝を探針で清掃する．

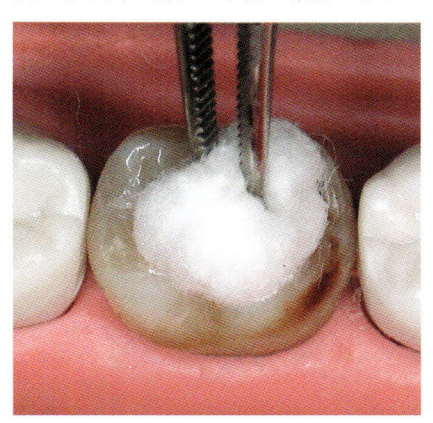

図6　濡らした綿球で歯を拭き・乾燥した綿球で乾かす．

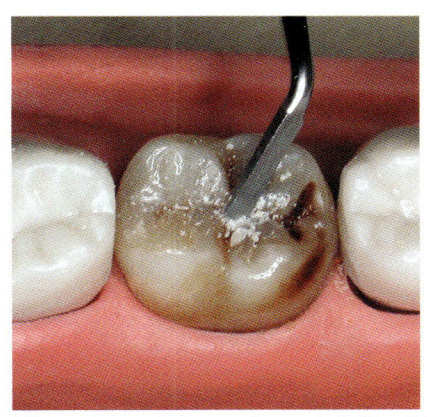

図7，8　エナメルハチェットを使い象牙質病変へのアクセスを作る．

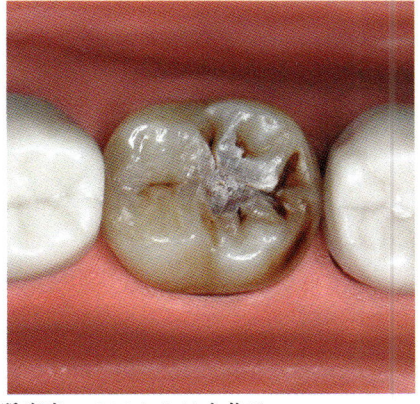

図9　小さめのエキスカベーターで，エナメル-象牙境付近のう蝕を除去する．

　またARTがたとえ緊急避難的に行われるにしても，感染予防を怠ってはならない．器具の滅菌設備がない場合は，化学薬品による滅菌も選択肢の一つであるが，家庭用の圧力釜を使えば効果的な蒸気滅菌が可能である．

テクニックの実際

　ARTの実際の術式を下顎左側第二大臼歯を例にして図1～18に簡単に紹介する．ARTの適応症は，周囲の歯質がグラスアイオノマーセメントを取り囲むような修復，すなわち1歯面の単純窩洞である[14]．咬合面う蝕の診断には，効果的な照明と拡大鏡が役立つ．X線写真は，本来咬合面のう蝕診断に有効ではないが，う蝕が象牙質に達しているか否かの見極めには役立つ．ただし，ARTを行う際にX線撮影ができない場合も多い．図3に，下顎左側第二大臼歯のX線写真を示す．小窩に発生したう蝕が象牙質

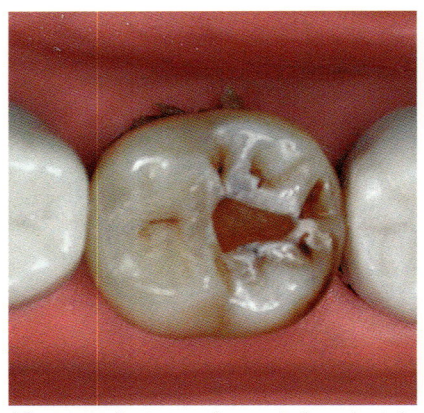

う蝕治療のミニマルインターベンション／象牙質－歯髄を守るために

図10　エナメルハチェットとエキスカベーターを交互に使い，窩洞外形を仕上げる．

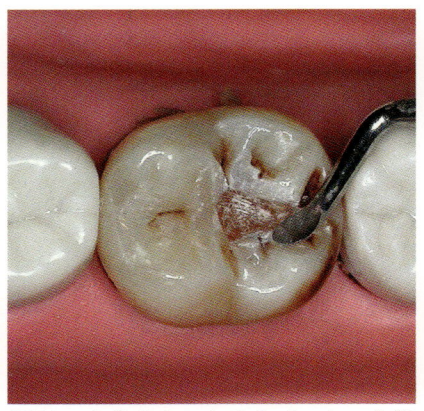

図11　大きめのエキスカベーターを使い，窩底部の感染象牙質を除去する．

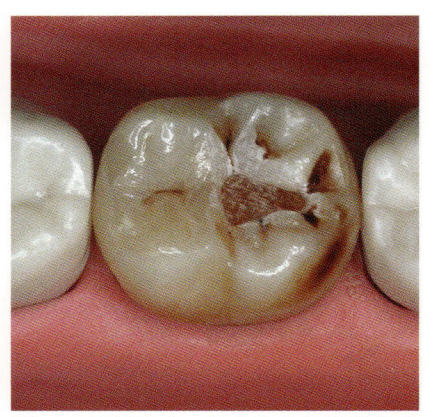

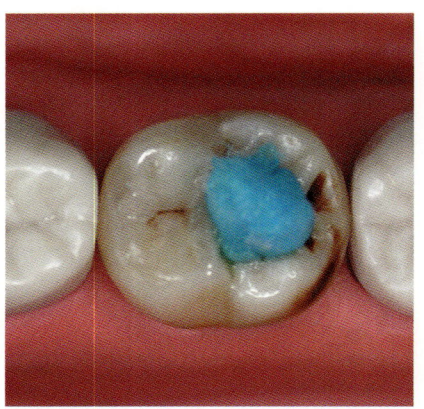

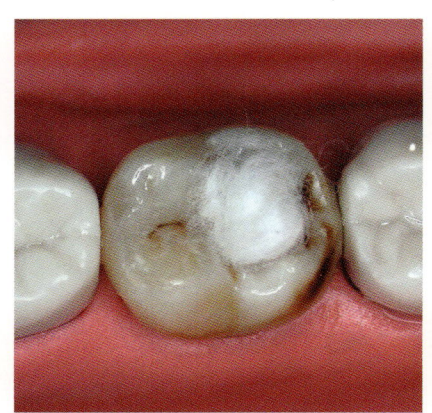

図12　窩洞完成．窩底はう蝕影響象牙質である．

図13，14　綿球につけた20％のポリアクリル酸溶液で，10〜20秒間窩洞を連接する小窩裂溝を処理し，その後，濡らした綿球で拭き，乾燥した綿球で乾かす．

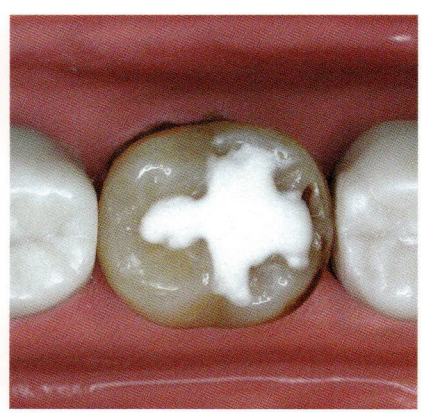

図15　グラスアイオノマーセメントを，窩洞と連接する小窩裂溝にもオーバーめに充填する．

に達している．

　図4は，歯を顎模型にセットしたところである．まず小窩裂溝を探針で清掃し（図5），その後濡らした綿球で拭き，ついで乾燥した綿球で乾かす（図6）．遊離エナメル質を，エナメルハチェットで除去し（図7，8），小さなエキスカベーターが挿入できるよう直径が最低でも1mmほどの入り口を作る（図9）．エナメルハチェットと適当な大きさのエキスカベーターを交互に使い，周囲（エナメル-象牙境付近）のう蝕を除去し，スムーズに整ったエナメルマージンを作る（図10）．

　挿入できる最も大きいエキスカベーター（図11）を用い，歯髄方向に進行した感染象牙質を除去する．除去操作は，窩底が硬く乾いた象牙質になるまで繰り返す．変色していても硬く乾いた状態であれば"感染がないう蝕影響象牙質とみなせる"ので，切削せず残す．

　窩洞を濡らした綿球で拭き，ついで乾燥した綿球で乾かし，形成状態を確認する（図12）．デンティンコンディショナー（歯面処理材：約20％のポリアクリル酸溶液）に浸した綿球で10〜20秒間窩洞をこするようにする．ついで新しい綿球で洗い，乾燥する（図13，14）．歯をコットンロールで防湿し，唾液による汚染を防止する．

　グラスアイオノマーをメーカー指示どおりに練和し，窩洞に充填する．この際，セメントをオーバーに充填し，連接する小窩裂溝にもセメントがいきわたるようにする（図15）．手袋をした指にワセリンを塗り，指を頰舌方向，近遠心方向に回転させながらセメントを圧接する．こうすることで，セメントは裂溝の隅々まで行きわたる（図16）．この方法は"フィンガープレス法"と呼ばれ，裂溝を気泡なく緊密にセメント充填するのに大変効果的なことが実証されている[15]．この方法は，う蝕のない歯の

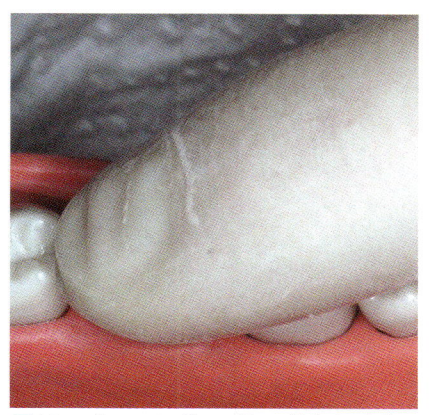

図16 "フィンガープレス法"により，グラスアイオノマーを小窩裂溝に圧接する．

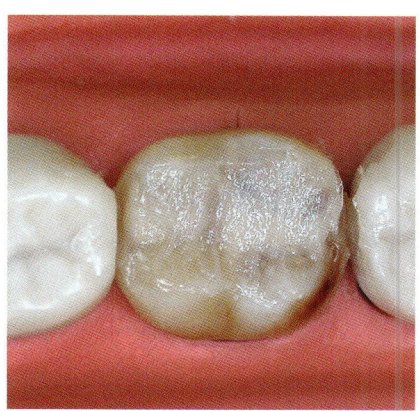

図17 指を離した後，ワセリンを塗布．

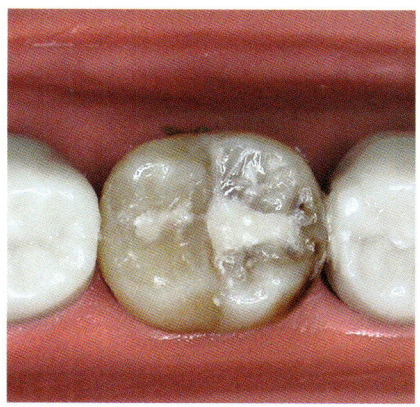

図18 余剰セメントを除去し咬合をチェックした後，セメントの全面にワセリンを再度塗布して終了．

フィッシャーシーラントにも有効である．

充填が終わったら，指は頬舌（口蓋）方向に歯面にこすりつけるような動きでセメントから離す．こうすることによってセメントが指にくっついて，窩洞から離れるのを防ぐ．その後，セメント面にワセリンを塗布する（図17）．メーカー表示の硬化時間が経ってから，適当な大きさの鋭いエキスカベーターで余剰セメントを剥がし取り，咬合をチェックする．最後に，再びワセリンを塗布する（図18）．

ARTの臨床成績

ARTの臨床成績は年ごとに確実に向上している[1]．青年の永久歯の1歯面に行われたものを例にあげれば，初期の頃は3年間の成功率が69〜85％であったものが，最近では90％を超えている．その理由には，強度の高いグラスアイオノマーセメントが開発されたこと，テクニックが改良されてきたこと（たとえば，1993年に"フィンガープレス法"が導入されたことなど），術者の習熟度が増してきたこと，などが挙げられよう．

辺縁の摩耗や破折は極めて少なく，二次う蝕は初期に比べ最近ではより少なくなっている．ARTによる修復の10年後の成績は，同じ条件下で行われたアマルガム充填と同等である．グラスアイオノマーでも粉液比の高い最近の製品（高強度臼歯部用）を使ったARTの臨床成績は非常に良好である[16]．

手用切削

ARTテクニックに関する研究が明らかにしたことの一つに，手用切削器具でう蝕を除去することの臨床的な意義がある．患者は手用切削を好む傾向にあることがまず挙げられる．

また回転切削に比べ，手用切削では，
①窩洞が大きくならない
②術中の不快感のレベルが低い
③術後疼痛が少ない
ことがわかった．

ARTシーラント

フィッシャーシーラントについては，物性の評価と，生物学的な評価を分けて考えることが必要である．物性の評価は，シーラント材が裂溝にどの程度保持されているかを対象とし，生物学的な評価は，シーラント歯の裂溝におけるう蝕発生の有無を対象とする．

レジンによるものとグラスアイオノマーセメントによるシーラントを比べてみると，物性の評価ではレジンによるシーラントの成功率が高い．しかし，う蝕予防という生物学的な評価においては，両者同等の成績である．グラスアイオノマーによるシーラントは，セメントが裂溝の入り口で消失しているようにみえても，裂溝の深部にはセメントが残りう蝕の発生を防いでいることがしばしばである．

ARTの問題点

　回転切削器具を使うと，う蝕影響象牙質を超えて，健全な象牙質まで大量に削ってしまう恐れがある．これと反対にARTテクニックでは，活動性のう蝕を取り残す可能性があると指摘されている[17]．これに対する反論として，象牙質に達する咬合面う蝕をARTテクニックで修復し，10年経過後に評価した報告があるが，そこではう蝕が進行していないことが確認されている[18]．

　ARTを成功させるためのキーは，咬合面の封鎖を確実にすることである．このことによって，う蝕原性細菌の栄養となる炭水化物の供給路が断たれるからである．ARTテクニックを適切に行えば，グラスアイオノマーセメントは確実に歯質に接着する．したがって活動性のう蝕原性菌が少し残っていたとしても，それらが活性化する可能性は低い[17]．

将来展望

　ARTは，今から約20年も前に考案されたテクニックであるが，さらに研究が必要である[19]．臨床的には，長期の臨床成績，乳歯や永久歯における複数歯面での成績，う蝕感受性の高い集団における成績[20]などを知ることが必要である．

　また，手用器具によってう蝕除去を行う点に関しては，残ってしまった活動性のう蝕原性細菌は修復後にどういう運命をたどるのか，グラスアイオノマーセメントはう蝕影響象牙質をどの程度再石灰化するのか，など細菌学的な見地からの研究結果が求められている．

　材料学的には，現在のグラスアイオノマーの物性の向上，生体親和性や抗菌性を強化すること，二次う蝕を抑制し再石灰化を促す新たな機能を付加すること，などが望まれる．また，う蝕象牙質をもっと能率よく切削できる手用器具の開発も望まれるところである．

参考文献

1. Frencken JE, Van't Hof MA, Van Amerongen WE, Holmgren CJ: Effectiveness of single-surface restorations in the permanent dentition: A meta-analysis. Journal of Dental Research. 2004; 83: 120-3.
2. Frencken JE, Pilot T, Songpaisan Y, Phantumvanit P. Atraumatic Restorative Treatment (ART): Rationale, technique, and development. Journal of Public Health Dentistry. 1996; 56; 135-40; discussion 61-3.
3. Ismail AI: Reactor paper: Minimal intervention techniques for dental caries. Journal of Public Health Dentistry. 1996; 56: 155-60.
4. Tyas MJ, Anusavice KJ, Frencken JE, Mount GJ. Minimal intervention dentistry - a review. International Dental Journal. 2000; 50: 1-12.
5. Fusayama T: New concepts in operative dentistry. Quintessence Publishing Co. Berlin, 1980.
6. Tyas MJ: Milestones in adhesion: Glass-ionomer cements. Journal of Adhesive Dentistry. 2003; 5: 259-66.
7. Forsten L: Fluoride release and uptake by glass ionomers. Scandinavian Journal of Dental Research. 1991; 91: 241-5.
8. Creanor SL, Carruthers LM, Saunders WP, Strang R, Foye RH: Fluoride uptake and release characteristics of glass ionomer cements. Caries Research. 1994; 28: 322-8.
9. Ngo H: Biological properties of glass-ionomers. In: An atlas of glass-ionomer cements. A clinician's guide. GJ Mount (eds). Martin Dunitz, London, 2002; 43-55.
10. Ten Cate J, Van Duinen R: HyperMineralization of dentinal lesions adjacent to glass ionomer cements. Journal of Dental Research. 1995; 74: 1266-71.
11. Weerheijm KL, De Soet JJ, Van Amerongen WE, De Graaff J: The effect of glass ionomer cement on carious dentine; an in vivo study. Caries Research. 1993; 27: 417-23.
12. Kreulen CM, de Soet JJ, Weerheijm KL, Van Amerongen WE: In vivo cariostatic effect of resin modified glass ionomer cement and amalgam on dentine. Caries Research. 1997; 31: 384-9.
13. Massara ML, Alves JB, Brandao PR: Atraumatic Restorative Treatment: Clinical, ultrastructural and chemical analysis. Caries Research. 2002; 36: 430-6.
14. Smales RJ, Yip HK: The Atraumatic Restorative Treatment (ART) approach for the management of dental caries. Quintessence International. 2002; 33; 427-32
15. Smales RJ, Gao W, Ho FT: In vitro evaluation of sealing pits and fissures with newer glass-ionomer cements developed for the ART technique. Journal of Clinical Pediatric Dentistry. 1997; 21: 321-3.
16. Smales RJ, Yip HK: The Atraumatic Restorative Treatment (ART) approach for primary teeth: Review of literature. Pediatric Dentistry. 2000; 22: 294-8.
17. Smales RJ, Fang DT: In vitro effectiveness of hand excavation of caries with the ART technique. Atraumatic Restorative Treatment. Caries Research. 1999; 33: 437-40.
18. Mertz-Fairhurst E, Curtis J, Ergle J, Rueggeberg F, Adair S: Ultraconservative and cariostatic sealed restorations: Results at year 10. Journal of the American Dental Association. 1998; 129: 55-66.
19. Holmgren CJ, Frencken JE: Painting the future for ART. Community Dentistry and Oral Epidemiology. 1999; 27: 449-53.
20. Mjor IA, Gordan VV: A review of Atraumatic Restorative Treatment (ART). International Dental Journal. 1999; 49. 127-31.

9 審美とMIの調和

9-1 審美とMIの調和
福西一浩／南　昌宏／今里　聡

う蝕治療のミニマルインターベンション／象牙質－歯髄を守るために

1 審美とMIの調和

1.2.大阪市開業　3.大阪大学大学院歯学研究科口腔分子感染制御学講座（歯科保存学教室）

福西一浩[1]／南　昌宏[2]／今里　聡[3]

患者を中心に考える歯科医療

　今日の臨床を見渡すと，審美を追求するあまり抜髄を余儀なくされている症例や，多くの健全歯質が残っているにもかかわらず全部被覆タイプのセラミック修復が施されている症例が少なからずある（症例9-1）．生活歯におけるセラミック修復では，一定の歯質削除量が求められるために，髄角部あたりに露髄が生じ，抜髄に至ることも多い．また抜髄された歯（失活歯）に対しては，全部被覆冠による補綴処置が必要であるとの誤った認識も根強く残っているように思う．
　患者を中心に考える歯科医療という観点からすれば，審美の目的のための過度な抜髄はあってはならないし，また不用意な歯質の削除についても同様である．
　そこで本章では，ミニマルインターベンション（MI）の概念に基づいた，必要最小限の処置のうえに成り立つ審美修復治療について考えてみたい．

MIを考慮に入れた審美とは？

　MIの概念が提唱され浸透していくまでのう蝕に対する修復処置では，G.V.Blackにより確立された古典的な窩洞形成が基本とされてきた．すなわち，予防拡大の名のもとにう蝕に罹患した範囲よりも大きく切削することが必要とされ，また修復物の脱落を防ぐための保持形態や抵抗形態，便宜形態などの付与が求められた．その結果，とくに臼歯部では審美的とはほど遠い，広範囲にわたる金属材料による修復が当然のごとく行われてきた．
　しかし，う蝕のメカニズムが正しく理解されるとともに，臨床的に十分な性能を有する接着材料が開発されてきたことを背景にMIの概念が登場し[1]，これまでの修復の考え方は大きく変わった．また，時代とともに患者サイドの審美に対する要求も高まり，現在ではたとえ臼歯部といえども，最小限の切削を行い，審美的に満足できる材料により修復することが求められている[2,3]．
　一方，本来審美性の回復が重要な因子である前歯部において，実質欠損が大きい場合には抜髄して支台築造をした後，セラミックスなどの材料による全部被覆タイプの補綴修復を行うことが適切な治療であるとされてきた．しかし，本来のエナメル質がもつ美しさを越える人工物などは存在しない．
　審美の本質は，エナメル質を最大限に保存したうえで，欠損部をできる限り天然歯に近い色調と強度を有する材料で回復することにある．その意味においても，真の審美の追求はMIの概念なくしてはあり得ないといえる．したがって問題は，MIに基づく最小限の歯質削除と，理想的な審美の回復をいか

[症例9-1] 多くの健全歯質が残っているにもかかわらず，オールセラミックスクラウンで対処した症例

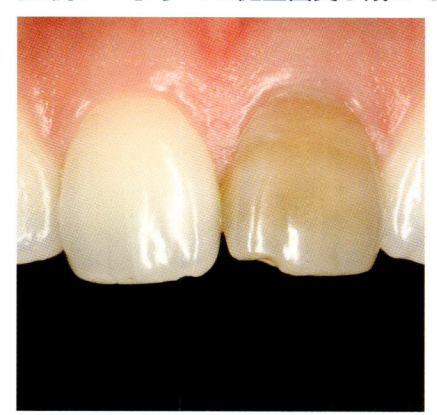

9-1a　27歳，女性．|1 の変色の改善を主訴に来院．

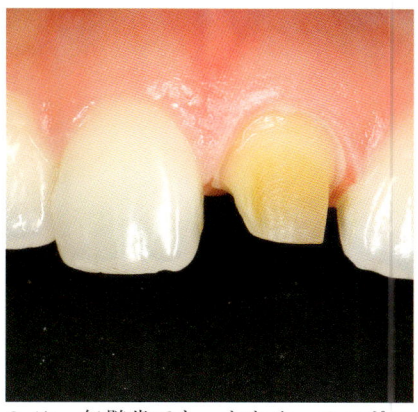

9-1b　無髄歯であったため，テンポラリークラウンを装着するために，全周にわたり歯質を削除．

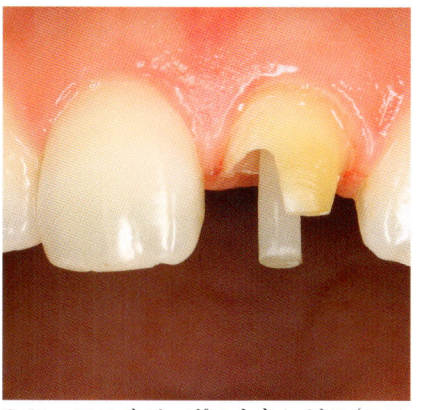

9-1c　ファイバーポストとレジン（ユニフィルコア／ジーシー）を用いて，支台築造を行う．

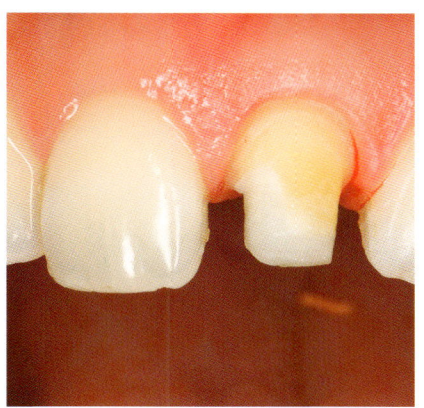

9-1d　支台歯形成後．

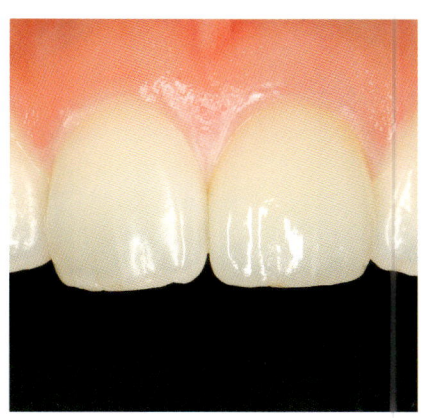

9-1e　オールセラミックスクラウン（エンプレス2，ivoclar vivadent）にて歯冠修復．術後1年．

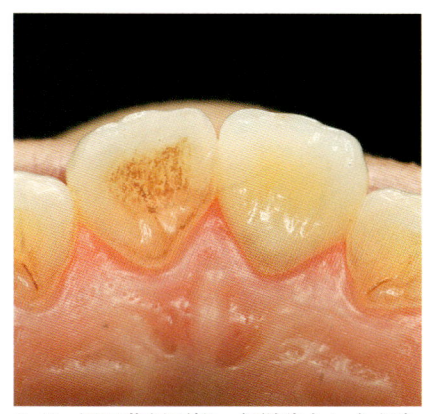

9-1f　同口蓋側面観．無髄歯といえども健全歯質が多く残っていたため，ラミネートベニア法で対処すべきであったと思われる．

にバランスよく調和させるかということになる．

コンポジットレジンおよびセラミックスによる審美修復

　まず，現在審美的な修復材料として注目を浴びているコンポジットレジンとセラミックスを取り上げ，MIの観点からそれらの材料をどのように臨床応用するのがよいのかを考察したい．

コンポジットレジン

[コンポジットレジンの変遷]

　コンポジットレジンは，はじめ前歯部のう蝕を除去した後に審美的な修復を行うための充填材料として開発された．その後，臼歯部にも応用できるように強度面での改善が図られ，近年では前臼歯ともに適用できるものが一般化している[4]．つまり，強度と審美性の両方を備えた性質をもつコンポジットレジンが現在の主流となっている．

　コンポジットレジンの基本組成は，ベースレジン中に無機フィラーや有機複合タイプのフィラーを混合したものである．このなかでも物性に大きく影響するのはフィラーであり，その大きさや含有率，形態などがコンポジットレジンの強度や研磨性，色調などの性質を左右する．

　登場初期のコンポジットレジンには，粒径が大きいマクロフィラー（粒径5～50μm）が使用されていたが，臼歯部での咬合力に耐えうるほどの強度は有しておらず，前歯部修復用に限定されていた．しか

[症例9-2] コンポジットレジンで正中閉鎖を行った症例

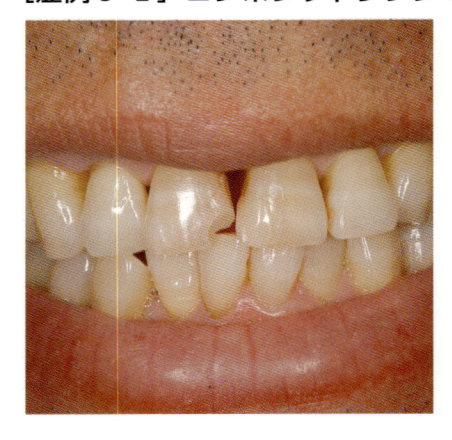

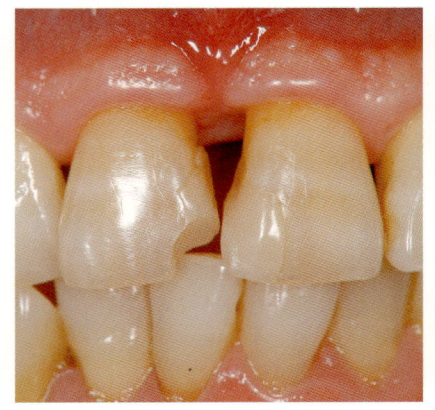

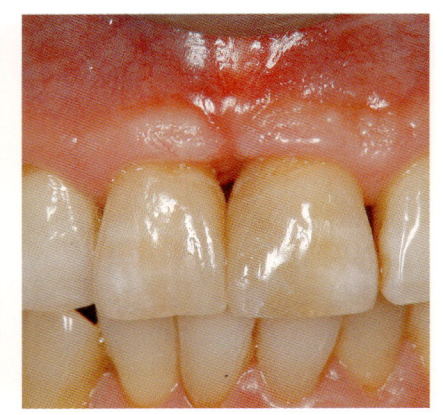

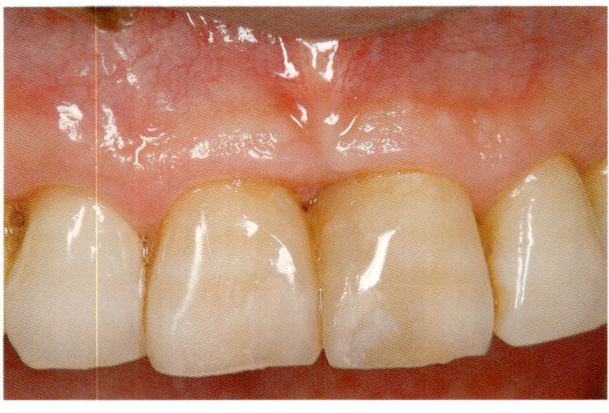

9-2a	9-2b	9-2c
9-2d		

9-2a　59歳，男性．上顎中切歯間の間隙を閉鎖したいとの主訴で来院．
9-2b　上顎右側中切歯近心切縁隅角部の充填物が脱離し，中切歯間に大きな下部鼓形空隙が認められる．
9-2c　コンポジットレジンを用いて充填を行う（フィルテック™シュープリーム，3 M／ESPE）．
9-2d　1年後．下顎鼓形空隙の閉鎖が認められる．

し，フィラーとレジンの硬さの違いから，研磨を十分に行っても滑沢な面が得られず，決して審美性を満足できるものではなかった．

そこで，表面の滑沢性を向上させる目的で，フィラー粒子を小さくする試みがなされ，マイクロフィラー（0.04〜0.06μm）が開発された．このマイクロフィラーを有機複合タイプとして配合したコンポジットレジンは，表面の光沢感と研磨性に優れていたが，フィラー含有率が低いため耐摩耗性に乏しく，時間の経過とともに変色や着色が起こりやすいことが問題として残った．

その後，粒子の大きさが異なる数種のフィラーをブレンドしたハイブリッドタイプのコンポジットレジンが登場した[5]．つまり，マクロ，サブミクロン（0.2〜0.3μm），マイクロなど，粒径の異なる複数の種類のフィラーを混合することでフィラー含有率を上げ，強度を増すと同時に良好な研磨性を得ることに成功した．ハイブリッドタイプは，それひとつで審美性と耐摩耗性という異なる要求を同時に満たしており，それまで別々であった前歯部用と臼歯部用コンポジットレジンをひとつに統合させた．

また，審美性の向上のためにフィラー形状にも工夫が施された．球状フィラーの導入はその一例であり，内部で光が多方向に拡散することで周囲歯質との色調の適合性を向上させる効果（いわゆるカメレオン効果）が得られ，優れた色調を演出することが可能になった．

さらに近年では，ナノテクノロジーにより開発された直径20〜75nm（0.02〜0.075μm）のフィラーを配合することで，より一層強度を高め，審美性の向上を図った製品も登場している[6]．ナノフィラーを応用したコンポジットレジンは，新しいカテゴリーの審美性修復材料として今後の臨床評価が待たれるところである．

[審美性を向上させるための修復法／積層充填法]

前述したように，強度と審美性の両方を満足しうるコンポジットレジンが開発されたことで，1つのシステムで前臼歯の多くの症例に対応できるようになり，簡便かつ経済的になった．しかし，それにと

[症例9-3] 4前歯を積層充填法(レイヤリングテクニック)で修復した症例

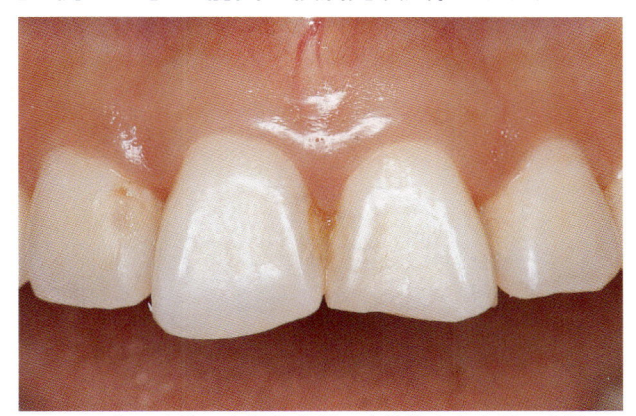

9-3a　29歳，女性．上顎前歯部の審美障害を主訴に来院．

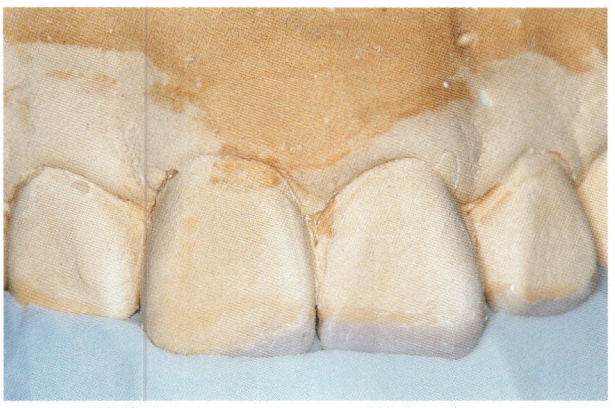

9-3b　石膏模型上で，ワックスで形態を回復し，シリコーン（コルトフラックス，COLTENE）でインデックスをとる．

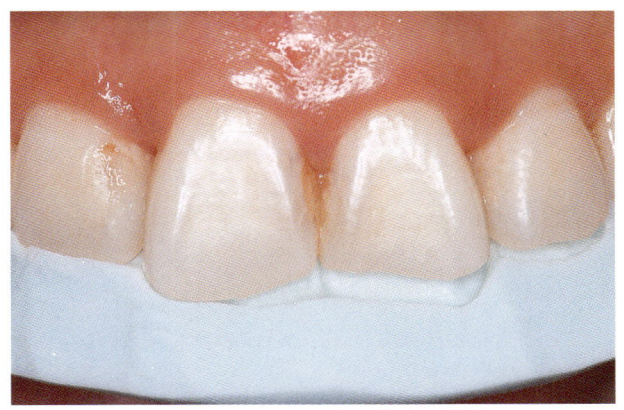

9-3c　シリコーンインデックスを口腔内に試適．

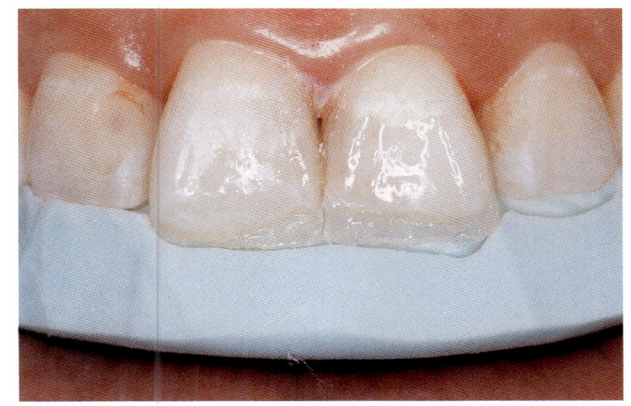

9-3d　コンポジットレジン（ポイント4，Kerr／サイブロン・デンタル）を用いて積層充填法を行う．まず，口蓋側にトランスエナメルを用いて，壁を形成する．

どまらず，より強まる患者サイドの審美に対する要求に応えるべく，コンポジットレジン修復材料とその技法もさらに進化してきた．

　フィラーの屈折率を調整することで，コンポジットレジンの透明度を比較的自由にコントロールできるようになったため，さまざまな光特性を持つコンポジットレジンの組み合わせが実現した．また，かつてコンポジットレジンは主に内側性窩洞の修復用に限定されていたが，強度の向上と接着技術の進歩により，歯冠外形を回復するといった外側性修復への応用も可能となった（症例9-2）．

　これらの結果，間接法によるレジン前装冠で以前より取り入れられてきた積層充填法（レイヤリングテクニック）が，現在では直接法として一部のシステムで積極的に応用されている[7]（症例9-3）．積層充填法としては，デンティン，エナメルによる2層の積層，オペーク，デンティン，エナメル，トランスを用いての3層または4層の積層充填法があるが，いずれの場合も各層でのさまざまな光の散乱によって天然歯に近い色調の再現を可能にしている（症例9-4）．

　また，築盛の方法にもいくつかの種類があり，目標とするシェードのデンティン，エナメル，トランスを順に築盛するshaded techniqueや，濃い色調のデンティン，ホワイトエナメル，トランスを用いて天然歯と同じ構成に築盛していくanatomical techniqueなどが紹介されている（図1）．

[MIに基づいた修復に用いる器材]

　MIの概念に基づいてう蝕病変部のみを選択的に除去し修復するためには，いくつかの特殊な器材を用いることも重要である．たとえば隣接面う蝕では，

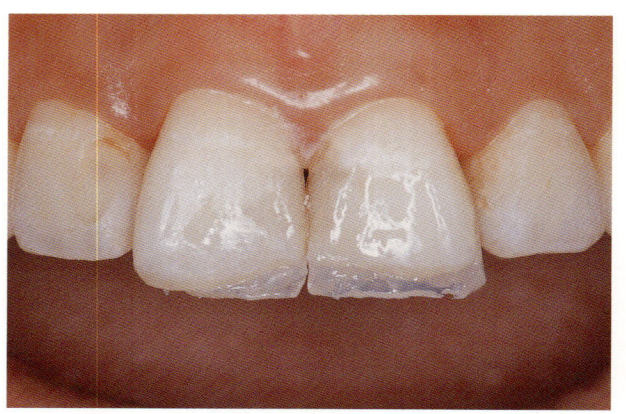

う蝕治療のミニマルインターベンション／象牙質−歯髄を守るために

9-3e インデックスを除去したところ．

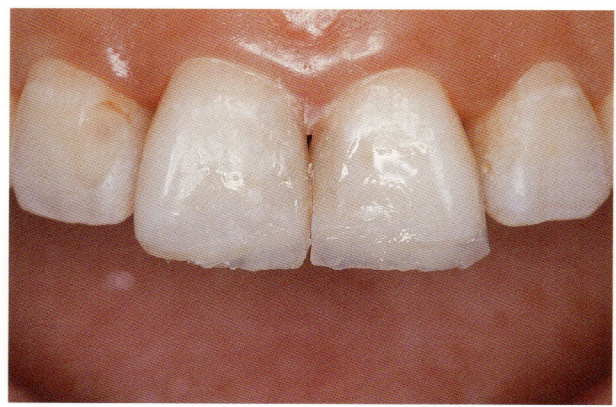

9-3f 次に，エナメルボディーを積層する．

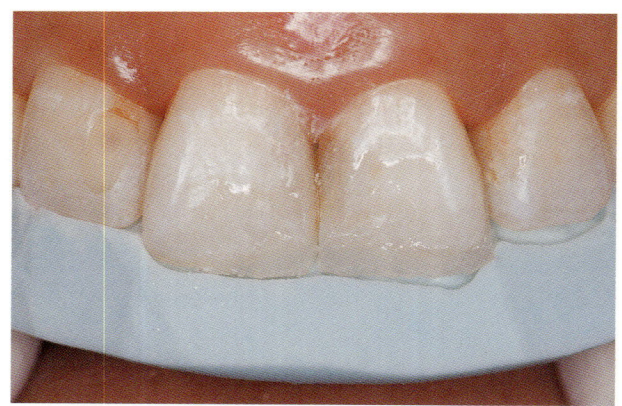

9-3g 再度，インデックスで確認し，唇面表層部にトランスエナメルを築盛する．

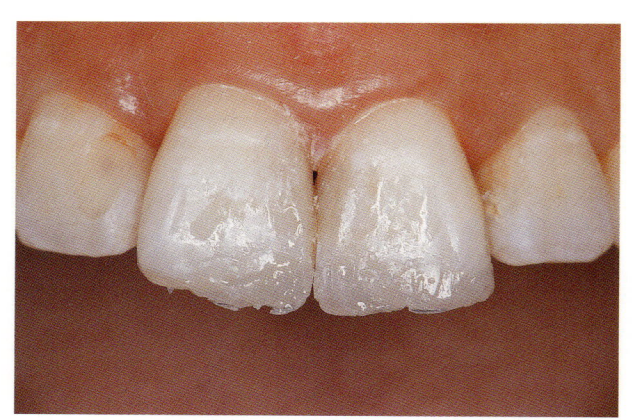

9-3h 中切歯の築盛後．

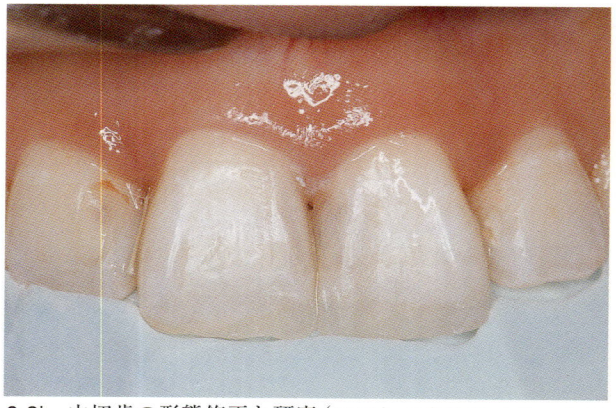

9-3i 中切歯の形態修正と研磨（ソフレックスフィニッシングブラシ，3M／ESPE）を行った後，同様に側切歯にも積層充填を行う．

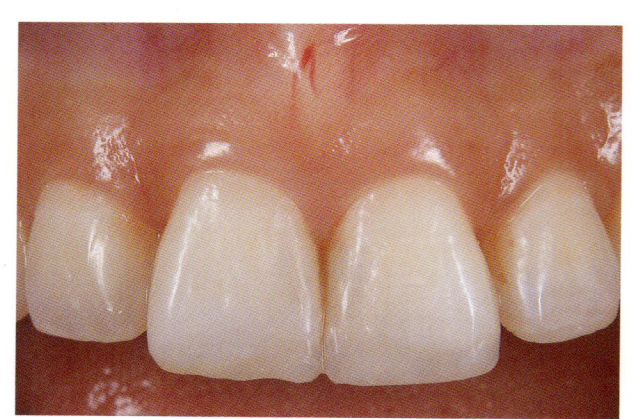

9-3j 4前歯の充填終了後．

通常アクセスが困難なため，従来のダイヤモンドバーによる切削では大きく削りすぎてしまうことや隣接歯を傷つけることが危惧される．こういった際には，MI用として開発された微小形成用バーやエアースケーラーハンドピースに装着して用いるダイヤモンドチップ[8-10]などを使用すると効果的である（症例9-5）．また，診断や形成範囲の確認にマイクロスコープ（図2）を利用することも，非常に有意義である．

さらに，小さな窩の修復や操作のしにくい部位への充填に有効な材料として，フロアブルコンポジットレジンがある．フロアブルコンポジットレジンは，低粘度でシリンジから直接窩洞に流し込むことができるため操作が簡便であり，MIの概念に

［症例9-4］3レイヤーテクニックで修復した症例

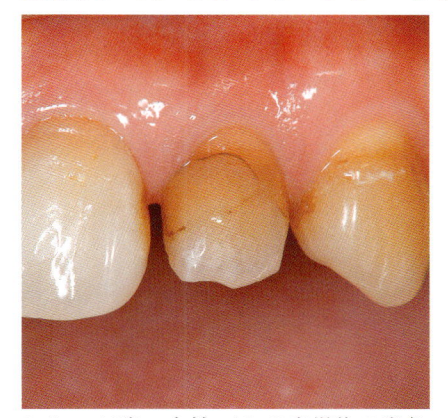

9-4a 40歳，女性．|2 の充塡物の変色と隣在歯との隙間の改善を主訴に来院．

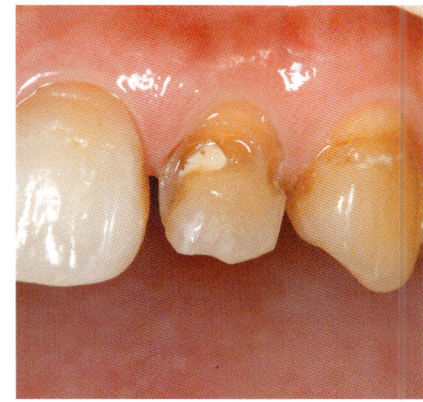

9-4b 既存の充塡物を除去．

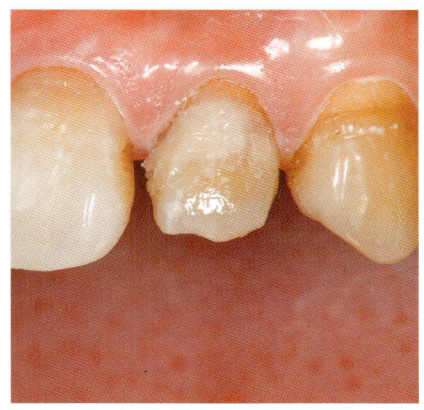

9-4c オペークデンティンの築盛．

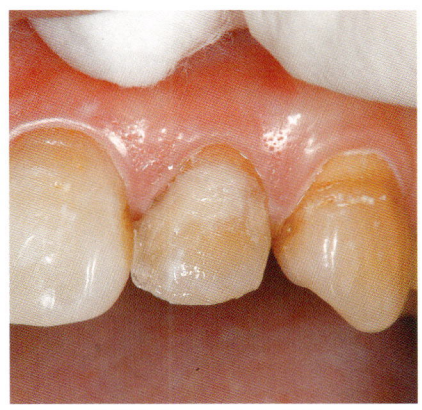

9-4d 舌側からエナメルボディーを築盛し，近心コンタクトおよび切縁部の形態を回復．

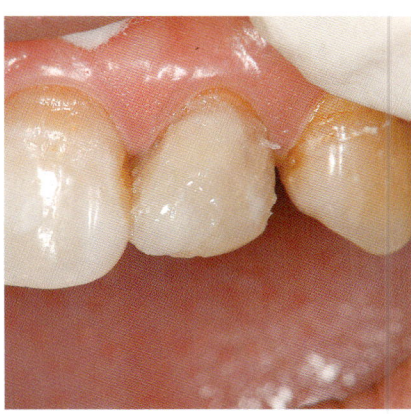

9-4e 唇面にトランスエナメルを築盛．

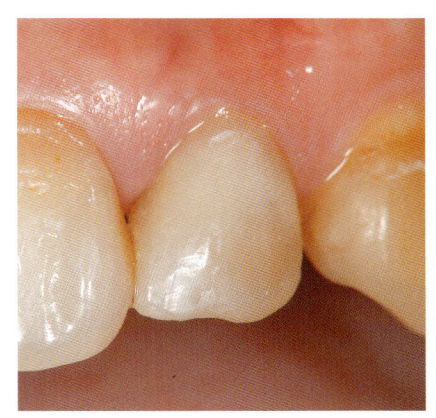

9-4f 充塡終了後．

［積層充塡法（レイヤリングテクニック）］

図1 積層充塡法（Shaded techniqueとAnatomical technique，文献7より改変）．

　Shaded techniqueは，Match shade法とも呼ばれ，目標とするシェードのデンティン・エナメル・トランスを順に築盛する．切縁部でA1シェードを再現するには，A1色のデンティンとエナメルの上にトランスエナメルを重ねる．

　Anatomical techniqueは，Create shade法とも呼ばれる4層積層充塡法である．天然歯の構成と同様に，濃い色調のデンティン（A1を再現する場合はA3やA4）の外側にホワイトエナメル（色味のついていないエナメル）を重ね，表層にトランスエナメルを築盛する．

則った材料として大いに有効である（症例9-5）．元来，コンポジットレジンの粘度を下げて流動性をもたせるには，フィラーの配合量を少なくする必要があったため，強度が弱くなり，当初は深い窩洞の窩底部にライナーやベースとして使用することが主であった．しかしその後，強度面の改良が施されて耐摩耗性に優れた製品も開発され，咬合負担の大きい臼歯部咬合面にも応用が可能となった．製造メーカーごとにフローや色調が異なるが，多くのシェードが揃えられた製品もあり，審美の回復を目的とし

う蝕治療のミニマルインターベンション／象牙質－歯髄を守るために

［症例9-5］マイクロスコープ下で微小形成用バーを用いて修復した症例

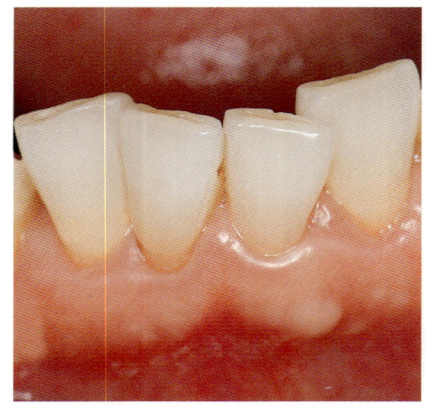

9-5a　60歳，男性．[1]の近心隣接面に認められる小さな窪みの改善を主訴に来院．

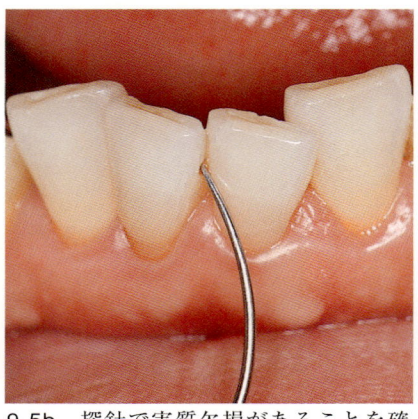

9-5b　探針で実質欠損があることを確認．

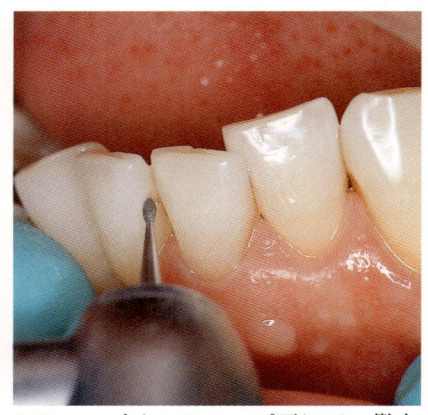

9-5c　マイクロスコープ下にて，微小形成用バーを用いて窩洞形成を行う．

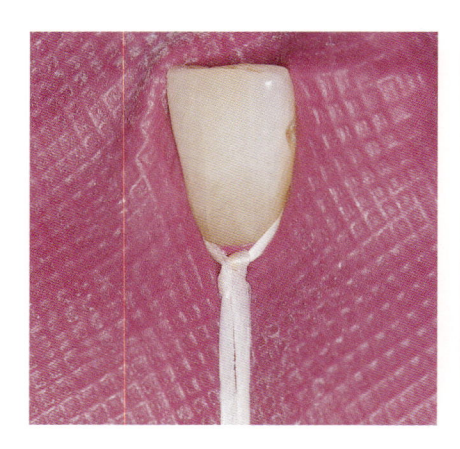

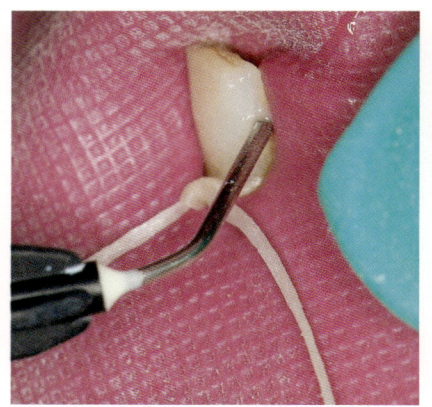

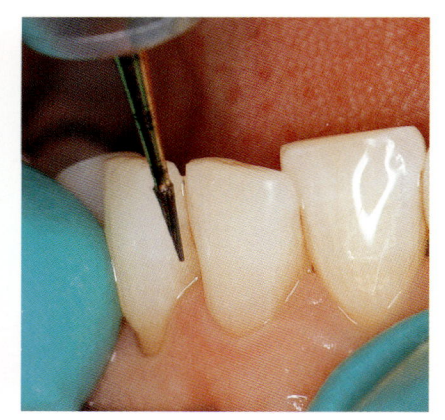

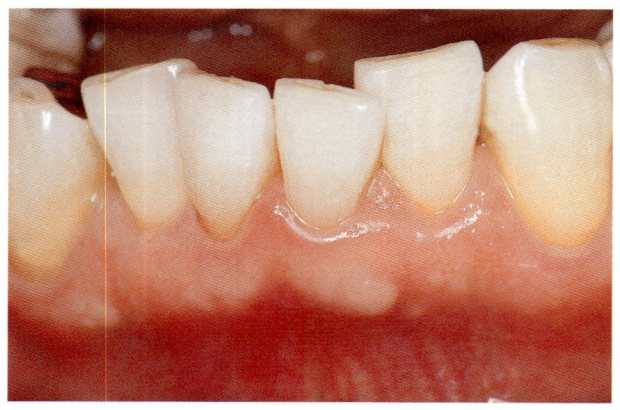

9-5d	9-5e	9-5f
9-5g		

9-5d　防湿下で充塡を行うために，ラバーダムを装着する．
9-5e　充塡には，フロアブルコンポジットレジン（テトリックフロー，ivoclar vivadent）を用いる．
9-5f　研磨（ブルーホワイトカーバイドバー，Kerr／サイブロン・デンタル）．
9-5g　術後．必要最小限の歯質削除とそれに伴う充塡修復を行うことができた．

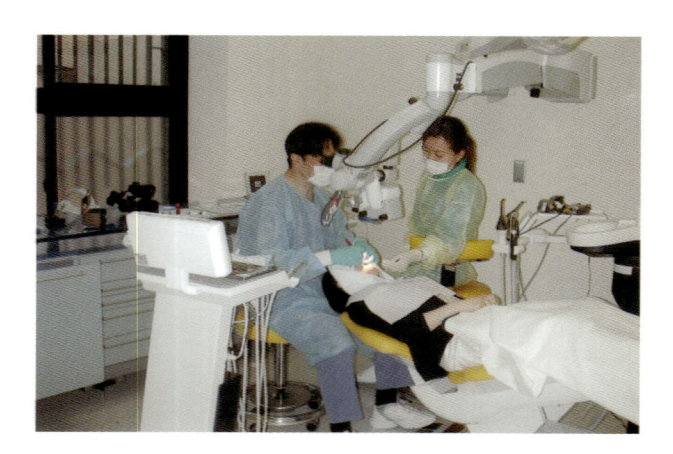

図2　マイクロスコープ（PROergo，カールツアイス）を用いて修復治療を行っている風景．

[ポーセレンラミネートベニアを用いた接着修復と荷重抵抗性]

(文献11, 12より改変)

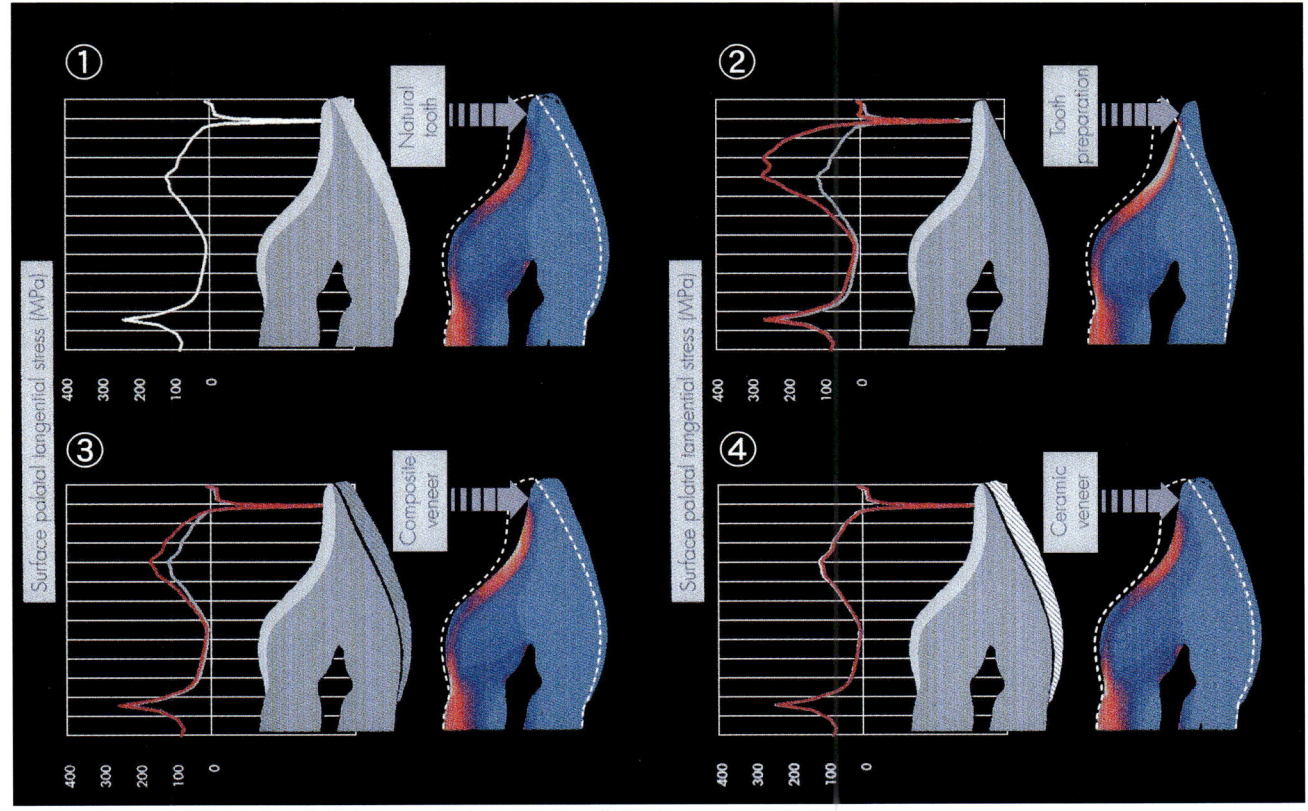

図3 口蓋側から唇側方向に荷重をかけた場合の変位と口蓋側面における接線応力.
左のグラフ：白は健全歯における応力分布. 赤は各条件下での応力分布.
右の図　　：破線は荷重をかける前のポジション.
　　　　　　実線は荷重をかけた後のポジション.
①健全歯における変位と応力.
②唇側のエナメル質を除去した場合. 健全歯よりも明らかに大きな変位と応力が認められる.
③除去したエナメル質をコンポジットレジンで修復した場合. 健全歯と比較して変位および応力は大きい.
④除去したエナメル質をポーセレンラミネートベニアで修復した場合. ほぼ健全歯と同様の変位と応力分布を示す.

たMIの実践には欠かすことのできない材料として今後ますます使用頻度が高まるものと思われる.

セラミックス

　セラミック修復物の臨床応用についての歴史は古く, すでに19世紀末には白金箔マトリックス法によるポーセレンジャケットクラウンやインレーの作製が行われていた. しかし, 以前のセラミック修復物は, 審美性に優れているという長所を持つ一方, 製作が煩雑で, 強度も低いという短所を併せ持っていた. また, 合着には無機セメントが使用されていたため, 破折が頻繁に発生した. こういった理由から, 長い間, 実際の臨床でセラミック修復が用いられることはほとんどなかったが, 近年になって強度の高い材料が開発され, さらに耐火模型を使用する方法やホットプレス法, CAD/CAMなど簡便で確実な作製方法が考案された結果, その信頼性が大いに高まり, 現在では非常に優れた審美修復法として確立している.

　さらに最近, セラミック修復物は単に審美性の回復だけでなく, 歯質補強という観点からも注目されている. 陶材自体は本来脆弱であるが, 接着性レジンセメントを介して陶材と歯質を一体化することでその欠点が克服され, 同時に残存歯質の強化にも有効であるという考え方である. このような修復法はとくにBonded Porcelain Restorations (BPRs) と呼ばれている.

　ラミネートベニアなどに利用される長石系ポーセレンやリューサイト強化型ポーセレンは, フッ素酸

[症例9-6] 変色した 1| をラミネートベニアで修復した症例

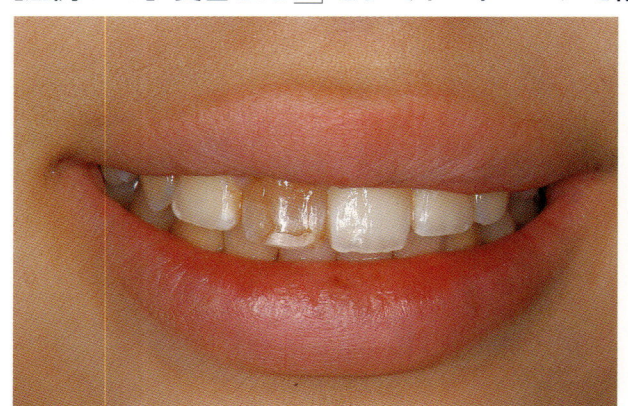

9-6a　15歳，女性．審美障害を主訴として来院．

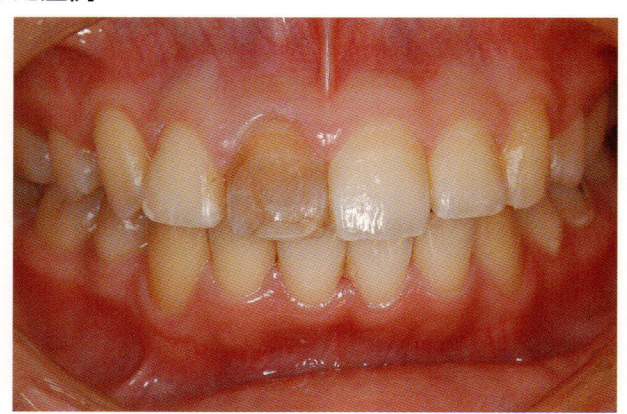

9-6b　小学校低学年の時に転倒して，上顎右側中切歯を強打した．

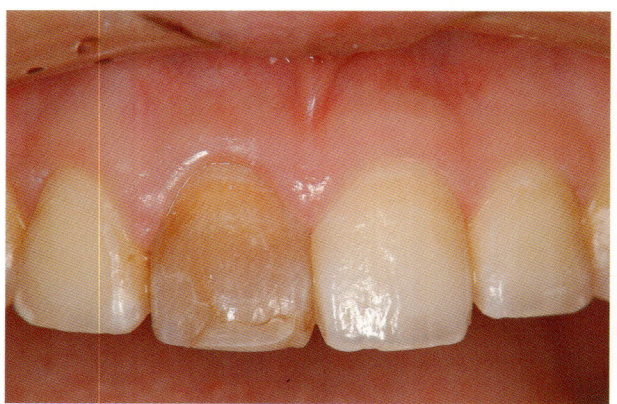

9-6c　歯質の変色と唇面の破折線を認める（失活歯）．変色の改善および破折した歯の強度的回復を目的として，ポーセレンラミネートベニア法による治療を選択した．

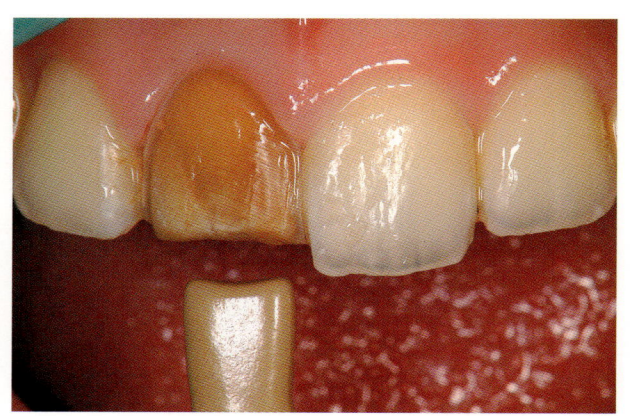

9-6d　ラミネートベニア形成終了時．支台歯のシェード選択を行う．

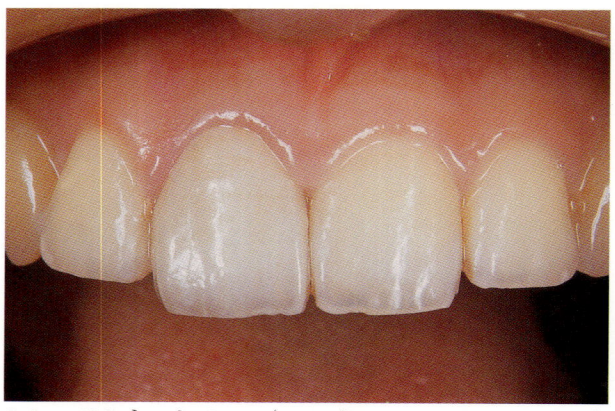

9-6e　ラミネートベニア（エンプレス，ivoclar vivadent）装着時．

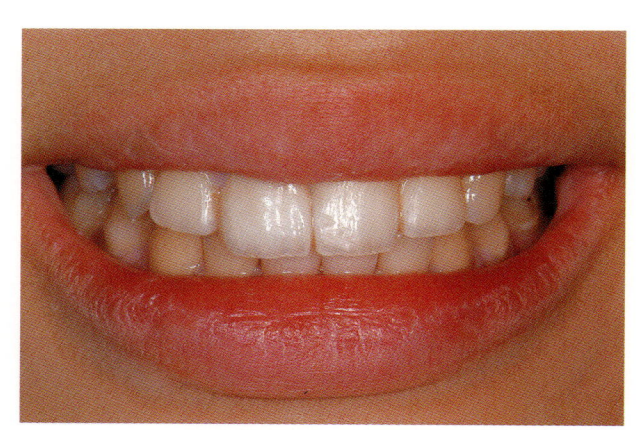

9-6f　ライフステージを考慮し，若年者であるという点からも全部被覆冠でなくポーセレンラミネートベニアの適応であると考えられる．

処理とシランカップリング処理することでレジンセメントとの強固な接着が可能であり，P.Magneらは外傷による破折などで歯質が失われ強度の低下した歯に対して，ポーセレンラミネートベニアを用いた接着修復を行うことで元の状態に回復しうると報告している[11-13]（図3）．

またMagneらによる同研究では，唇側エナメル質が欠損している歯に，ダイレクトコンポジットレジンベニアを施した場合と，ポーセレンラミネートベニアによる修復を行った場合の力学的特性の比較

9-1 審美とMIの調和

［症例9-7］正中歯間離開をラミネートベニアで修復した症例

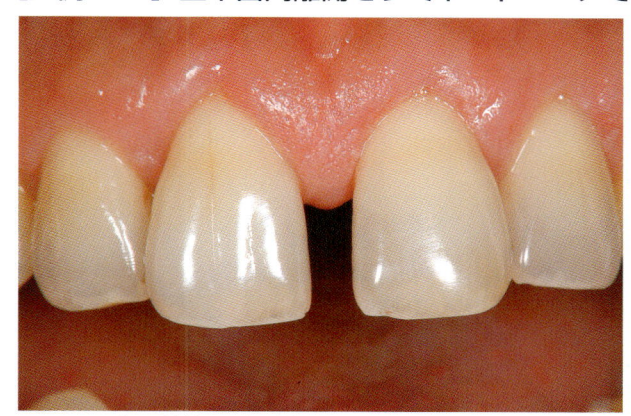

9-7a　29歳，男性．正中離開による審美障害を主訴として来院．

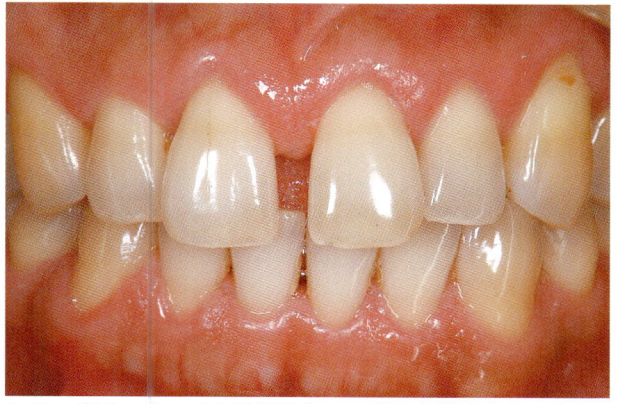

9-7b　問診より，正中離開は幼少の頃から認められており，咬合に起因するものではないことを確認．コンポジットレジンよりもポーセレンラミネートベニアの方が色調再現性や色調安定性の点でより審美的であると判断し，同法を適用した．

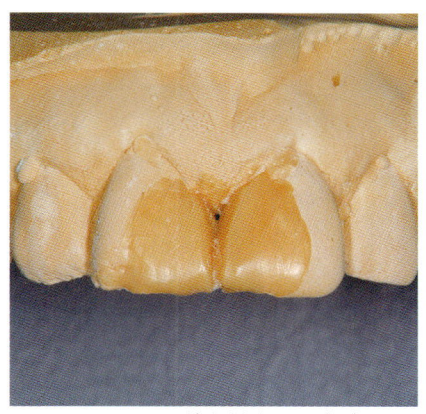

9-7c　エナメル質を最大限に保存するという観点から，診断用ワックスアップ（THOWAX，YETI DENTAL）を行い，無切削による修復が可能か否かを検討した．

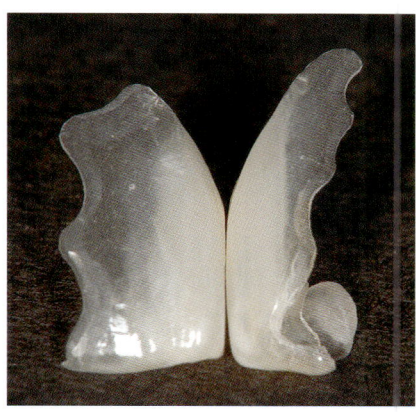

9-7d　両中切歯の近心から切端にいたる小さなポーセレンラミネートベニア（エンプレス，ivoclar vivadent）を作製した．

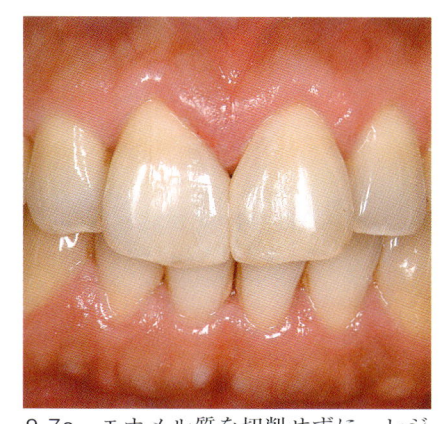

9-7e　エナメル質を切削せずに，レジンセメント（バリオリンクⅡ，ivoclar vivadent）を用いて接着した．

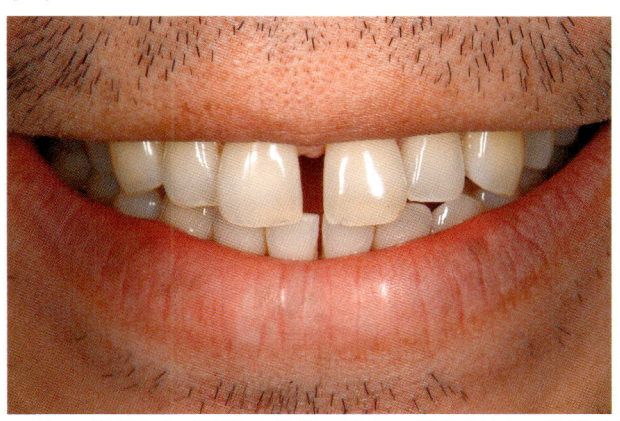

9-7f,g　術前および術後の比較．最小の侵襲で最大の効果が得られた．

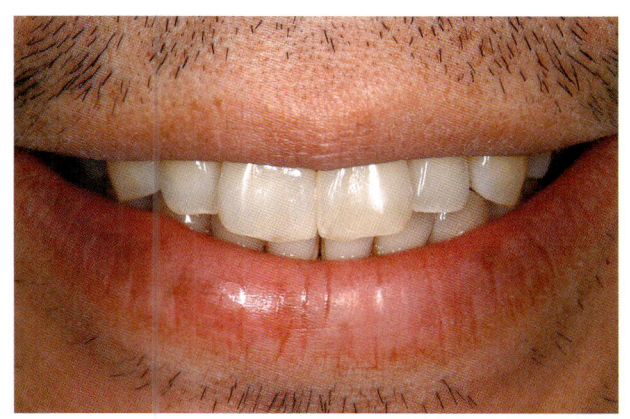

も行われている[11]．それによると，弾性率の違いから後者の方が天然歯により近い特性を示すことがわかっており，唇側エナメル質が摩耗して薄くなった症例では，コンポジットレジンによるベニア修復よりもポーセレンラミネートベニアによる修復の方が適していることが示唆されている（図3）．

このように，以前は審美性回復の目的で破折歯や摩耗歯に対しては全部被覆冠が適用されてきたが，

う蝕治療のミニマルインターベンション／象牙質-歯髄を守るために

[症例9-8] 歯根未完成歯の移植症例（月星光博先生のご厚意による）[14]

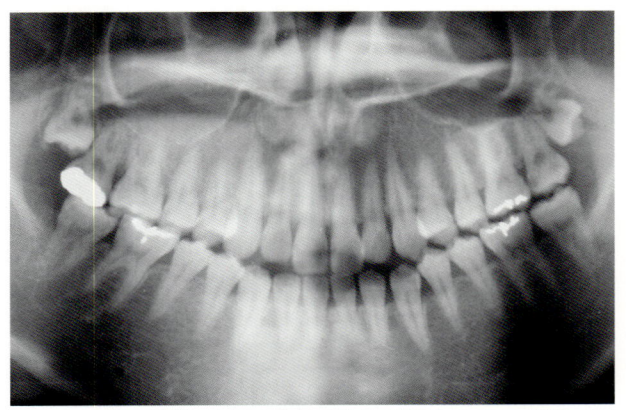

9-8a　17歳，女性．7┃の持続的な冷水痛を主訴に来院．初診時パノラマX線写真．

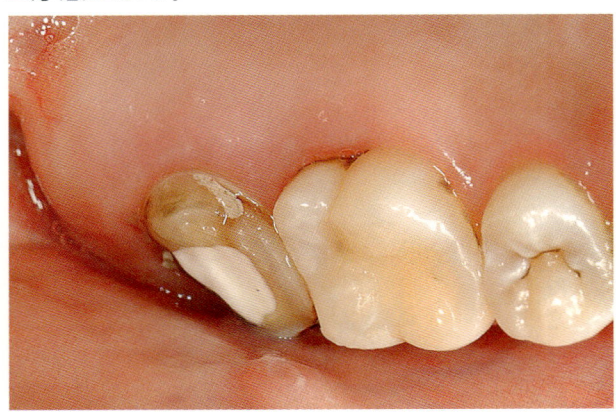

9-8b　同部口腔内写真．鋳造冠を除去したところ．

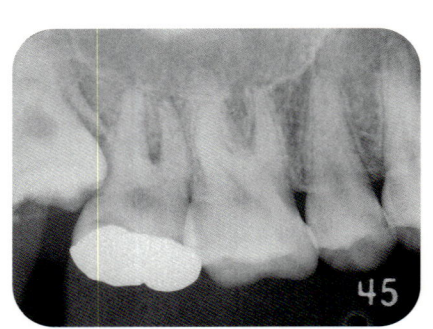

9-8c　同X線写真．7┃の保存を考えるよりも，8┃を移植する方が適切であると判断し，移植を勧め，同意を得る．

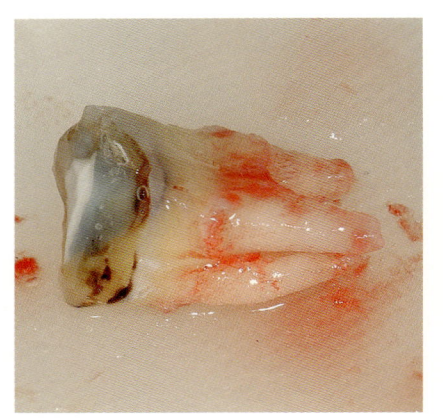

9-8d　抜歯された7┃．

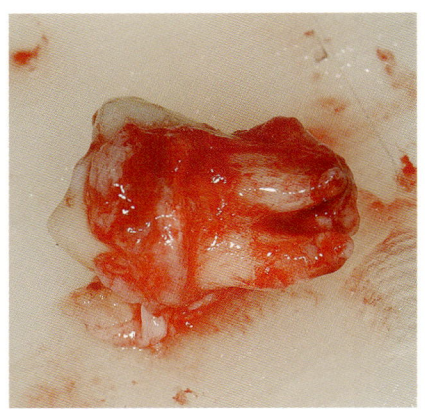

9-8e　抜歯された完全埋伏の8┃（ドナー歯）．

現在では，ポーセレンラミネートベニアによる実質欠損部のみの回復で，審美的にもまた強度的にも良好な治療結果が得られることが実証されはじめている（症例9-6）．またレジンセメントの接着強さは，象牙質よりもエナメル質に対しての方が大きいため，BPRsの効果を最大限に生かすためにはエナメル質をできるかぎり保存することが重要である（症例9-7）．すなわちポーセレンラミネートベニア法は，単に審美的に優れた方法であるだけでなく，MIの概念に基づいた，より歯質保存的な審美治療を実践するうえでも非常に意義のある方法であると考えられる．

欠損修復における審美とMI

　MIの基本理念は，1本の歯に対してのみだけではなく，歯列全体においてもあてはまる．たとえば，永久歯の1歯欠損において，両隣在歯が天然歯の場合，欠損部を補う手段としていくつかの治療法が考えられる．通常の（3ユニット）ブリッジ，1歯デンチャー，単独植立のインプラント，自家歯牙移植などである．このうちブリッジの場合は両隣在歯を切削しなければならず，また1歯デンチャーではクラスピングに伴う審美障害が欠点となるため，これらの治療法は"審美とMIの調和"という概念に合致しない．

　では，インプラントと自家歯牙移植はどうであろ

9-1 審美とMIの調和

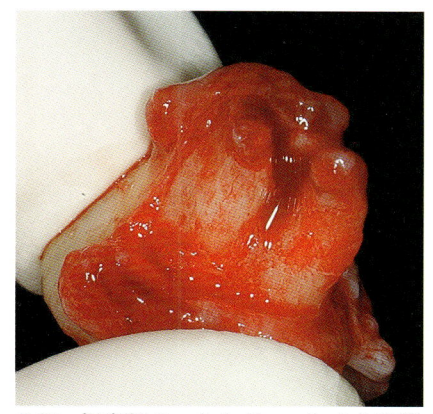

9-8f 根尖部のヘルトヴィッヒの上皮鞘の確認.

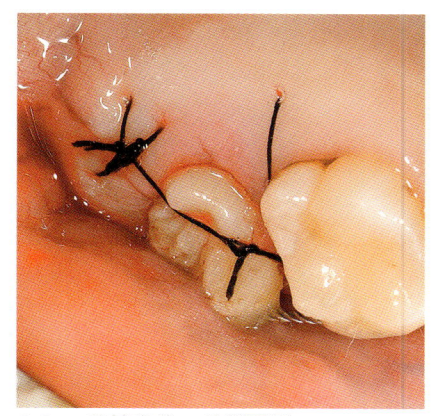

9-8g 移植直後の舌側面観.

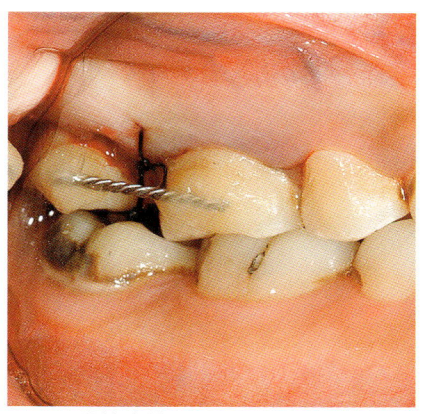

9-8h 移植直後の頰側面観.

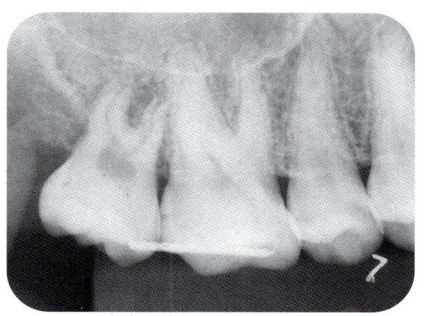

9-8i 移植直後のX線写真.

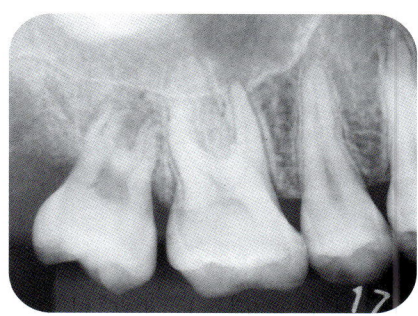

9-8j 移植1か月後のX線写真.

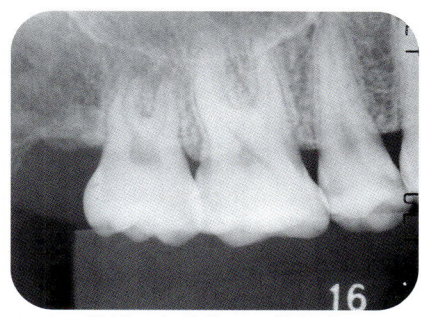

9-8k 移植6か月後のX線写真．EPT（歯髄電気診断）で生活反応を示す.

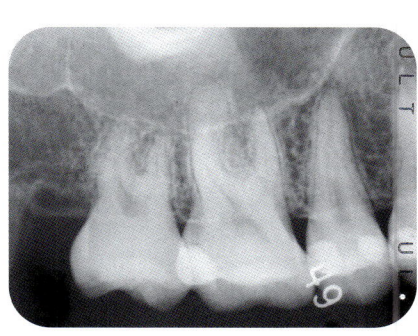

9-8l, m 移植1年5か月後のX線写真と咬合面観．EPTで生活反応を示す．徐々にではあるが，歯髄腔の閉塞が起こりつつある.

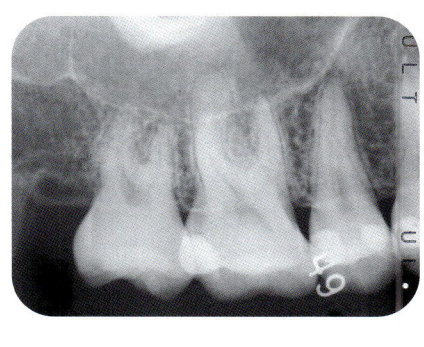

9-8n, o 同口蓋側面観と頰側面観の写真．経過良好である.

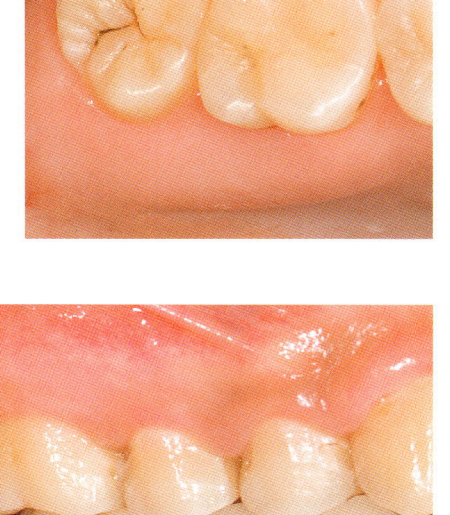

うか．患者の年齢，適切な移植歯の有無と受容側の状態，治療に要する時間と費用などさまざまな要因が関与する[14]が，MIを考慮に入れた審美という点では，まず歯根未完成歯の移植が最も適切な治療法といえよう（症例9-8）．

歯根未完成歯の移植では，歯髄の保存が可能であることも多く，その場合は歯冠部歯質を切削する必要もないため，MIの概念を十分に満たすことができる．歯（エナメル質）本来の美しさを損なわないことは，まさしく"最高の審美"の保存を意味している．また成人の自家歯牙移植においても，歯髄の保存はできないものの，症例によっては補綴的歯冠修復の必要がなく，コンポジットレジンを用いた修復処置で対応できる場合もある．当然，こういったケースでは多くのエナメル質を保存することが可能である．

しかし，欠損部に合った適切な移植歯がいつも存在するとは限らないことが，自家歯牙移植の適応症を限定してしまうことは否めない．とくに，前歯部領域での適用は難しい．その点，インプラントは成人患者の大半の症例で適用可能であり，応用範囲は広い．そのため限られた適応症のなかでは，まず自家歯牙移植を優先し，その次にインプラント治療を考慮することが望ましい．

ただし，審美性を満足しうるインプラント治療を行うことは，決して容易ではないことも知っておくべきであり，審美的観点のみから考えるとインプラントよりもブリッジの方が優っていることも少なくない．欠損修復では症例によって，MIをあまり強く意識しすぎることでかえって満足のいく審美性が得られにくいことがあることにも，常に留意しておきたい．

審美的満足度＝患者サイドの主観

審美的満足度とは，術者ではなく，あくまでも患者サイドの主観により決定されるものである．そのため症例によっては，患者サイドの希望により，歯質を大きく切削することを余儀なくされることもあり得る．しかし，材料の進化や接着技術の発展により，MIと審美をバランスさせた治療法を選択することが十分可能となった現在では，不必要な歯質削除のうえに成り立つ審美に対して正当性を見いだすことはできない．すなわち，MIと審美とは決して二律背反するものではないことを強く認識すべき時代に来ている．

日常の臨床においては，まずMIの観点にたった処置を第一選択肢として取り上げ，それがどの程度審美的要求を満たすかを十分検討した後，患者サイドの合意を得るという順序で治療法を決定したいと考えている．

参考文献

1. Tyas MJ, Anusavice KJ, Frencken JE, Mount GJ: Minimal intervention dentistry - a review FDI commission project 1-97. Int Dent J. 2000; 50: 1−12.
2. Peters MC, McLean ME: Minimally invasive operative care. I. Minimal intervention and concepts for minimally invasive cavity preparations. J Adhes Dent. 2001; 3: 7−16.
3. Peters MC, McLean ME: Minimally invasive operative care. II. Contemporary techniques and materials: an overview. J Adhes Dent. 2001; 3: 17−31.
4. Fortin D, Vargas MA: The spectrum of composites: new techniques and materials. J Am Dent Assoc. 2000; 131: 26S−30S.
5. 高田恒彦, 山田敏元, 佐藤暢昭, 片海正明, 高津寿夫: コンポジットレジンの分類とフィラー組成に関する研究（第5報）最近のレジンの分類. 歯材器. 1994; 13: 388−396.
6. Mitra SB, Wu D, Holmes BN: An application of nanotechnology in advanced dental materials. J Am Dent Assoc. 2003; 134: 1382−1390.
7. Jackson RD: Understanding the characteristics of naturally shaded composite resins. Pract Proced Aesthet Dent. 2003; 15: 577−585.
8. Banerjee A, Watson TF, Kidd AM: Dentin caries excavation: a review of current clinical techniques. Br Dent J. 2000; 188: 476−482.
9. Wicht MJ, Haak R, Fritz UB, Noack MJ: Primary preparation of Class II cavities with oscillating systems. Am J Dent. 2002; 15: 21−25.
10. 今里 聡: 微小形成用ダイアモンドチップによる根面う蝕の効果的な除去. the Quintessence. 2003; 22: 2181−2184.
11. Magne P, Douglas WH: Porcelain veneers: Dentin bonding optimization and biomimetic recovery of the crown. Int J Prosthodont. 1999; 12 : 111−121.
12. Magne P, Versluis A, Douglas WH: Rationalization of incisor shape: Experimental-numerical analysis. J Prosthet Dent. 1999; 81: 345−355.
13. Magne P, Douglas WH: Cumulative effect of successive restorative procedures on anterior crown flexure: Intact versus veneered incisors. Quintessence Int. 2000; 31 : 5−18.
14. 月星光博編著: 自家歯牙移植 クインテッセンス出版, 東京. 1999.

10 レーザー治療のMIへの応用

- **10-1　レーザーを用いたう蝕治療**
  峯　篤史／鈴木一臣／矢谷博文／窪木拓男

- **10-2　レーザーとMI burを利用した接着修復**
  別部尚司

う蝕治療のミニマルインターベンション／象牙質－歯髄を守るために

1 レーザーを用いたう蝕治療

岡山大学大学院医歯学総合研究科　1.顎口腔機能制御学　2.生体材料学　3.大阪大学大学院歯学研究科　顎口腔機能再建学

峯　篤史[1]／鈴木一臣[2]／矢谷博文[3]／窪木拓男[1]

レーザーによるう蝕治療の長所

　近年，歯科治療においても「ミニマルインターベンション」の考え方の重要性が叫ばれており，感染歯質は余裕をもって完全に除去するというドグマの打破が試みられている．このような背景のなかで，レーザーによるう蝕治療は従来の機械的な切削にない長所が存在する．たとえば，Er:YAGレーザーは水分子への吸収が良く，表面で瞬時に組織内水分の蒸散が生じるため生体内組織への熱による侵襲が少ない．そのため，水分含有量の多い軟化象牙質の効果的な除去が期待でき，かつ感染歯質に対する殺菌効果の可能性がある．

　しかしながら，レーザー照射面の性状について十分に解明されているとはいえない．また現在，レーザー照射後の修復においても，エアータービンなど機械的切削器具の使用を前提とした接着性レジンが使用されており，その接着特性に関しては疑問が残る．そこで，本章ではEr:YAGレーザーを用いたう蝕治療の現状と問題点についてまとめてみた．

Er:YAGレーザー照射歯質への接着とレーザースミヤー層

　接着技法は，接着材および被着面処理などのめざましい発達と接着機構の解明の進展によって，今日の歯科医療に不可欠なものとなっている．しかし，接着強さや辺縁封鎖性評価などに関する*in vitro*における実験データと臨床成績とのギャップがあることも事実である．Er:YAGレーザー照射歯質に対する接着性についても同様の傾向がある．

　矢谷ら[1]はEr:YAGレーザーによって形成された5級窩洞に対してセルフエッチング接着システム（クリアフィルメガボンド，クラレメディカル）のボンディング剤塗布のみを行い，コンポジットレジン（クリアフィル　AP-X，クラレメディカル）を充填した全1,068症例について，1年経過後の臨床的予後調査を報告している．これによると，脱落した症例は13症例（症例全体の1.2%）で，臨床的な予後は十分信頼できるレベルであるとされている．

　一方，筆者らはEr:YAGレーザー照射（69mJ，127mJ，206mJとエネルギーを変えて）したエナメル質および象牙質被着面に，直径3.8mmのポリエチレンリングを取り付け，これを模擬窩洞とし接着試験を行った[2]．窩洞内をクリアフィルメガボンドにて処理後，クリアフィルAP-Xを充填し，光重合して得られた試験体を37℃水中に24時間浸漬した後の引っ張り接着強さを求めた．なお，歯質接着面に対するレーザー照射は，照射された面が均一であり，しかも照射されていない部位がないようにすることを目的に，試料をメカニカルステージ（MMU-60X，中央精機社）に設置し，コンピュータ制御でレー

[Er:YAGレーザー照射歯質に対するレジンの接着強さ（セルフエッチングシステム使用）]

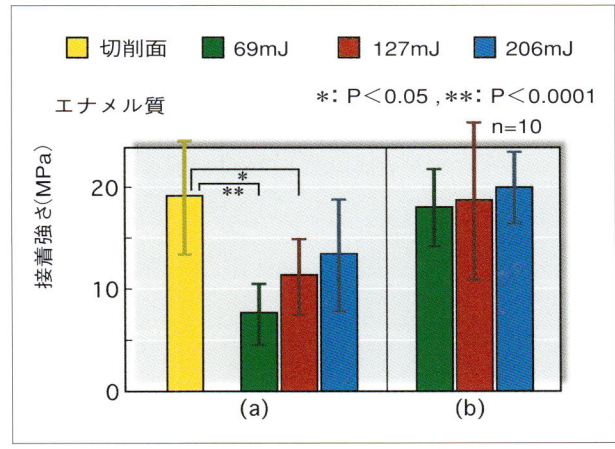

図1 レーザー照射エナメル質の接着強さ．
a：プライマー処理　b：プライマー未処理
クリアフィルメガボンドを使いクリアフィルAP-X（両者ともクラレメディカル）を充填．

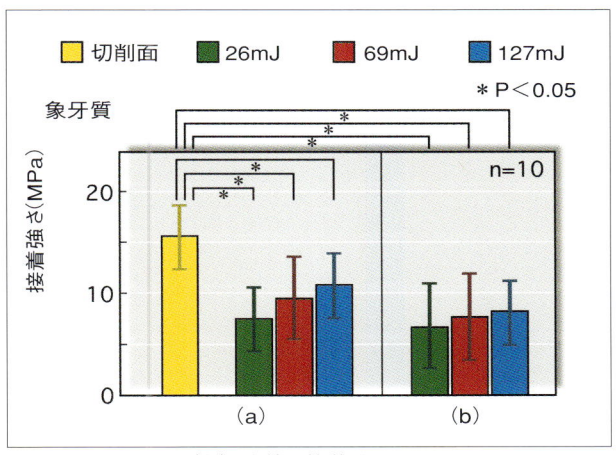

図2 レーザー照射象牙質の接着強さ．
a：プライマー処理　b：プライマー未処理

[エナメル質接着界面のSEM像]

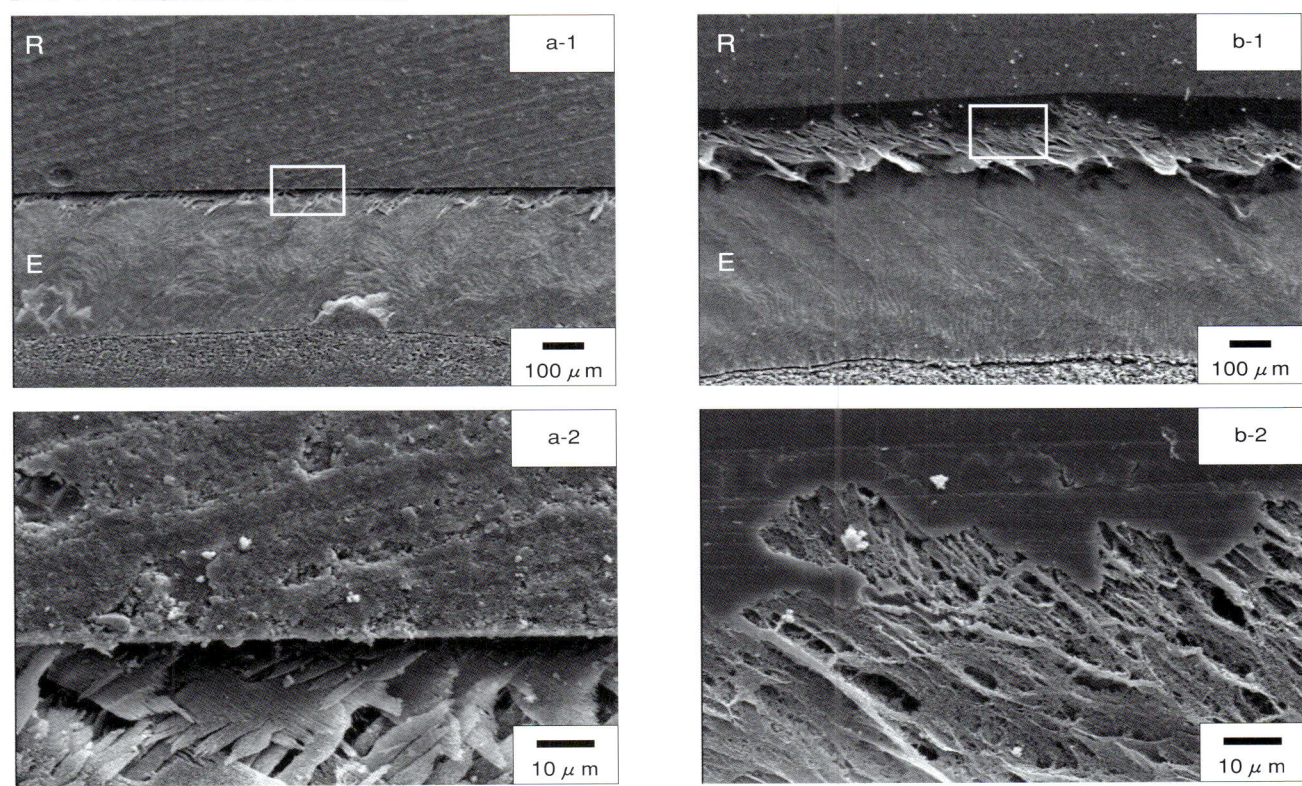

図3 コントロール（a）と127 mJレーザー照射（b）後のエナメル質接着界面の比較．E：エナメル質，R：コンポジットレジン
a-1の四角で囲んだ部分の強拡大像がa-2，b-2の四角で囲んだ部分の強拡大像がb-2．

ザーが1回照射される1秒ごとに試料が200μm移動するよう工夫した．

　図1，2は測定結果である．エナメル質においては矢野らの報告のとおり，プライマー処理を行わないものは切削面と同等の接着強さを示すものの，象牙質においてはプライマー処理の有無に関わらず切削面に比べ有意に低い接着強さであった．他にもEr:YAGレーザー照射象牙質に対する接着強さは従来の切削歯質に比べて低いとする報告が多数ある[35]．

　図3～6はEr:YAGレーザー照射歯質の接着界面である．エナメル質（図3），象牙質（図4）ともに良好に接着している像が確認される．ところが一部の

[象牙質接着界面のSEM像]

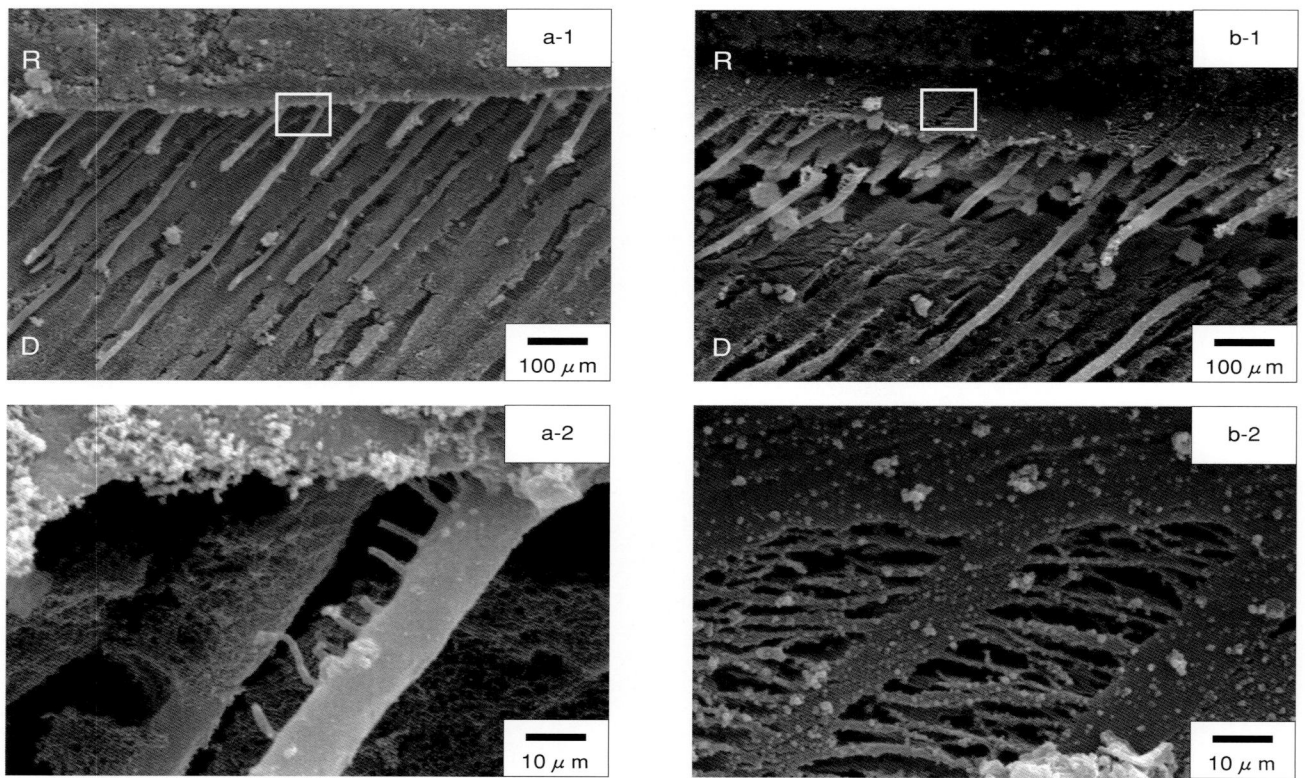

図4 コントロール（a）と69mJレーザー照射（b）後の象牙質接着界面の比較．D：象牙質，R：コンポジットレジン．
a-1の四角で囲んだ部分の強拡大像がa-2，b-2の四角で囲んだ部分の強拡大像がb-2．

[レーザー照射エナメル質接着界面のSEM像]

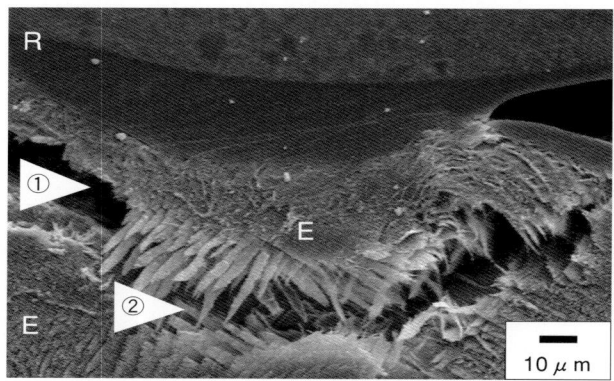

図5 接着界面下層でエナメル質が破壊されている．
E：エナメル質　R：コンポジットレジン
①接着界面での破壊，②歯質内での破壊

[レーザー照射象牙質接着界面のSEM像]

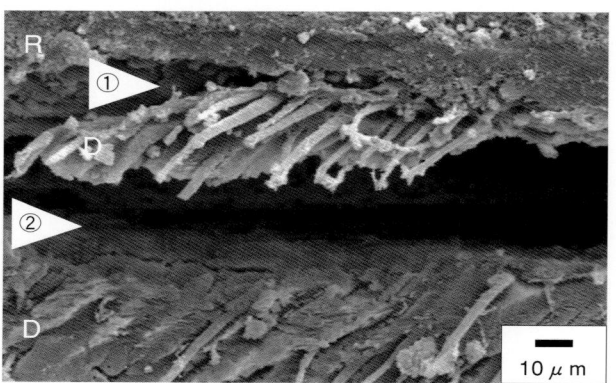

図6 接着界面下層で象牙質が破壊されている．
D：象牙質，R：コンポジットレジン
①接着界面での破壊，②歯質内での破壊

試料で，良好な接着界面を形成しているその下層で歯質が剝離している像が確認された（図5，6）．これはレーザー照射歯質の試料に特徴的な所見であり，低い接着強さの原因と考えることができる．

そこで接着試験測定試験体と同一条件でレーザー照射した歯質の機械的性質を把握するために，図7のように試料を作製し圧縮強さを測定した．その結果，レーザー照射歯質は機械的に脆弱になることが明らかとなった（図8）．

基礎的研究と臨床結果，生活歯と失活歯との相違はあるものの現在のところ，「レーザー照射歯質被着体は接着性レジンが浸透するその下層まで脆弱になっており，この事象が接着強さに影響している」と思われる（図9）．筆者らはこの脆弱になった層をレーザースミアー層と表現している[6]．しかしながら，レーザーが普及しているなかで臨床上大きな問

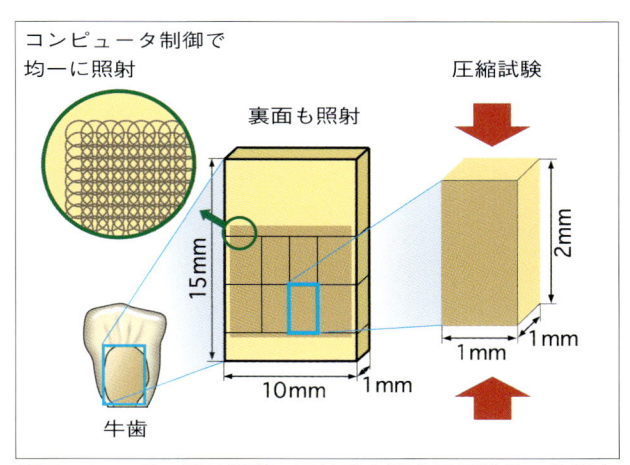

図7 レーザー照射歯質の圧縮強さ測定用試験体の作製方法および測定法の模式図.

[レーザー照射歯質の圧縮強さ]

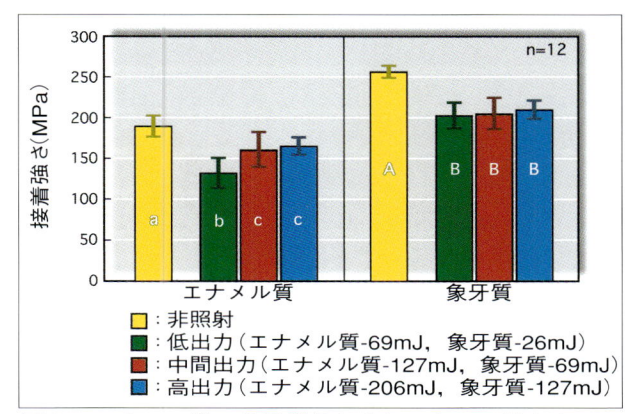

図8 エナメル質,象牙質それぞれにおいて異なるアルファベット間に有意差が認められた.

[Er:YAGレーザー照射歯質]

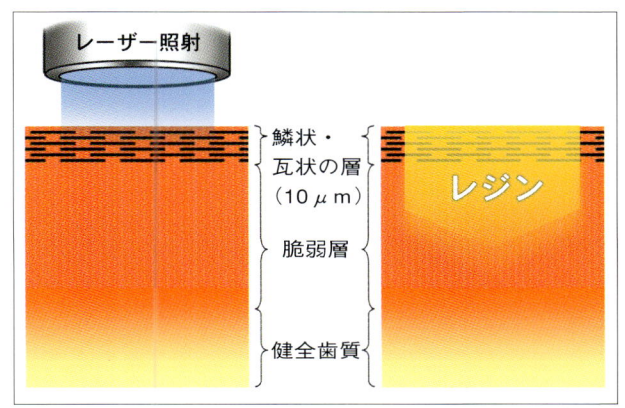

図9 レーザー照射歯質被着体は接着性レジンが浸透するその下層まで脆弱になっており,この事象が接着強さに影響していることが示唆された.

題はなく経過していることを経験している歯科医も少なくない.

今後,臨床上問題とならない「必要接着強さ」も含めて,さらなる研究が必要であると考える.

さらなる研究が望まれる

レーザー治療は,光(波長)・出力・照射方法(距離・間隔)・照射対象物の違いにより作用が異なり,的確なエビデンスに乏しい.しかしながら,レーザー治療が導入されて以来各種レーザー機器は急速に進歩し,数多く臨床応用されるようになった.

この状況は十分とはいい難いエビデンスのまま普及したインプラントに似ているように思われる.当初のインプラントは骨との間に偽歯根膜を介する,繊維組織結合型インプラントであり除去に至るものが多数あった.しかしながら現行のインプラントは非常に予知性が高いものとなり,かつ適応拡大の術式も多岐にわたる研究が展開されている[7].

レーザー治療に関しても「魔法の光」と謳われることなく,十分なエビデンスに基づいて臨床応用される日を願って止まない.

参考文献

1. 矢野宗憲,守屋佳世子,古味信次,篠木毅,加藤純二:Er:YAGレーザーを応用した5級窩洞レジン充塡における臨床予後調査.日本レーザー歯学会誌.2001;12:97-102.

2. 峯 篤史:Er:YAGレーザー照射歯質被着体の性質と接着に関する研究.岡山歯学会雑誌.2003;22:123-137.

3. Kameyama A, Kawada E, Takizawa M, Oda Y and Hirai Y : Influence of different acid conditioners on the tensile bond strength of 4-META/MMA-TBB resin to Er:YAG laser-irradiated bovine dentin. J Adhes Dent. 2000;2:297-304. De

4. Ceballos L, Toledano M, Osorio R, Tay F R and Marshall G W : Bonding to Er-YAG-laser-treated dentin. J Dent Res. 2002;81:119-22.

5. Munck J, Van Meerbeek B, Yudhira R, Lambrechts P and Vanherle G : Micro-tensile bond strength of two adhesives to Erbium:YAG-lased vs. bur-cut enamel and dentin. Eur J Oral Sci. 2002;110:322-329.

6. Mine A, Suzuki K, Watanabe K, Yatani H:Laser smear layer formed on Er:YAG laser irradiated tooth J Dent Res. 2002;81:Special Issue.

7. 片桐慎吾,高森等,新谷明喜:インプラント,その発展の歴史と今後の課題.DE.2004;148:1-2.

2 レーザーとMI burを利用した接着修復

別部歯科・オーラルヘルスケアー＆クリニック

別部尚司

細胞の治癒と細胞のない硬組織の治療

　口腔はその表面に軟組織（口唇，口腔前庭，歯肉，頬，口蓋，舌，口腔底，口蓋垂，扁桃，咽頭など）の粘膜と硬組織のエナメル質が混在する唯一の臓器である．

　これらはすべて外胚葉由来で外界から自身を守っている．

　口腔の組織に疾病やケガなどが生じた場合，上皮およびその内層の筋，血管，リンパ，腺組織などを含む軟組織は細胞によって構成されているので，それぞれの細胞が（分裂）治癒し，外界との境が外胚葉由来の組織で被われれば正常を取り戻す．

　しかしエナメル質や病変により口腔内に露出した硬組織は，細胞がないか生活していないので細胞による治癒はない．ヒドロキシアパタイト結晶構造はミクロな単位でのイオンのやり取りの範囲を超えて実質欠損が生じた場合，自然治癒することなくその結晶構造を元どおりに戻すことは今のところ不可能である[1,2]．

　このように硬組織の実質欠損の根本的な治癒を考えると，「失われたものを失われた材質で，失われた分だけ元へ戻し修復すること」になるが，2003年春にヒトゲノム解析[3]は終わったとされるものの，20万種ともいわれる構成タンパクは研究が始まったばかりなので，再生により治癒を図ることは未だかなわない．

　再生療法が及ばない現在，われわれがいま臨床で行い得る最善の対処法は原因の徹底的な除去であり，できる限り歯質に近い材料・材質で接着により創部を閉鎖することである．レーザーを使用する際もそれぞれの違いを熟知しておく必要がある．

　そして，より予知性の高い処置を行った後，周囲組織のホメオスタシスが保たれるようにメンテナンスをし続けることである．

創面の殺菌と治癒再生の促進を図るレーザーの導入

　う蝕は感染部を大方取り除いたとしても，象牙細管内の原因菌が確実に除去されたかどうかの判断が難しい．う蝕除去後の窩洞創面は形態的に複雑に入り組んでいて，露出した象牙細管のどこまで深く細菌が入り込んでいるかわからないというのが現実である．

　そこで，不確定な部分をできる限り深く，象牙細管の内側までしっかり殺菌する必要がある．それには現在，ハードレーザーの応用（図1）が最も効果的である．象牙細管内のミクロン単位の細菌感染に対応し，同時に歯髄細胞や歯周組織細胞のDNAに働きかけ，よりよい治癒機転を得ることができ，治療の予知性を高めることができる．

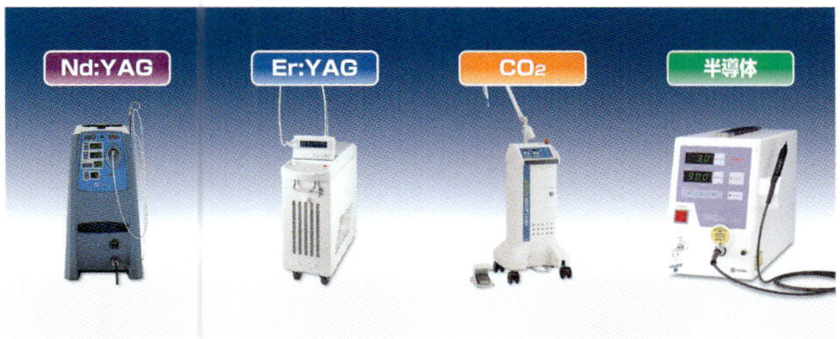

[高反応および低反応レベルのレーザー治療]

レーザーは照射される強度によって，生体には不可逆な反応（光生物学的破壊反応）と，可逆的な反応（光生物学的活性化反応）の2つが起こる．前者による治療を高反応レベルレーザー治療（High reactive Level Laser Therapy／HLLT），後者による治療を低反応レベルレーザー治療（Low reactive Level Laser Therapy／LLLT）と呼んでいる．

HLLTは，高熱を発生するのでハードレーザーとも呼ばれ，医学的にはとくに切開，気化蒸散，止血，凝固など，主に外科手術に用いられる．

LLLTは除痛効果や組織の細胞活性を増し，治癒を早めるなど生命活動を活性化する効果を狙う治療法である．そこでは，細胞のリモデリングサイクルがDNAレベルで活性化され，その時間が短縮化されていると想像されていた（コラム参照）．

われわれが臨床でレーザーを使用する場合，その生物学的効果をはっきり認識した上で応用しないと，逆にレーザーにより組織や細胞に侵襲を与えてしまう結果となりかねない．レーザーの作用は目視できないからである．とくにLLLTの生物学的活性化作用を積極的に応用しようとする場合，レーザーを照射し過ぎないよう，仕事量全体のワット数に注意を払うだけでなく，1発あたりのミリジュール，単位時間あたりの発射数，蓄積効果（とくに半導体やNd：YAGなど透過型レーザーを使う場合）などにしっかりと気を配ることが重要である．

レーザーの臨床応用の実際

[根面や窩洞内の殺菌]

HLLTの主な作用は熱作用である．その場合タンパク質が蒸散するだけのパワー密度があれば，細菌やウイルスも同時に蒸散する．また，蒸散までいかなくてもタンパク質に非可逆的な変性を誘起する温度（60℃）を与えることによって細菌の増殖を抑制できる．このメカニズムでHLLTレーザー照射部位ではほとんどの細菌が死滅するか活動活性を失うことが知られている．レーザーの殺菌効果は物理的であるため速効性があり，アレルギーや耐性菌の出現など副作用がないという大きなメリットがある．し

図1 各種のハードレーザー．
左からNdコンパクト（デニックス），エルファイン（オサダ），オペレーター（ヨシダ），ライトサージ3000（オサダ）．

かしその効果は照射中に限られるので，口腔内で応用する際は唾液，浸出液などからの再感染に注意を払わなければならない．この作用を利用して，接着操作に入る直前に細菌などタンパク質の除去，殺菌目的に使用する．

ファイバーが細いため根面や複雑で狭い窩洞，歯周ポケット内に有効利用できるNd：YAGレーザーを例に説明してみる．窩洞へはファイバー先端を軽く触れながら隈なくさっと動かし，反応炭化層は後でバーで除去し，殺菌や接着操作の前準備を行う．根管充填前の前準備としての殺菌は，根管内を90°ごとに4分割して最下点からそれぞれ1秒間かけて歯冠側に照射していくだけの操作である，補綴物の非接着面の操作もファイバー先端を接触させながら端からさっと数秒表面を動かす（140mJ，15Hz，2.1W，1秒）．

初めて窩洞内の殺菌を行う場合ファイバーの照射口の動かし方のスピード加減を体得しておくため石膏模型上でシュミレーションしておく．一般的に，Nd：YAG，半導体などの透過型レーザーはとくに細胞や組織に対して熱などの蓄積効果があるため，歯髄までの距離が近かったり，露髄している症例では，オーバーエネルギーにならないよう注意を払わなければならない．

処置中に歯周組織に傷がついて出血したとしても，蒸散，凝固作用を利用して短時間に止血させることができる．

[露髄面への応用]

露髄したときは，それ以上の細胞損傷を避けるために非接触に切り替え，同部へ必要以上のHLLTの使用を避け，ダメージを与えないようさっと止血し

[B's MI burによる感染歯質の除去]

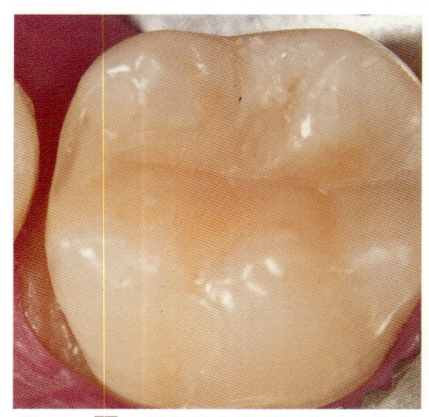

図2-1 ⌐6 の隣接面と頬側にう蝕がみられる（注／⌐5 6 間のスペースはLOTによりエラスティックモジュール（EM）を7日間装着し，歯間離開した．EM適応は7〜12日で14日を超えてはならない）．

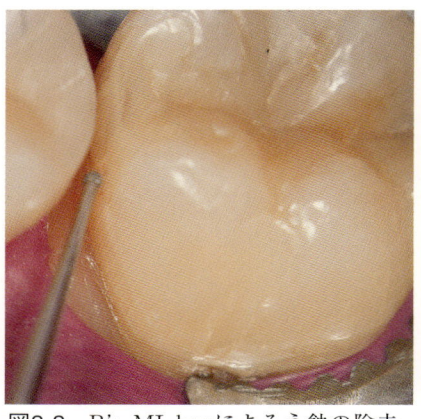

図2-2 B's MI burによるう蝕の除去．細い軸がぶれないため，窩洞のダウンサイジングに適している．

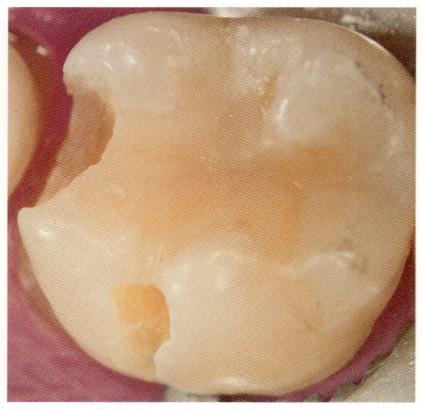

図2-3 う蝕除去後の窩洞．しっかりと接着してリークのないコンポジットレジンを全部取り除く必要はない．罹患部と接着の悪い部分のみを除去すればいい．

コラム

レーザーによる創傷治癒のメカニズム

　LLLTは生体に光生物学的活性化反応を起こす．そこでは細胞のリモデリングサイクルがDNAレベルで活性化され，またその時間が短縮化されていると想像されていた．

　創傷治癒とメカニカルフォースの関係については，その鍵を握るのが細胞情報伝達システムであるMAPK（mitogen-activated protein kinase）であることが報告されている[1]．

　生命は生体を構成する細胞が組織を形成し，その組織が器官として機能することで維持されていく．細胞のひとつ一つが，決まった場所で決まった働きをするためには，厳密な制御機能が必要になる．この制御の多くは細胞外からの刺激因子（シグナル：ホルモン，増殖因子，サイトカイン，放射線，熱，圧力など）とそれを受ける受容体との結合から始まる．ついで，この受容体は細胞内へとそのシグナルを変換し，細胞増殖，分化，アポトーシスといった細胞応答を行うための遺伝子発現を引き起こす．

　ここで重要なことは活性化という機能である．活性化はすべての情報伝達に共通するメカニズムである．タンパク質はリン酸化（チロシン残基やセリン／スレオニン残基）することによって，その荷電状態や3次元構造が変化し，他のタンパク質の特定部位と結合したり，酵素を機能させたり，また特定のDNAの塩基配列に結合することによって情報を伝達する．リン酸化させる酵素はキナーゼと呼ばれ，シグナル伝達において各カスケードのスイッチの役目をしている．

　シグナル伝達に重要なリン酸化では，伝達因子そのものがリン酸化酵素，すなわちキナーゼであり，これが次のキナーゼを順々に活性化させるのがシグナル伝達のメカニズムである．MAPKカスケードは，酵母から人間までが共通に持つメカニズムである．

　細胞の増殖と分化は実にさまざまな情報伝達因子

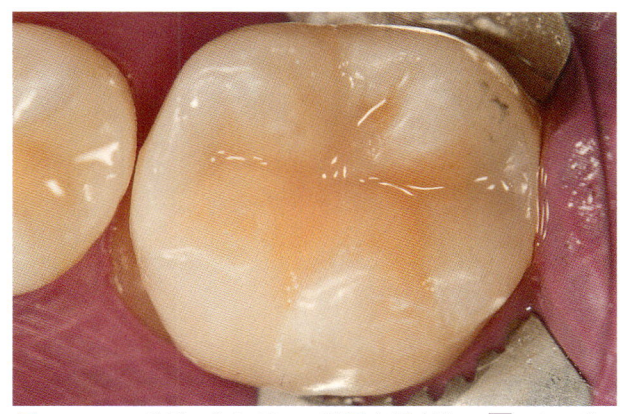

図2-4 コンポジットレジンの積層充填直後の「5. この後, Biomimetic approach[12,13]での理想的な形態を形成し, 修正, 研磨を行う（歯間離開のスペースは術後数時間で閉じ, プロキシマルコンタクトは歯根膜の厚みが常に200μmに保たれる性質をもつため元どおりに回復される）.

た後はむしろLLLT作用の光生物学的活性化反応を応用し, 細胞の増殖を活発にするため, シグナル伝達因子のカスケードを開き細胞の分化を促し, 治癒を促進する利用法に変える[4].

デフォーカス（離れたところから照射することで焦点を一定にしないビーム）で使用し, 止血後, 露髄面がやや乾いた状態になってから接着性レジンを応用しハイブリッドレイヤー[5〜7]を形成して露髄面の生物学的閉鎖を行う. 最近は水洗や乾燥を避け, すばやく閉鎖するために1液性の接着性レジンシステムであるアブソリュート（デンツプライ三金）など, 極力機械的刺激を避けることのできる接着性の高いシステムを使用している. さらに, 界面付近をフッ素環境におき, 小さな凹凸をなくすことで次の積層レジンの接着性を高めるために, ユニフィルフロー

接着部位に対する配慮（コントロール）

コンタミネーションコントロール	・歯面の清掃・研磨・洗浄（バクテリアバイオフィルムの除去） ・ラバーダムコントロール（唾液を介しての細菌, 血液, 滲出液など）
接着阻害因子のコントロール	・ラバーダムコントロール（唾液を介しての細菌, 血液, 滲出液, 湿液など） ・機械系の油分飛散のコントロール（タービンの油切りのチェックなど） ・空気中の塵・埃のコントロール（強力な空気洗浄器の導入） ・接着界面の繊維などの異物除去（マイクロスコープで確認） ・綿などの繊維を持ち込まない配慮（マイクロスコープで確認） ・レーザー反応層の除去（反応部の削合）
化学反応のコントロール	・接着の術式およびその化学的バックグラウンドの熟知 ・化学反応時間のタイムコントロール（複数のタイマーによりそれぞれの時間を守る） ・材料の選択と配慮（窩底部には重合収縮率の低い材質, 湿度コントロールなど） ・光重合器の選択および光量, 照射方向, 時間のコントロール

が巧みなカスケードを形成することによってコントロールされている.

多細胞生物であるわれわれの細胞は, 多くの細胞外情報伝達因子が存在するなかにある. 生命現象は, この環境のなかで必要なときに必要な因子が選択的に選び出され, 情報伝達を行うことによって維持されている. このように, 細胞の情報伝達システムとは細胞機能を司る基本システムである.

MAPKシグナル伝達系は, これらの情報伝達システムのひとつであり, 多くの増殖因子やサイトカイン, そして物理化学的なストレスに反応して, 細胞機能を制御する機構である. またMAPKは熱, 放射線や光といった物理化学的な外界刺激によっても反応するところから, メカニカルフォースとの関係も明らかにされつつある.

複雑なMAPKのカスケードは細胞の増殖, 分化, アポトーシスといった主要な細胞機能を制御するシグナル伝達の中枢経路として重要な役割を担っている[4,11].

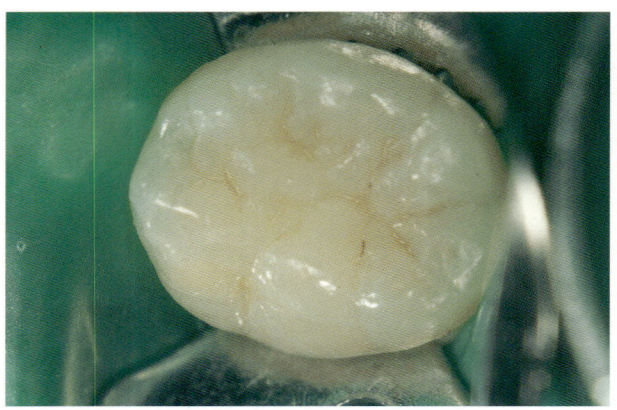

図3-1　6Eの小窩裂溝にう蝕が見られる．

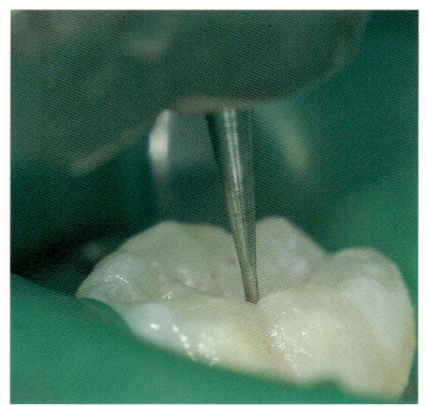

図3-2　B's MI burによるう蝕の除去
細い軸のため狭く深く歯髄側に入っていくのがわかる．

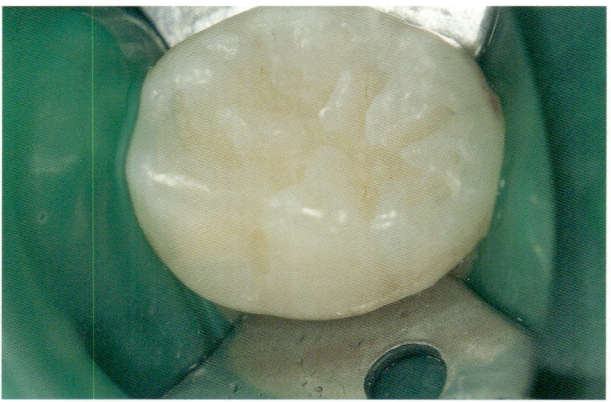

図3-3　先端径500μmのB's MI burで小窩裂溝のう蝕をできるダウンサイジングして除去した．

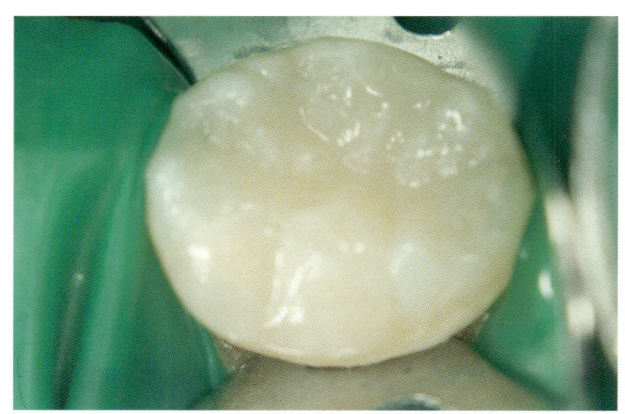

図3-4　コンポジットレジン修復後，自然を模して失われた形態を再現する．

[B's MI bur]

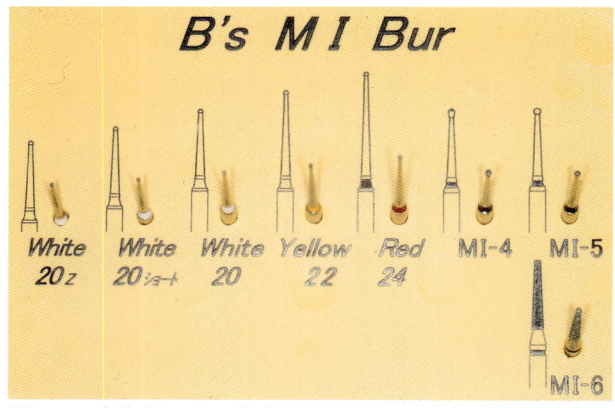

図4-1　感染部のみの除去と最小限の確実な充填を可能にする．8種類のB's MI burシリーズ．

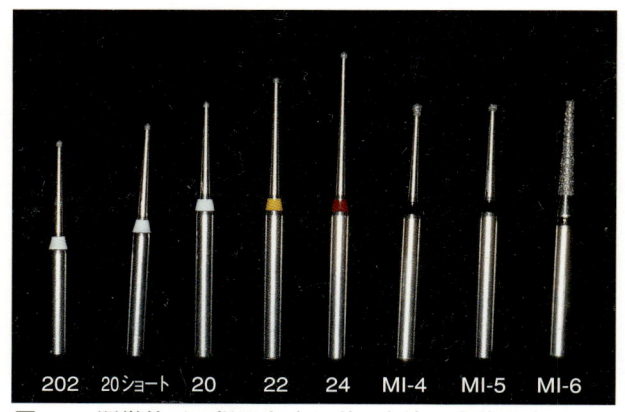

図4-2　顕微鏡下で視野を遮らず，先端の感覚が手元に伝わりやすい軸形態（ブレが少ない先端形態を米国と，日本で取得のバーは左から6本）．

（ジーシー）などフッ素入りのフロアブルレジンを薄く一層適応し，応力を開放した状態で硬化させた上で，重合収縮の影響を少なくするためと審美性回復の目的で積層充填法を用いて修復する方法をとっている．

この際，根尖周囲にもDNA活性を上げ治癒の予知性を高める目的で，20～30秒LLLTを行っておくとよい．術直後の経過が良好な症例はほとんど臨床症状なく治癒に向かう．

成功の鍵は，①感染の臨床鑑別診断，②レーザーによる炎症のコントロール，③接着による閉鎖系の獲得である．術後，咬合違和感などを訴えるケース

10-2 レーザーとMI burを利用した接着修復

[レーザー蒸散による創面の殺菌]

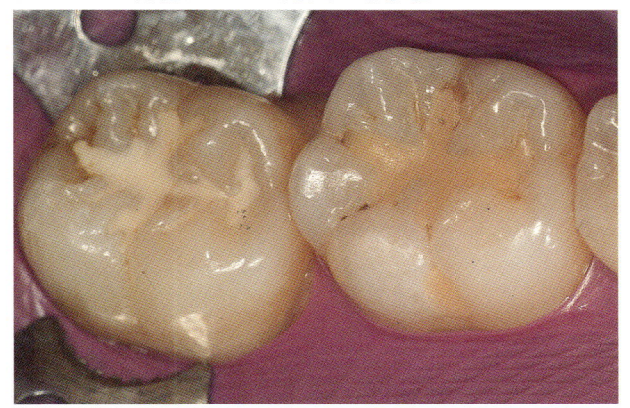

図5-1　$\overline{7\ 6|}$の咬合面に修復物に沿ったう蝕がみられる．DIAGNOdent（KaVo社）で診査した．

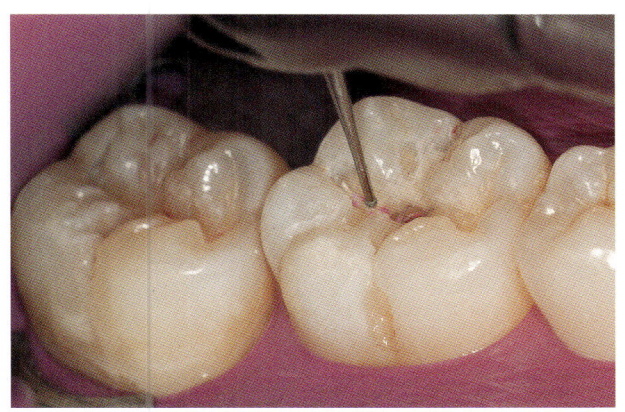

図5-2　B's MI burによるう蝕の削除．

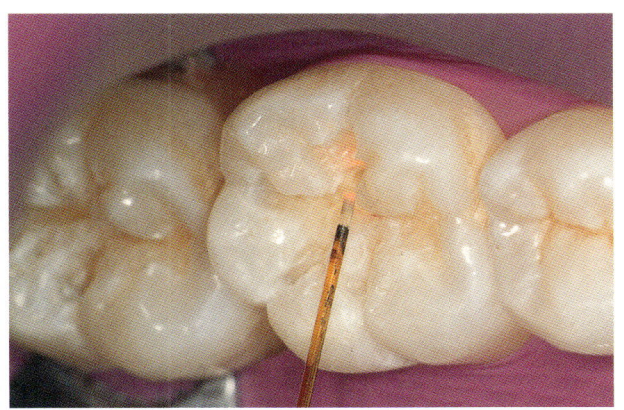

図5-3　レーザー蒸散による窩洞創面の殺菌．

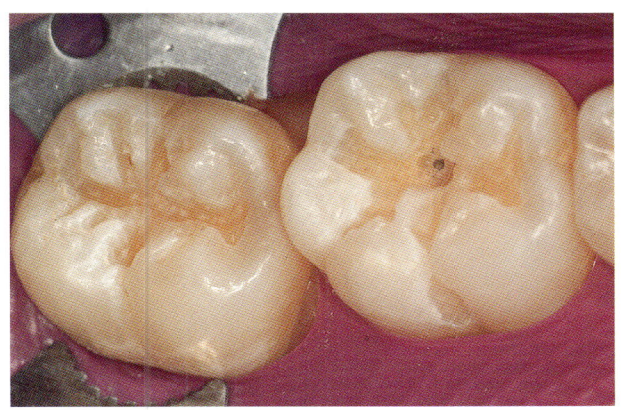

図5-4　レーザーによる炭化層の出現．

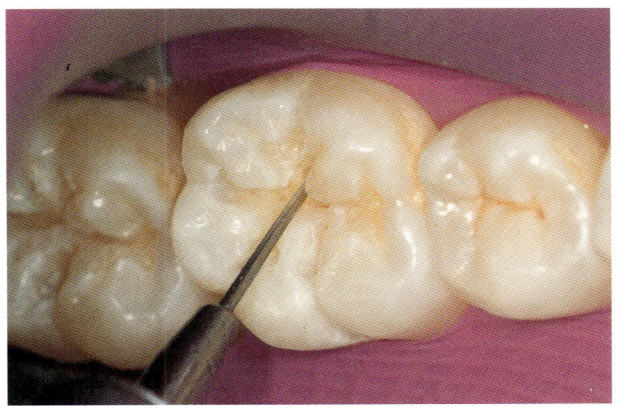

図5-5　HLLTレーザーの応用による炭化層をコントラMI bur（LNバー）により除去し，接着を妨げないよう配慮する．

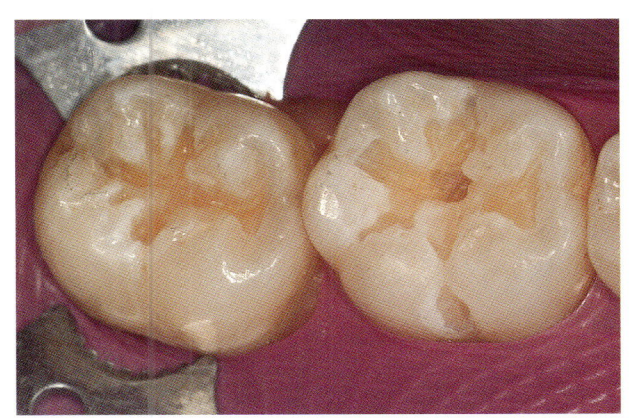

図5-6　コンポジットレジン充填前の窩洞．

は選択的削合を行って力のコントロールをする．

感染歯質の除去

う蝕を肉眼で確認するためにはう蝕検知液を用いる．数回の染色が必要である．

[B's MI bur[8]]

MIの臨床では，罹患していない健全なエナメル質は極力保存するので，バーにそれほど高い切削能力率は求められない．また，接着修復を行うことから窩洞形成はG.V.Black窩洞[9,10]のように特別の配慮はいらず，形成にはダウンサイジング（窩洞の大きさをできるだけ小さくすること）に役に立つB's MI bur（日向和田精密製作所）などを使用する．

10　レーザー治療のMIへの応用

［低粘性コンポジットレジンの応用］

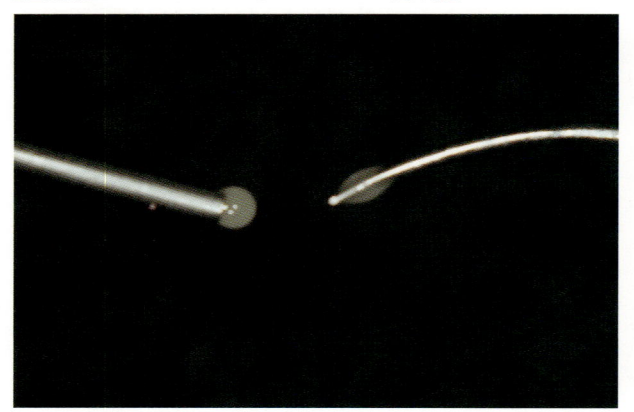

図5-7　低粘性コンポジットレジン（ユニフィルフロー，ジーシー）を細い探針♯3A（ヒューフレディー社）の先端47μmを使い，ノズル先端から必要量移し取り，B's MI burで形成した500μm以上のギャップに気泡なく適応する．

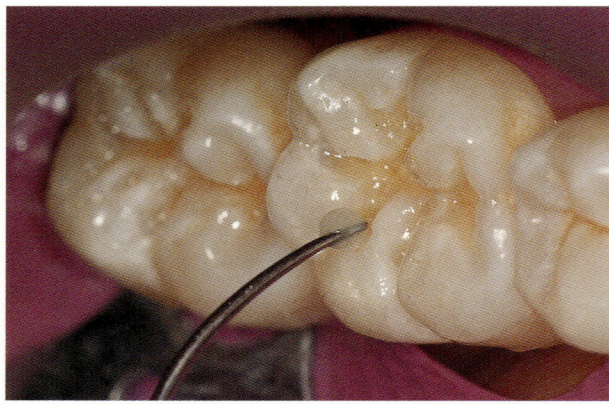

図5-8　低粘性コンポジットレジン（ユニフィルフロー）を細い探針の先を利用して，鏡顕下で端から順に少しづつ流し込み，窩壁をなでるように触っていくと厚くなり過ぎず気泡も入りにくい．

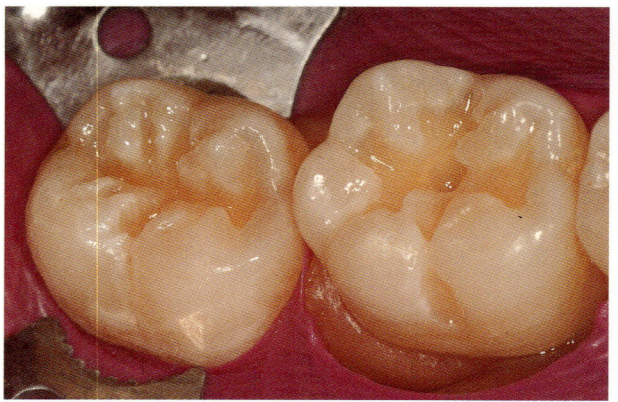

図5-9　低粘性コンポジットレジンを一層窩壁に流し込み凸凹が浅くなった状態．次のコンポジット充填の準備をする．

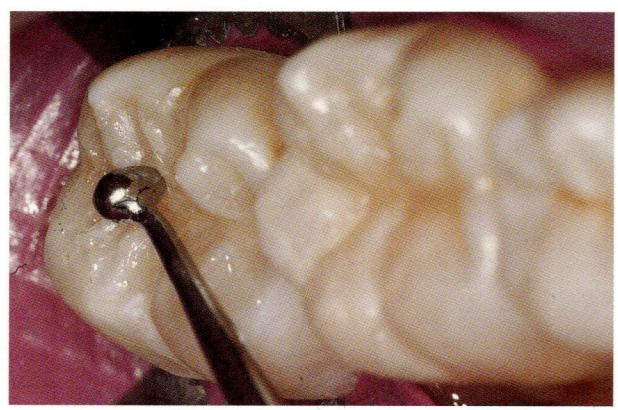

図5-10　コンポジットレジン充填中の窩洞．おおよその充填が終わったら形成器に分離剤としてモノマーを薄くつけベタツキをコントロールしながら，余剰分を窩洞外壁に向かって押し切り除去する．辺縁レジンの引っぱられや気泡の迷入を防ぎ，確実に界面封鎖を行い閉鎖系を回復する．

　B's MI burのコンセプトは，狭く，深く，複雑に入り組んだ感染歯質を確実に除去でき，同時に隣接した非感染歯質を最大限保存し，保護することにある（図2-1〜4）．この切削器具の開発は株式会社日向和田精密製作所の全面支援の基に行った．過不足なく感染歯質のみを除去するためには，切削部の大きさがただ小さいというだけでなく，3次元的な到達性の良さ，切削部の定位の良さが重要な要素となる．

　とくにラバーダム環境下で，確実にう蝕の最下点にまで届く垂直到達性と，エナメル直下の側方到達性を持ち，拡大化された環境下での視野を確保したシリーズバーである（図3-1〜4）．

　臨床のさまざまな形態のう蝕に対応できるような数種の先端形状，アクセスのため異なる軸長を持つものなど8種のバーで構成されている（図4-1,2）．金属除去にはシリーズのバーではないが効率のよい金属除去用のカーバイトバー（REF15060, GW-2, S S WHITE, 茂久田商会）を使用する．

　最後のわずかな軟化象牙質を除去する際には先端の硬さの違いをより鮮明に感じながら除去することができるLN（ネック部が細く長い絞りを持つ）バー（RA, JOTA, 日本デンタルサプライ）を低回転で注意深く使用する．

接着修復

　実際の症例を図5-1〜16に示す．修復に際しては，

[コンポジットレジンの積層充填]

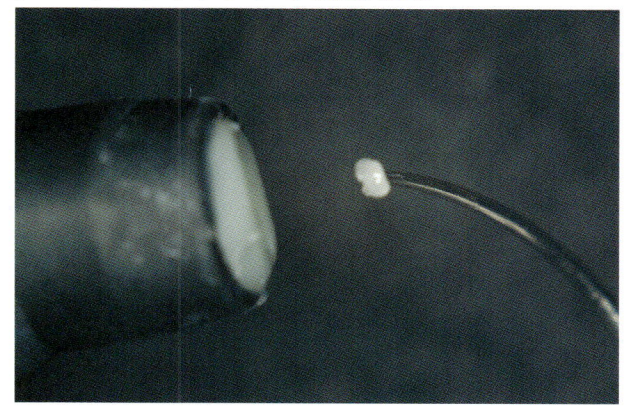

図5-11 狭く深い部分では細い探針の先にコンポジットレジン（Filtek™Supreme, Filtek™Z250, 3M／ESPE, InTen-S®,ivoclar viradent）など重合収縮率が1.6〜1.7％の少ないものを少量とり，気泡混入に配慮しながら填塞する．

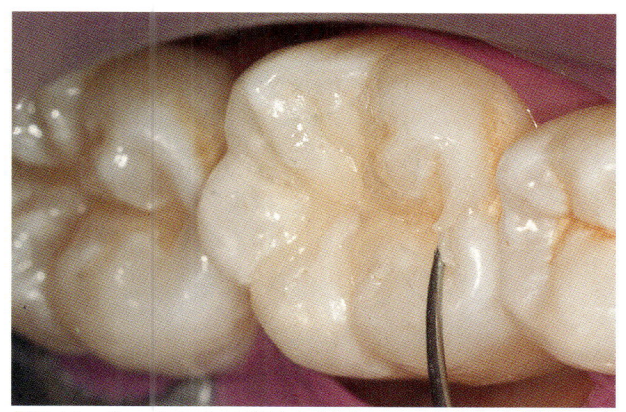

図5-12 狭いところは探針を利用しゆったりした操作で確実に充填する．

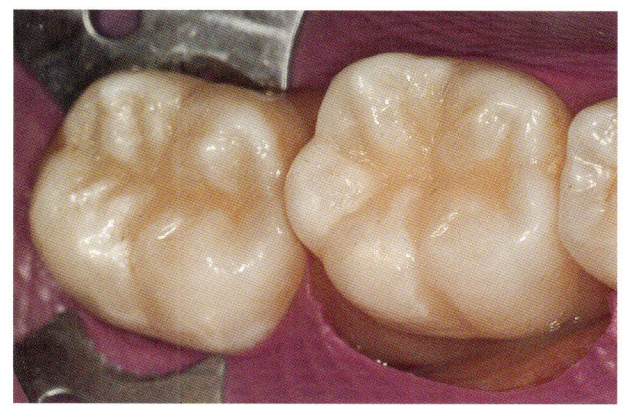

図5-13 コンポジットレジン充填直後．

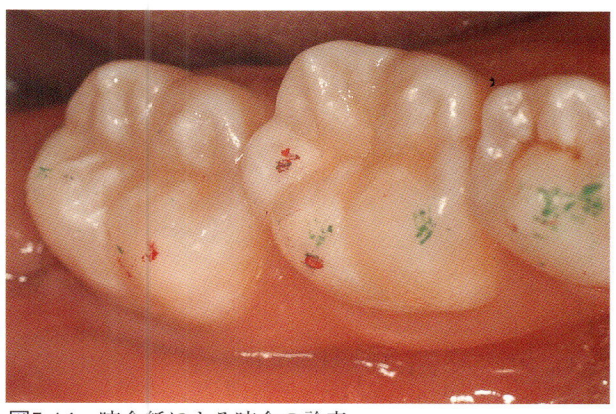

図5-14 咬合紙による咬合の診査．

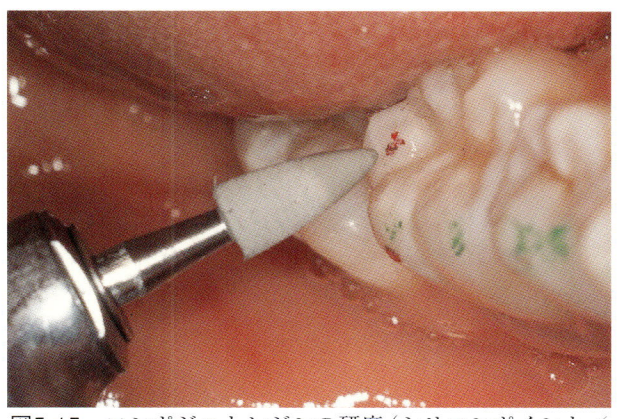

図5-15 コンポジットレジンの研磨（シリコンポイント／タイプ♯28，松風）．

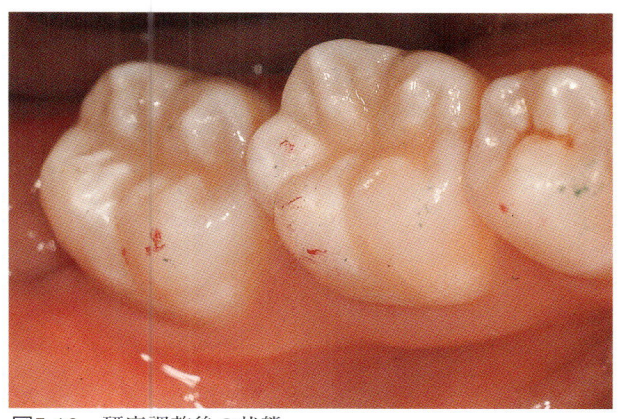

図5-16 研磨調整後の状態．

歯質と修復物との間に微小漏洩が起きないよう，重合収縮応力によって獲得した薄い樹脂含浸層が歯質から剝れることがないように，確実な接着操作を段階的にひとつ一つ積み重ねていく．また唾液の浸油により2次感染が起きないように慎重に窩洞創面を閉鎖することが重要である．

コンポジットレジンの重合収縮は避けられないので薄い樹脂含浸層を獲得後，その保護と次に使用するコンポジットレジンとの間に気泡が入りにくく凸凹をゆるやかにするためと界面をフッ素環境におくために[14,15]，臨床的には低粘性フロアブルコンポジットレジンを応力開放した状態で硬化させる（樹脂含浸層の方へ引かれながら硬化していく）．フロアブルレジンを薄く一層適応した上にコンポジットレジ

[第3級のテコ]

[Anterior Preprioceptive Feedback機構]

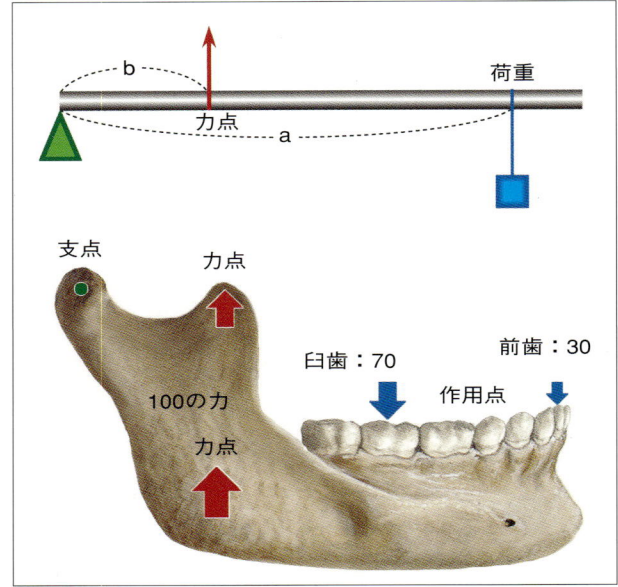

図6 下顎は第3級のテコに分類され，顎関節は支点，筋は力点，歯は作用点となる．筋に大きな力が加わっても前歯にはあまり力が伝達されないようになっている．

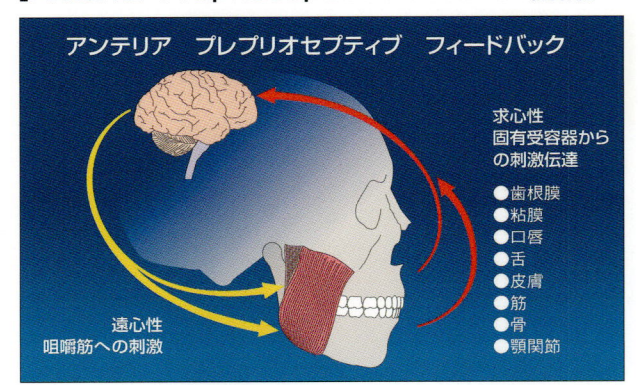

図7 脳神経系は知覚や運動を制御する．神経系は組織や臓器を統率し，体内，体外の変化に人体を適応させる（Robert LEE,『FUNDAMENTALS OF ESTHETICS』1990より改変）．

ンをデンティン，エナメル，ルーセントと順に適用し，積層していくという方法である．コンポジットレジンを単独で使うなら，咬合面用に圧子を作り，それで重合時に加圧を行うことで，発生する重合収縮応力に対処する．

接着の2段階をしっかり意識した操作

効果的な象牙細管内のレーザーによる殺菌が終わったら，接着が確実行われるように配慮する．接着はボンディング材に配合されている機能性モノマーによるハイブリッドレイヤーの獲得と，その後のコンポジットレジンの積層による接着の段階は区別して理解する．この2つの段階を別個なものと意識して臨床操作を行うと結果がよい．

私は臨床上薄いハイブリット層だけではコントラクションギャップ（wall to wall polymerization contraction gap）を防ぐためには力学的に不十分と考え，低粘性レジン（フロアブルレジン）でハイブリッド層を一層強化して安全なシールを得ている．

低粘性（フロアブル）レジンの応用

ハイブリッドレイヤーを獲得した後に一層の低粘性レジンを応用する．この操作により，後のコンポジットレジンペーストが入り込みにくい空間をなくすことが可能で，接着面の凹凸を少なくし，緩やかなカーブの界面を得ることで，次のコンポジットレジンが確実に界面に密着できる環境を作る．

薄く低粘性レジンを接着させることは次のコンポジットレジンの重合収縮により，作ったハイブリッドレイヤーが象牙質側から剥離しにくくする．同時に，低粘性レジンもフッ素徐放性のものを選択すると接着界面付近のフッ素濃度を上げることができる．この選択は界面のフルオロアパタイト生成の可能性[14]を増す意味で必要とされる．

低粘性コンポジットレジン使用の実際は，拡大視野下でヒューフレディー社の細い探針#3A（先端47μm）の先を利用して，少量ずつ複雑な窩洞内にレジンを導きゆっくりと浸潤，流動させると気泡の混入を防ぐことができる（図5-7〜10）．マイクロスコープ下で確認しながら操作することで，より確実な浸透を実現することができ，同時に厚みが厚くな

積層充填法

[積層充填の利点]
① 1度の重合収縮量を少なくし，獲得したハイブリッドレイヤーを界面剥離から守るのに役立つ．
② 光が届かないための未重合を避けることができる．
③ 象牙質，エナメル質，トランスルーセント（透明），白斑部など順に築盛することにより，審美性の獲得ができ，自然感を表現・演出することができる．

照射のテクニック

[光照射の方法]
① 極力歯髄側から光をあてるように努力する．
　実際はラバーダムなどが邪魔をして，歯髄側からあてられることは少ないが，光があたった部分から重合していく性質を理解して，できるだけ歯髄側から光をあて獲得したハイブリッドレイヤーを壊さない配慮をする．
② 急激に重合収縮させないために一気に強い光をあてずに，弱い光から順にあてていく方がよい．最後に未重合部をなくすために強いライトをあてるのは構わないが，最初に歯冠側からあてるのは避けた方がよい．

充填後の調整

[咬合調整および研磨]
　咬合の安定は，後方成分の顎関節および周囲組織と前方成分である歯の咬合接触，および咀嚼筋を中心とする頭頸部における筋群の神経筋機構の調和により決定される．

　「第3級のテコ」（図6）である下顎運動の最も大きな変位要素は，作用点である歯の接触であり，その不調和は「逆第3級のテコ」となり，顎関節およびその周囲組織に悪影響を与える．顎口腔系の主な支配神経である三叉神経末消におけるトラブルは脳のAnterior Preprioceptive Feedback機構（図7）の変化を引き起こす．これは周囲の神経筋機構の不調和を招き，頭痛，肩こりなどの不定愁訴の引き金となる．これらの多様で不快な症状は結果として個人のQOLを著しく下げる．そのため最も重要なことは咬合の生理的調和を崩さないことである．アルファレット（求心性の情報伝達）のうち最も敏感で多量の情報を脳に送る受容器が歯根膜である．そこでたとえ小さな充填処置であっても咬合接触には最大の注意を払う必要がある．

　またコンポジットレジンは硬化後，表面に一層未重合層を残し，このベタツキを放置しておくとすぐ下の表面は荒くプラークの付着・堆積の原因となる．しかし，この問題に限らず，歯の生理的変化を最小限に止めるためにも，研磨においては生物学的また機能的な形態に配慮し，表面のテクスチャーを整えることが重要である．

参考文献

1. 青葉孝昭：エナメル質初期う蝕とremineralization. the Quintessence. 1985；4：879〜891.
2. Larsen MJ：Dissolution of enamel. Scand J Dent Res,81：518-522, 1973
3. Dennis C et al.：The human genome. Nature. 2001；409：813-958.
4. 横瀬敏志，門倉弘志ほか：炭酸ガスレーザーの細胞生物学的作用と細胞情報伝達の関係について，デンタルダイヤモンド．2002；401：113-122.
5. 中林宣男：歯質とレジンの接着機構．接着歯学．1983；1(1)：12-20.
6. 中林宣男：接着界面の象牙質側に生成した樹脂含浸象牙質について．歯材器．1982；1(2)：78-81.
7. Nakabayashi N, Kojima K, Masuhara E：The promotion of adhesion by the infiltration of monomers into tooth substrates. J Biomed Mater Res. 1982；16：265-273.
8. 別部尚司：B'sMIburの臨床応用，微小性を定位性に優れたMI用バーの効果的な使用法．デンタルダイヤモンド．2003；401：113-122.
9. Black GV：A Work on Operative Dentistry：The Technical Proced-ures in Filling teeth. Medico-Dental Publishing, Chicago, 1917.
10. Black GV：A Work on Operative Dentistry. Mesico-Dental Publish-ing Company, Chicago, 1908.
11. Gredinger E, GerberAN, Tamir Yetal. ：Mito-gen-activated protein kinase pathway is involved in the diffentiaticn of muscle cells J Biol Chem. 1998；273：10436-10444
12. MagneP, BelserU：Bonded Porcelain Restrations in Anterior Dentition. Quintessence Publishing. Chicago. 2002.
13. 片岡繁夫，西村好美：ネイチャーズ・モルフォロジー，天然歯に学ぶ形態学．クインテッセンス出版．東京．1993.
14. Silverstone LM ：The effect of fluoride in the remineralization of enamel caries and caries like lesions in vitro. J Public Health Dent. 1982；24：42-53.
15. ten Cate JM, van Duinen RNB：Hypermineralization of dentinal lesions adjacent to glass-ionomer ement restorations. J Dent Res. 1995；74：1266-1271.

クリアフィルメガボンド

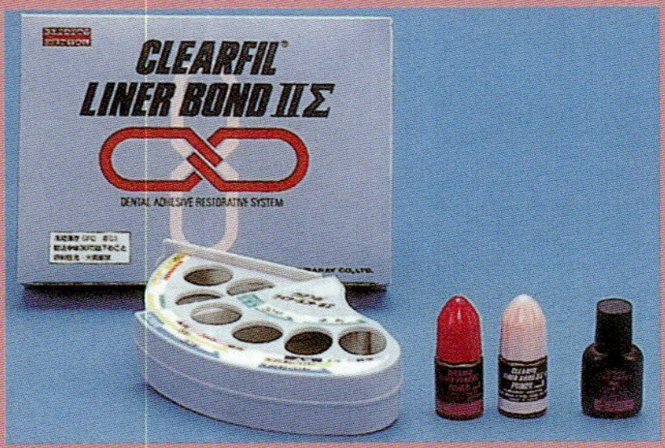

図１　クリアフィルライナーボンドⅡΣ.

図２　クリアフィルメガボンド.

製品名	CLEARFIL® MEGA BOND®		CLEARFIL® LINER BOND IIΣ	
材型	プライマー1液	ボンド1液	プライマー2液	ボンド2液
操作時間	20秒処理（混和不要）	10秒照射 計30秒処理	30秒処理	20秒照射 計50秒処理
重合形態	光重合のみ		光重合，光/化学重合，化学重合	
適応用途	・光重合型CR充 ・口腔内リペアー ・窩洞のシーリング → ＋※		・光重合型CR充 ・口腔内リペアー ・化学重合型CR充 ・歯冠材料の合着 ・CRコア支台築造 → ＋※	
基本組成	プライマー；MDP, HEMA, 多官能性メタクリレート, 水, 触媒 ボンド　　；MDP, HEMA, 多官能性メタクリレート, マイクロフィラー, 触媒			

※クリアフィル®ポーセレンボンドアクティベーター

図３　使用方法および適応用途.

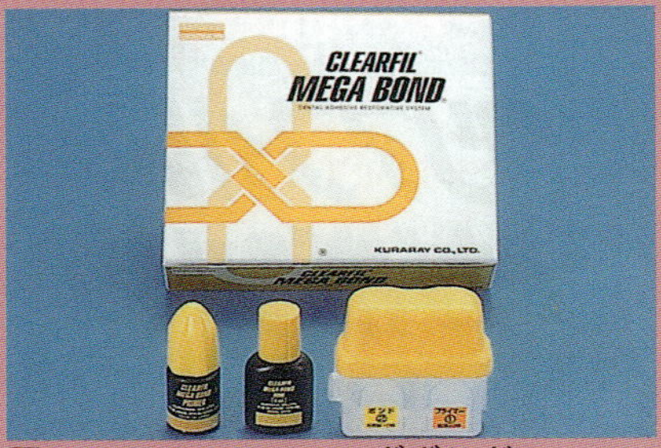

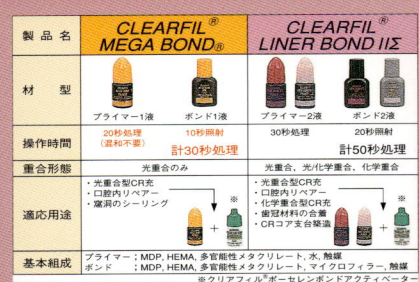

クラレメディカル株式会社

山内淳一（歯科材料事業部）

■歯質接着性モノマーの開発と接着性コンポジットレジンの導入

当社は，歯質との化学的接着を追及してリン酸エステル系モノマー［フェニルＰ］を開発するとともに，リン酸によるトータルエッチングを採用することによりクリアフィルボンドシステムＦを開発し，1978年に世界に先駆けてエナメル質，象牙質双方に接着する接着性コンポジットレジンシステムを導入した．

その後，さらなる象牙質との接着性の向上を目指し，新たなリン酸エステル系モノマー［MDP］を開発し，［MDP］をベースにボンディング材の改良を進め，1984年にクリアフィルニューボンドを，さらに1987年にクリアフィルフォトボンドを上市した．

■マイルドなエッチングへの転換とプライマーの導入

接着性コンポジットレジンによる修復システムは一応の信頼を得たが，根面う蝕や知覚過敏処置などでの予後については，未だ改善の余地が残っていた．リン酸によるエッチングは象牙質のコラーゲンに対して変性を与え，よりマイルドなエッチングが好ましいとの観点から，クエン酸に変更し，更に脱灰を抑えるために塩化カルシウムを加えたCAエイジェントを開発した．また，歯質へのモノマーの浸透性を高めるため，新規なアミノサリチル酸骨格を持った接着性モノマー［5-NMSA］を配合したプライマー（SAプライマー）と組み合わせ，1991年にクリアフィルライナーボンドを上市した．

本材は基本術式としてCAエイジェント／SAプライマー／フォトボンドの３ステップから成る．

■セルフエッチングプライマーシステムの導入

クリアフィルライナーボンドの導入により信頼性の高い接着システムを確立したが，次の目標として操作の簡便化に取り組んだ．即ち，リン酸モノマーの脱灰力を期待して，歯面処理（エッチング）と歯面改質（プライミング）を同時に兼ね備えたセルフエッチングプライマーの開発を目指すことになった．

リン酸モノマーとしては［フェニルＰ］および［MDP］両者を比較検討したが，歯質脱灰力で優る［フェニルＰ］を最終的に採用した．1993年にクリアフィルライナーボンドⅡとして，世界で始めて水洗不要なトータルセルフエッチングプライマーシステムを導入した．本材は２液から成るセルフエッチングプライマー（LBプライマー）と１液からなる光重合ボンディング材（LBボンド）から構成される．

■“クリアフィルライナーボンドⅡΣ”および“クリアフィルメガボンド”への展開

クリアフィルライナーボンドⅡの発展バージョンとして，マルチユース機能を付与するために，従来の光重合に，化学重合機能を付加したデュアルキュア化を図ることにした．再度，リン酸モノマーの選択を検討し，安定性，接着耐久性の面から［MDP］が優れていることが分かり，［MDP］を採用した．クリアフィルライナーボンドⅡΣとして，1998年に上市した．本材は２液から成るセルフエッチングプライマー（プライマーＡ液，Ｂ液）と２液からなるボンディング材（ボンドＡ液，Ｂ液）から構成される（図１）．

さらに，臨床での使用頻度の高い光重合型コンポジットレジン修復において，一層の簡便性を求め，プライマーを従来の２液から１液にし，操作時間を短縮（プライマー処理時間20秒，ボンドへの光照射10秒）を図ったクリアフィルメガボンドを1999年に導入した（図２）．

これにより，高性能と簡便性を併せ持った接着修復システムを完成することができた．主な適応用途を図３に示す．

■今後の展望

接着技術の進歩によって，歯質の削除を最小限度に抑える，いわゆるミニマルインターベンション技法が歯科治療の重要なキーワードになりつつある．今後，接着システムはより簡便化と機能化に分化していくものと思われる．

今後とも，歯科医療の発展に寄与できるよう一層の努力を積み重ねていきたい．

SBコート

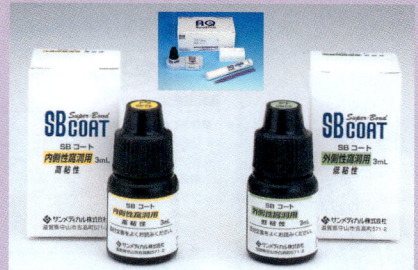

図1　SBコートとAQボンドプラス．

表1　象牙質コーティング法の操作ステップとその諸性能

象牙質コーティング法の操作ステップ	被膜厚さ（μm）	表面硬度/BH（ビッカース硬度）	被膜の均一性	象牙質への微小接着強さ（MTBS/MPa）	
				健全	う蝕
A. スーパーボンド→SBコート→光照射	＞500		◎	29±6	28±8
B. AQボンドプラス→光照射→SBコート→光照射 　　塗布・エアブロー　　　塗布・エアブロー	外側性：10～15 内側性：＞20	外：22 内：24	◎	33±6	35±8
C. AQボンドプラス→光照射 　　塗布・エアブロー	3～5 （支台歯に適用可）	40	○	32±5	34±8
D. AQボンドプラス→光照射→メタフィルFlo→光照射 　　塗布・エアブロー　　　　　塗布・エアブロー	＞1000 （内側窩洞に最適）	35	◎	30±6	31±7
E. RZ-II　　　　　　→光照射	5～10 （支台歯に最適）	42	◎	31±8	33±4
F. RZ-II　　　　　　→光照射→メタフィルFlo→光照射 　　塗布・エアブロー　　　　塗布・エアブロー	＞500 （内側窩洞に最適）	35	◎	30±6	32±5

サンメディカル株式会社

山本隆司／上木秀幸（研究部）

　MIコンセプトは保存的修復法での実践はもちろんのこと，補綴的修復法において大きな有用性が期待できるものの，その活用には多くの課題がある．健全な歯質を残すMIの補綴的修復法における実践には，シンプルで簡便な操作性を有しながら幅広い応用範囲に対応できる信頼性の高い製品が要求される．

　SBコートは樹脂含浸層を形成する接着性レジンの最表層に薄く硬い被膜を形成することで，機械的強度に劣る樹脂含浸層と接着性レジンを補強することを主目的として開発したコーティング材である（図1：SBコートと組み合わせに最適なボンディングシステムAQボンドプラス）．SBコートには外側性用（低粘性）と内側性用（高粘性）の2種類あって，それぞれ適用部位によって使い分けして象牙質コーティング法を完結させる役割として，1998年に発売を開始した．

　象牙質コーティング法の利点は健全象牙質の切削量が多くなりがちなインレー，クラウンならびにブリッジなどの間接修復における窩洞や支台歯形成面に対して，直ちに接着性レジンで樹脂含浸層を形成して外来刺激を遮断し感染の機会を減らせることであり，それを裏づけする学術的報告がなされるようになった．しかしながら，SBコートには歯質接着性はないので接着性レジンと組み合わせることが使用の前提であったが，発売当時には被膜の厚いボンディングシステムしかなかったので，SBコートと組み合わせたときの厚い被膜と操作ステップの煩雑さならびにう蝕感染象牙質直下の象牙質への接着性が問題となった．そこで2000年には，被膜が薄くて操作が簡便なボンディングシステムとしてAQボンドを開発し，これとSBコートを組み合わせる象牙質コーティング法を提案するに至った．さらに，2003年にはAQボンドプラスにマイナーチェンジすることで，光照射器の制限をなくし，より使いやすくなった．これらの改良と平行させてAQボンドプラスでは，健全象牙質のみならずう蝕象牙質への接着性も改善した．象牙質コーティング法として推奨する方法とその性能を表1に示す．スーパーボンドとSBコートを組み合わせた手法Aは，AQボンドを光照射した後に引き続きSBコートを塗布・エアブローして光照射する手法に改良され，さらにAQボンドプラスとSBコートを組み合わせる手法Bになって多くの臨床家が活用するようになり，現在ではSBコートを使わずにAQボンドプラス単独で2～3度繰り返し被覆する手法Cへと臨床現場で使用方法が改良されている．

　優れた接着性と辺縁封鎖性のために細菌感染などの歯面保護効果に大いに期待できる象牙質コーティング法は，薄膜ボンディングシステムと最近になって技術進歩が著しいフロアブルレジンの組み合わせで，強い機械的応力や熱刺激に対して確実に遮断したい裏層を伴う窩洞にも積極的に応用されるようになった．そのため，SBコートのような液状タイプあるいは従来の低粘度レジンはフロアブルレジンに置き換わりつつあり，その役割は終わろうとしている．しかしながら，そのテクノロジーである滑らかな被膜形成能と表面硬度の高さは，AQボンドプラスのテクノロジーと融合して，さらに新たな製品を創出している．簡単操作で，薄く硬く滑らかな被膜が健全ならびにう蝕象牙質にも強固に接着する新しい材料，開発品コード：RZ-IIである．米国では既にBrush & Bondという製品名で臨床家に高い評価を受けており，欧州ではHybrid Bondという名称で2004年はじめから発売を始めた．国内では，本格的な歯面コーティング材として発売準備中の製品である．

　サンメディカルは，良い・速い・長持ちの製品開発を目指している．とくに接着性システムの開発にあたっては，樹脂含浸層の特性を最大限に引き出すことで，歯質と修復物を適切に接着させ，二次カリエス発生を低減し，術中・術後の疼痛を抑制できる高性能・高品質の製品開発を実現することによって，国内のみならず世界の国々の歯科医療発展に貢献したいと考えている．

フジIXGP／フジII LC／G-ボンド

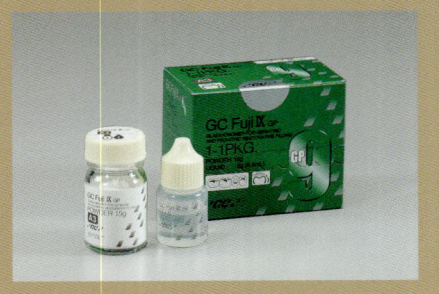

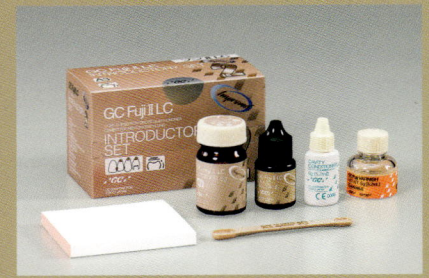

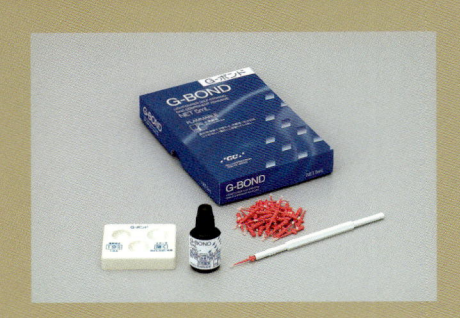

株式会社ジーシー

戸崎敏(研究所)

　美しい歯列は，健康な生活を送る上で機能および審美の両面から大切であり，誰もができるだけ長く自分の健康で美しい歯列を維持したいと望んでいる．世界歯科連盟(FDI)が21世紀の歯科医療のあるべき姿と提唱した Minimal Intervention Dentistryという新しい概念は，人々の歯の健康に対するニーズとも合致し，急速に広まっている．

　弊社でも，この概念を発展させ診断・予防・維持管理のサイクルを回す「Minimum Intervention (MI)」コンセプトに基づく製品開発を活発に行っている．

　う蝕部位の修復においては，健全歯質をできるだけ残し，感染歯質のみを取り除き，歯質に接着する修復材料で修復することが歯の寿命を長くする目的でより重んじられる．この歯質へ接着する修復材料としては，現在，ボンディング材を用いたコンポジットレジンおよびグラスアイオノマーセメントが主に用いられており，海外では，窩洞の象牙質部位をグラスアイオノマーセメントで修復し，エナメル質部位をコンポジットレジンで修復するいわゆるサンドイッチテクニックも広く用いられている．弊社では，光重合型修復用レジン強化型グラスアイオノマー「フジII LC」，高強度修復用グラスアイオノマーセメント「フジIXGP」，光重合型1液性ボンディング材「G-ボンド」，コンポジットレジン「ソラーレ」，「ユニフィルフロー」，「ユニフィルローフロープラス」などをMI関連修復材料としてお届けしている．

■光重合型修復用レジン強化型グラスアイオノマー「フジII LC」

　レジン成分を含有させることにより物性の改善と操作性の向上，さらに審美性の改善を目指し開発されたのがフジII LCである．この際，従来のグラスアイオノマーセメントの特長を損なわずに光硬化可能な材料となるように検討を行った．

フジII LCの主な特長は以下のとおりである．

・歯質に化学的に接着する
・長期的にフッ素を徐放し取り込む
・光照射後直ちに形成，研磨可能
・歯質と調和した色調

フジII LCは防湿の困難な修復，二次う蝕の予防を期待したい部位，乳歯の修復などに主に用いられている．

■高強度修復用グラスアイオノマーセメント「フジIXGP」

　グラスアイオノマーセメントは，硬化体において，フィラーに相当するガラス粉末の比率が高いと，すなわち粉液比が高いと優れた機械的性質を示すことが知られている．長年にわたるセメント粉末の主成分であるフルオロアルミノシリケートガラス組成およびセメント液組成の検討により，臼歯部の修復にも対応する高い強度を実現したフジIXGPを開発することができた．フジIXGPの主な特長は以下のとおりである．

・歯質に化学的に接着する
・長期的にフッ素を徐放し取り込む
・口腔内で機械的強度が向上する

フジIXGPは，予防的修復，ベース，乳歯の修復などで効果的である．

■光重合型1液性ボンディング材「G-ボンド」

　完全なワンボトルワンステップによる簡便な操作性と2ステップタイプと同等の接着強さ，および優れた保存安定性をコンセプトに開発されたのが，G-ボンドである．2ステップタイプ同等の接着強さを得るために接着性モノマーとして4-METだけでなく新たにリン酸エステルモノマーを含む．G-ボンドの主な特長は以下のとおりである．

・簡便な操作ステップ
・安定した高い接着力
・非常に薄いボンディング層
・コンポジットレジンのノリが良く，滑らないボンディング材表面
・室温で保管できる品質の安定性

G-ボンドの臨床操作は，「1回塗布，10秒間放置，乾燥の後10秒間光照射をする」というもので，その簡便さは高く評価されている．

　症例，窩洞の大きさなどに応じて，ソラーレ，ユニフィルフロー，ユニフィルローフロープラス，グラディアダイレクトといったコンポジットレジンを選択することにより審美的な修復が可能である．

リアクトマー／ビューティフィル

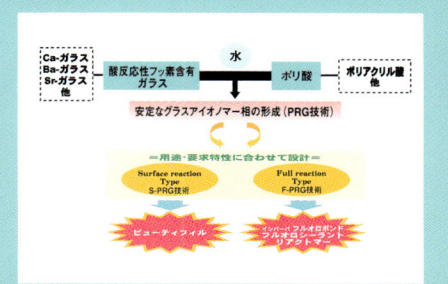

図1　Pre-Reacted Glass-ionomer 技術．

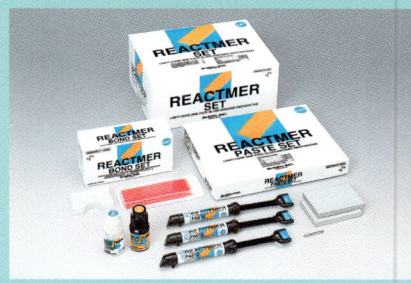

図2　リアクトマー．

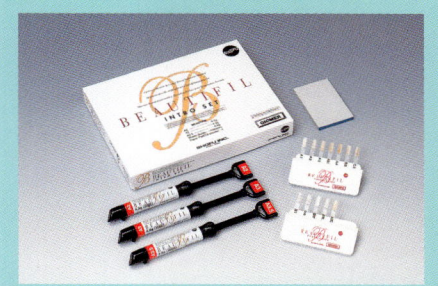

図3　ビューティフィル．

株式会社　松風

中塚稔之（研究開発部）

　う蝕が感染症であることを解明したカリオロジーの進歩と接着技術の向上を背景に，FDIが2000年に提唱したMinimal Intervention（MI）は「検査・診断」，「う蝕予防」，「修復処置」をシステマッティックな流れとして捉え，歯質の侵襲を最小限に抑えながら歯の延命を図ることを目的とした新しい概念である．この概念は今や小児・保存・補綴などの歯科治療領域を問わず，あらゆる歯科治療ステージにて実践されてきている．さらに近年では脱灰象牙質の再石灰化，生物学的覆髄剤を用いた直接覆髄，う蝕感染象牙質の再生，成長因子を応用した欠損部象牙質の形成誘導などに関する広義の意味での象牙質再生療法についての基礎的研究が行われつつある．その観点からも修復材料がある種の生物学的側面を有していることが重要な用件となってきている．

　従来からグラスアイオノマーセメント（GIC）は充填された周囲の歯質を強化し，二次う蝕の発生を予防または抑制する生物学的な側面を有していることが世界的に知られている．GICが有する生物学的側面は徐放されるフッ素のみが関与しているのではなく，唾液に含まれているミネラル（カルシウムやリンなど）と同様の成分もフッ素とともに徐放して，その効果に関与しているものと考えられる．

　このような状況下において弊社はGICが有する生体親和性やフッ素徐放性などの生物学的効果がGIC硬化物中に存在する酸‐塩基反応生成物"グラスアイオノマー相"に由来することに着目して，研究開発に取り組んだ結果，あらかじめガラス粒子中に安定な"グラスアイオノマー相"を形成させる新しい技術Pre-Reacted Glass-ionomer（PRG）技術（図1）を考案した．この技術により生成した新素材をPRGフィラーと呼んでいる．このPRG技術はガラス表層のみにグラスアイオノマー相を形成させるS-PRG技術とガラス粒子全体にグラスアイオノマー相を形成させるF-PRG技術に分類される．これらの技術により創出したPRGフィラーはそれを含むレジン材料の要求特性やその用途に応じて使い分けることができる．これらのPRGフィラーをレジン材料中に取り組むことにより，GICが有する優れた特性とレジン材料が有する特性を高いレベルで融合させることができた．弊社はこの技術を取り込んだ材料の総称を新しい材料分野のカテゴリー"GIOMER（ジャイオマー）"として独自に提案し，現在では学術用語として用いられている．ワンステップボンディング材と光重合型ペーストからなる操作が簡便で歯頸部・根面修復に最適なワンパックグラスアイオノマー"リアクトマー"（図2）およびあらゆるCRの症例に用いることができる前臼歯共用の審美性修復材"ビューティフィル"（図3）を含むGIOMER製品はいずれもグラスアイオノマーセメント様のフッ素リリース&リチャージ機能を有している．GIOMER製品を用いた充填処置後においては口腔内のフッ素濃度により，フッ素のリリースとリチャージが可逆的に起こる，いわゆるフッ素蓄電池様の働きがある．さらに多機能性ガラスをベースにしたS-PRGフィラーを含むビューティフィルはそのフィラーに基因する抗プラーク付着性[1]が報告されており，今後の研究成果が大いに期待される．

　現在，市販されている修復システムは歯質接着性，材料特性，審美性等において若干の特性差はあるものの，臨床で使用する上では問題ない程度まで進歩してきている．今後はMIを基盤とした新しい展開，つまり歯科再生療法への第1段階としてGIOMER製品が有する生物学的な側面における臨床的有用性を証明することが重要であるものと考えられる．将来的には歯質再生を伴う生物学的治療法が確立され歯科治療に取り込まれる時代が来ることも事実である．そのため，歯質と一体化する修復システムを夢の製品として位置付け，製品開発に邁進して行く所存である．

参考文献
1．山本宏治：口腔内環境を考えたコンポジットレジン修復．歯科評論．2004；737：127～134．

MI治療を支える日本の接着修復材料

XENO CFⅡBOND（クシーノCFⅡボンド）／Absolute（アブソリュート）

図1　クシーノCFⅡボンド．

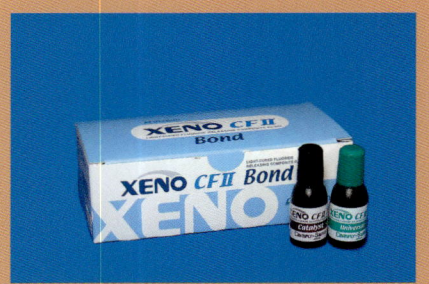

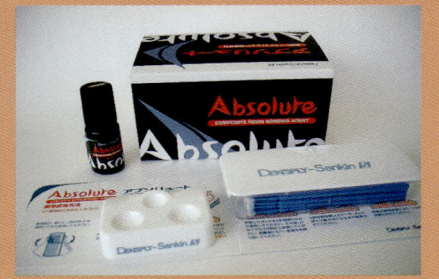

図2　アブソリュート．

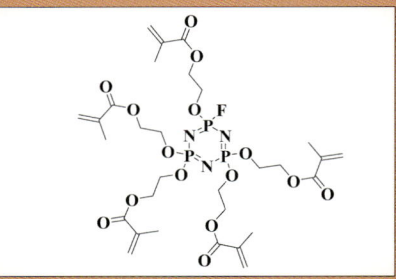

図3　フッ素徐放性モノマー構造式．

デンツプライ三金株式会社

織田直樹（研究開発部開発2課）

近年の接着技術の進化には目を見張るものがあり，歯質に対して高い接着性を維持しつつもその操作性を簡便化した1ステップタイプのレジンボンディングシステムが実現し，これによって多くのテクニカルセンシティブなプロセスが省略され，非常に短時間により確実なレジン修復を行うことが可能となってきています．

弊社では1997年にXeno Bond，1999年にXeno CF Bond，2001年にXeno CFⅡBondを経年的に進化させ発売致しております．Xeno CFⅡBond（図1）は，オールインワンシステムと称される2ボトル1ステップ・セルフエッチングボンディングシステムを代表する製品でエッチング，プライミング，ボンディング機能を兼ね備えています．キャタリストとユニバーサルの二成分から構成され，2液混和した後に，歯質へ一度（より接着性を挙げたい場合は二度）塗布するだけの簡便なステップで，歯面塗布後，一定時間放置した後に過剰な液成分と揮発性成分（エタノール＋水）をエアーブローイングによって除去し光硬化させるステップからなっています．

Xeno CFⅡBondのキャタリストにはリン酸系の接着性モノマーと接着促進成分の2-HEMAそして構造性モノマーと一緒に光重合開始材および重合促進成分が配合されています．一方，ユニバーサルには2-HEMAに揮発性成分のエタノール，水が配合されています．

ナノロフィラーの配合により歯面ヌレ性を向上，歯面へのボンドの塗布が均一にできるとともに充填時に起こりがちなペーストのボンド表面でのすべりを解消しております．

さらに二次う蝕への対応を目的としてフォスファゼン環へフッ素原子を導入したフッ素徐放性モノマーPEM-F（図3：構造式）を配合しております．PEM-Fは従来のグラスアイオノマー反応やフッ化ナトリウムを配合によりフッ素徐放性能を持たせるのとは異なり，フッ素イオンの放出によりボンディング層自体の劣化が少なく長期的に安定なボンディング層を得ることを可能にしました．Xeno CFⅡBondは，国内はもとよりヨーロッパでXeno Ⅲとして2002年に発売され，高い評価を得ております．近年のMinimal Interventionの考え方に沿った治療を考えた場合，出来るだけ非侵襲的な治療を施すこととなり，被着体である歯面はう蝕影響象牙質となります．この象牙質の水分含量は高いと推定され，その水分を完全に乾燥させることは難しいと考えられます．湿潤した歯面への接着性は，乾燥させた歯面と比較した場合に有意に低下することが報告されておりう蝕影響象牙質についても同様だと考えられています．

弊社では湿潤した歯面への接着性を重視し，かつ全ての機能を一つのボトルに集約したAbsolute（図2）を2004年に製品化いたしました．Absoluteは，配合系の中から水分を除外しています．これにより，モノマーの加水分解が起こりにくく，一液化にとって最大の課題となる長期保存安定性をクリアー致しました．Absoluteには二つのステップがあり，第一ステップは湿潤した歯面へボンドを塗布いたします．ボンド成分は水分に接触して酸となり，エッチング，プライミング機能を発揮します．第二ステップはもう一度ボンドを塗布し，歯面上に残存している水分とボンド成分を交換することによって水分の濃度を減少させ，しっかりとしたボンド層を形成します．このステップにより，初回の湿潤度合いによる接着性のバラツキを抑制することが出来ます．このようにAbsoluteは，水分のある歯面に用いながらセルフエッチング機能も持つ，新しいボンディングシステムです．

レジンボンディングシステムにおける弊社の製品の流れ及び未来を見据えた新しい製品についてご紹介させていただきました．この新しい考えから産まれたセルフエッチングシステムが，21世紀の医療，非侵襲的な治療に貢献できることを我々は切に願っております．

ワンナップボンドF

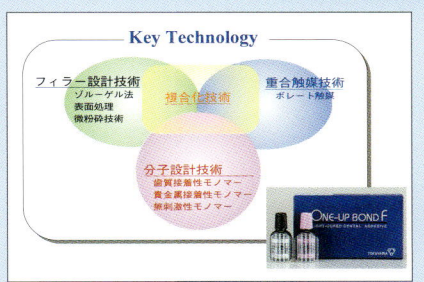

図1　キーテクノロジー．

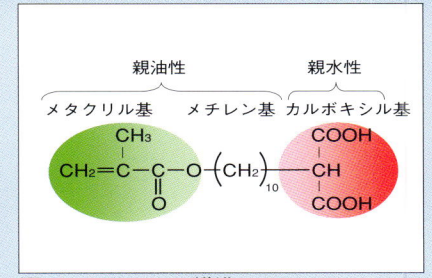

図2　MAC-10の構造．

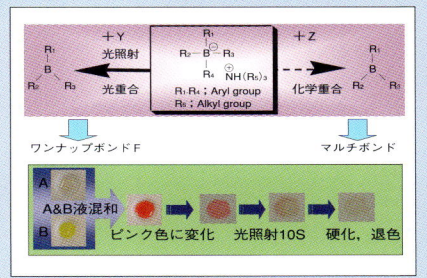

図3　ボレート系重合触媒．

株式会社トクヤマデンタル

風間秀樹（つくば研究所所長）

■ トクヤマデンタルの接着技術

㈱トクヤマデンタルでは弊社の保有する化学技術を応用，発展させながら，差別化された高機能高付加価値製品を開発，販売してきた．図1には，われわれの有するキーテクノロジーをまとめた．①接着性モノマーやリベース材の無刺激性モノマーなどの分子設計技術，②コンポジットレジンやセメントに重要なフィラー設計技術，さらに，③口腔内という過酷な環境下で硬化させるための重合触媒技術，の3つのベース技術と，これらを複合化して製品化していく技術にまとめることができる．本稿で紹介するワンナップボンドFは世界初のビジュアル1ステップボンディング材であり，上記の3つの基礎技術を駆使して開発した製品の一つである．

■ ワンナップボンドFの特徴と技術

ワンナップボンドFの特徴はシンプル，ビジュアル，確実，の3つのキーワードでまとめることができる．すなわち，エッチングやプライミングさらにはエアーブローさえ必要ない完全なワンステップにもかかわらず高い接着性を有し，色変化による操作確認を可能としたばかりでなくフッ素徐放性をも有する製品である．以下，製品に応用されている技術を上記3つのベース技術ごとに紹介したい．

①モノマー設計技術

象牙質に対する接着力は接着性モノマーの開発により飛躍的に向上してきたが，弊社においては図2に示すMAC-10と呼ばれるモノマーを開発し，ボンディング材やレジンセメントに応用している．MAC-10は，親油性の高い10個のメチレン鎖の末端に，重合するメタクリル基と親水性が高く酸性のカルボキシル基を有した分子構造をしており，カルボキシル基と歯質のカルシウムとの反応に加えて，親油性の高いレジン成分の歯質への浸透性を向上させる効果が高い．

②重合触媒設計技術

接着界面での重合性が接着力や封鎖性を大きく左右するため，成分中の重合触媒は極めて重要となる．現在，最も一般的に用いられている光重合触媒はカンファーキノン／3級アミンであるが，接着材中の酸性成分によって活性が低下する問題があるため完全ワンステップ化を達成するためには新規な触媒開発が不可欠であった．このような背景から当社のキーマテリアルとしてのボレート触媒が生まれた．ワンナップボンドFは照射器の光を吸収する色素と光酸発生剤とを組み合わせて重合が開始するように設計されており，従来の触媒と比較して極めて高い活性を有しているばかりでなく，混合時の色変化と硬化後の退色を可能とすることにより，目視で操作確認ができる世界で唯一のボンディング材とすることができた（図3）．このボレート化合物は光を用いないセルフキュア触媒への展開も可能であり，PMMA系レジンセメントであるマルチボンドにも応用している．

③フィラー設計技術

ワンナップボンドFはアイオノマーセメントにも使用されているフルオロアルミノシリケートガラスフィラーを含む．これによってキレート架橋反応によるボンディング材の強度と耐久性の向上並びにフッ素徐放性とを付与することができた．また該フィラーはサブミクロン領域まで微粉砕することによって，ボトル中での沈降を抑える設計となっている．

■ 展望

接着材料に求められる要件は接着強さばかりでなく操作感受性や使用期限なども重要である．術者がより安心して使用できかつ患者も満足するような材料の設計が必要である．本稿が出版されるころにはワンナップボンドFのニューバージョンが発売となっている計画である．今後も独自の技術でオリジナリティを追求し，世界をリードする接着材料の開発に邁進したい．

参考文献

1. 小栗真，木村幹雄，風間秀樹：トクヤマデンタルの誇る接着技術．接着歯学．2004；22(1)：50-55.

2. Kazama H, Satoh T, Oguri M, Inoue T: A novel dye-sensitized polymerization initiator for one-step bonding system. J Dent Res. 2000; 79 (Special Issue): 362 (Abstr. 1750).

索引

[あ]

厚い樹脂含浸層　19
厚みのない歯質はレジンベースにより補強　71
アマルガムの辺縁不適合　109
アンダーカットの修正　106
アンレー修復　95, 97
アンレー内面の前処理　114

[い]

イオン交換層　160
印象材　108
インフォームド・コンセント　132
インフォームド・チョイス　132
インレー・アンレー修復　68
インレー修復　91, 93
インレーセット時の接着術式　109
インレー体内面のシラン処理　111
インレー体内面のリン酸処理　111
インレー体の窩洞適合精度　95
インレーと遠心隣接面接触点を保存　89

[う]

ウェットボンディングシステム　19, 24
う窩の開拡　47
う窩の開拡と遊離エナメル質の処理　47
う窩の開拡は丸くなる　47
う蝕影響象牙質　159
う蝕検知液　45
う蝕検知液に対する批判　51
う蝕検知液をガイドに感染象牙質削除　46
う蝕処置　32
う蝕象牙質外層　68
う蝕象牙質外層部　107
う蝕象牙質外層部は死層　107
う蝕象牙質削除の目的　52
う蝕象牙質第二層の分布　46
う蝕象牙質内層　107
う蝕象牙質内層と外層　44
う蝕象牙質の接着　51
う蝕象牙質は硬さの異なる層構造　44
う蝕治療を支える2大修復材料　14
う蝕と健全象牙質の境界　44
う蝕に連接する小窩裂溝　158
う蝕の除去　107
う蝕の処置　107
う蝕の進行停止　52
う蝕の停止やう蝕病巣の再石灰化　135
う蝕罹患歯質の完全除去　30
う蝕リスクと治療　136
薄い樹脂含浸層　17, 20, 191
ウッドウェッジ　55

[え]

エキスカベーター　162
エッチング　76
エナメル質接着界面のSEM像　181
エナメル質に対してはリン酸エッチング　41
エナメル質に対する接着強さ　41
エナメルハチェット　160
円柱窩洞　71

[お]

応力の集中　113
オーバーエネルギー　185
オールインワンタイプ　19

[か]

開放象牙細管へのう蝕検知液侵入　52
窩縁形態　71
化学的毒性　123
化学反応のコントロール　187
確実な感染歯質の除去　53
各種修復材料の接着強さ　152
各種修復材料の比較　152
拡大の予防　159
隔壁法　70
過酸化水素水　128
窩洞外形　70
窩洞形成　44, 53, 62
窩洞形成法　44
窩洞内のレジンコーティング　115
窩洞内面に対する前処理　114
窩洞内面のリン酸処理　112
窩洞内面をアルコール綿球で清拭　111
窩洞に特別な保持形態を設ける必要はない　73
窩洞の修正　106
窩洞の清掃　111
窩洞の洗浄と消毒には避けた方が無難な薬液　130
窩洞のダウンサイジング　186
仮封　76, 82, 109, 111
仮封材の選択　109
窩壁清掃　92
窩壁適合状態　128
窩壁適合性の向上　105
窩壁の清掃　92
カルボン酸系接着性モノマー　16
患者サイドの主観　178
患者を中心に考える歯科医療　166
間接コンビネーション修復　90, 91, 93
間接コンポジットレジン修復　95, 97
間接修復物のマージンをレジンベース内に設定　70
間接修復法　68
間接法レジンコアに対するレジンコーティング　113
感染歯質　149
感染歯質除去　88, 92
感染歯質除去部　93
感染象牙質削除のステップ写真　45
感染象牙質削除法　44
感染象牙質除去　75
感染象牙質の除去基準　44
感染象牙質の除去とその基準　50
寒天-アルジネート連合印象　108, 115

[き]

気泡　128, 153
気泡なく緊密にセメント充填　162
気泡の混入　192
臼歯コンポジットレジン充填　69
臼歯部コンポジットレジン修復　61
臼歯部隣接面う蝕　61
局所麻酔　77
ギャップの発生　106
金属に隣接したう蝕　88
金属プライマー併用のコンポジットレジン充填　88

[く]

クサビ　59
くさび状欠損　143, 154
グラスアイオノマーセメント　14, 24, 31, 148

グラスアイオノマーセメント充填を
　成功させるには　157
グラスアイオノマーセメントの欠点
　153
グラスアイオノマーセメントの抗う
　蝕性　148
グラスアイオノマーセメントの抗う
　蝕性に期待し過ぎないこと　155
グラスアイオノマーセメントの分類
　と特徴　26
グラスアイオノマーセメントの変色
　と摩耗　156
グラスアイオノマーセメントの臨床
　上の欠点　154
グラスアイオノマーセメントの歴史
　24
グラスアイオノマーのう蝕影響象牙
　質に対する再石灰化能　160
グラスアイオノマーの象牙質前処理
　材　153

[け]

形態修正　58, 143, 170
欠損部に対する修復　107
ケミカルサージェリー　121, 128
ケミカルサージェリーに使用される
　薬剤　130
健全象牙質　45
検知液で不染になるまで削除した症
　例　46
研磨　170
研磨の時期　156

[こ]

コア用レジン　95
抗う蝕性　24
抗菌剤の応用　138
咬合採得　110
咬合調整　193
咬合の安定　193
咬合面1級レジン充填　87
咬合面の封鎖　164
硬組織の実質欠損の根本的な治癒
　184
硬組織の治療　184
コーティング面のアルコール綿球に
　よる清拭　114
コーティング面表層には未重合層が
　残る　108
コロナルリーケージ　113
コロナルリーケージの抑制　112
コンタクト（接触点）の回復　63

コンタクト回復の補助器具　64
コンタクトを回復させるための器具
　60
コンタミネーションコントロール
　187
コントラクションギャップ　192
コンビネーション修復　86
コンビネーション修復の今後の課題
　98
コンポジットレジン　32, 167
コンポジットレジンアンレー修復
　82, 83
コンポジットレジンアンレー装着後
　76
コンポジットレジンインレー　92
コンポジットレジンインレー修復
　91
コンポジットレジンインレーと窩洞
　との間のギャップの発生　106
コンポジットレジンインレーの接着
　109
コンポジットレジン充填物下に透過
　像　52
コンポジットレジン充填をして窩洞
　形態の整理　93
コンポジットレジンで正中閉鎖を
　行った症例　168
コンポジットレジンによるアンレー
　76
コンポジットレジンによる隣接面歯
　肉側の修復　70
コンポジットレジンの積層充填　191
コンポジットレジンの変遷　167
コンポジットレジンの臨床例　32
根未完成歯の移植症例　176
根面う蝕　27, 134
根面う蝕における接着修復の問題点
　137
根面う蝕の見解と勧告　145
根面う蝕の修復処置　136
根面う蝕の進行　135
根面う蝕の診断　134
根面う蝕の診断基準　134
根面う蝕の治療方針の決定　135
根面う蝕の発病と進行のステージ
　135
根面う蝕の罹患率　134
根面う蝕病巣を有する抜去歯　134
根面や窩洞内の殺菌　185

[さ]

細菌感染　45, 123

細菌侵入　113
再石灰化　14, 45, 140, 149, 150, 160
細胞の治癒　184
先の細い小児歯科用のダイヤモンド
　バー　54
皿形窩洞　71, 78, 82
サルにおける直接覆髄実験　126
酸化電位水による露髄窩洞の洗浄
　131
残留脱灰象牙質層　17

[し]

次亜塩素酸ナトリウム水溶液　128
自家歯牙移植　176
歯科麻酔を避けたい患者　151
歯冠色の修復材料　24
歯頸部楔状欠損のグラスアイオノ
　マーセメント修復　32
歯頸部楔状欠損のパラカーフ修復
　31
歯頸部の楔状欠損　143
止血が完全　130
歯根未完成歯の移植　176
歯質・歯髄保護　52
歯質接着性を有する接着システム
　143
歯質に対する接着強さと曲げ強さ
　152
歯質の再石灰化　160
歯質保存的なメタルフリー修復　101
歯髄組織がデンティンブリッジを形
　成して治癒　128
歯髄組織の活力　125
歯髄の診断法　122
歯髄保護処置　122
歯髄保存　122
歯髄保存処置　120
自然着色が強いう蝕象牙質　51
自然着色の削除　50, 51
歯肉縁付近の修復　70
歯肉側窩縁部の窩洞形態　71
市販されている主なフッ素徐放性充
　填材料　138
歯面処理　76, 160
歯面処理材　162
歯面処理の違い　152
重合形式の異なる3種のレジンセメ
　ントの接着強さ　102
重合様式も直接覆髄の予後に影響す
　る　125
充填物脱離例　50
充填物変色　59

修復機転　128
修復材の選択　157
修復材料別臨床例　31
修復の術式　88, 89, 90, 91, 96, 97
修復物装着前　75
修復物と窩洞との接合界面の適合性　106
修復物の咬合調整　101
修復物のマージン　70
修復物被着面の清掃　93
修復物辺縁の強化　140
従来型グラスアイオノマーセメント　25
従来型グラスアイオノマーセメントの再石灰化能　149
従来型とレジン添加型の比較　26
従来型の4／5冠窩洞形成　123
従来型のグラスアイオノマー　159
従来のコンポジットレジンインレー窩洞　102
樹脂が軟組織に含浸した層　127
樹脂含浸層　16, 19, 68, 103
術後の管理　14
術野の防湿と無菌化　128
手用切削　163
手用切削器具でう蝕を除去　163
手用切削とグラスアイオノマーセメント　158
上顎中切歯近心隣接面の充填物の変色　56
小窩裂溝と隣接面象牙質う蝕の拡がり方　47
小臼歯中心結節の破折予防　32
照射のテクニック　193
シランカップリング処理　90
シラン処理　78, 111, 114
シリコーンインデックス　169
浸潤麻酔下で新鮮歯質を出す　121
唇側からう窩を開拡　54
審美修復　167
審美性を向上させるための修復法　168
審美的満足度　178
唇面のベベル形成　55

[す]

水酸化カルシウム製剤　123
スミヤー層　15, 152, 153

[せ]

生活歯支台歯形成時の偶発的露髄　123
生活歯のレジンコーティング　104
正常歯髄の偶発的露髄　123
生体親和性　127
正中歯間離開をラミネートベニアで修復した症例　175
正中離開　175
正中離開の形態補正　34
正中離開の形態補正（光重合型コンポジットレジン）　35
積層充填法　168, 191, 193
セクショナルマトリックス　63
切削＆充填　14
切端部分のコンポジットレジン修復　32
接着技法　180
接着システムの誕生　15
接着システムの変遷　15
接着時代のインレー・アンレー修復　84
接着修復　14, 190
接着修復材料　30
接着修復症例　31
接着性間接修復　77
接着性間接修復における窩洞形成のデザイン　68
接着性間接修復の長期症例　76
接着性間接修復のナビゲーション　74
接着性コンポジットレジン　24
接着性コンポジットレジン修復　44
接着性材料　86
接着性修復　86
接着性修復窩洞形態とインレーの保持力　73
接着性修復窩洞の形成　70
接着性修復材内に窩縁を設定　90
接着性鋳造修復物の保持力　72
接着性プライマー　86
接着性レジン　14
接着性レジンの分類と特徴　20
接着性レジンの歴史　15
接着操作　128
接着阻害因子のコントロール　187
接着阻害因子を減らす　88
接着強さ　152
接着における防湿の重要性　74
接着による閉鎖系の獲得　188
接着前準備　92
接着力とボンディングシステム　105
舌面ウイング付きポンティック　114
セメント硬化後のフッ素徐放　27
セラミック修復　166
セラミック修復物　173
セラミックス　167, 173
セルフエッチングシステム　17, 20
セルフエッチングシステムの製品　21
前歯部コンポジットレジン修復　53
前歯部隣接面う蝕　54
前歯部隣接面う蝕切削用ダイヤモンドバー　53
前歯部隣接面う蝕の開拡と感染象牙質の削除　54
染色所見と細菌浸入　46
先天欠如の直接法接着ブリッジ　37

[そ]

象牙細管に細菌が侵入　51
象牙質う蝕　44, 61
象牙質う蝕の構造　44
象牙質コーティング　75, 78, 81
象牙質コーティングの効果　70
象牙質コーティング法　70
象牙質コーティング面　70
象牙質コーティング面にフロアブルレジンを塗布　70
象牙質-歯髄複合体の保護　86, 103
象牙質接着界面のSEM像　182
象牙質接着強さの比較　104
象牙質のコーティング　74
創傷治癒のメカニズム　186
叢生　143
創面の殺菌　184
ソフトティッシュハイブリッド　127

[た]

第3級のテコ　192
第一脱灰層（第一層）　45
第二脱灰層（第二層）　45
ダイレクトコンポジットレジンベニア　174
多数歯防湿　78
脱灰層（軟化層）　45
脱灰とう窩の拡大防止　14
単純窩洞　160

[ち]

中心結節の破折　32
治癒機転　184
治癒再生の促進　184
直接-間接法を併用した"モノブロック"ブリッジ　114
直接コンビネーション修復　87, 88, 90

直接歯髄覆罩　120
直接歯髄＋象牙質コーティング　123
直接覆髄後の観察期間　131
直接覆髄後の疼痛発現　122
直接覆髄材としてエビデンスの確認
　　されているレジン接着システム
　　125
直接覆髄材の物理的・機械的諸条件
　　128
直接覆髄材料　128
直接覆髄された歯髄の治癒の様相
　　125
直接覆髄された歯髄の病理組織像
　　126
直接覆髄処置時の止血に失敗　129
直接覆髄処置の予後　120
直接覆髄と歯髄組織との界面　124
直接覆髄におけるレジンの化学的毒
　　性　125
直接覆髄に適当なレジン　125
直接覆髄の捉え方　120
直接覆髄を失敗した場合　132
直接法コンポジットレジン接着ブ
　　リッジ　35
直接法接着ブリッジ（光重合型コン
　　ポジットレジン）　36, 40
直接法接着ブリッジ製作法　40
直接法と間接法の象牙質接着強さの
　　比較　104
直接レジン充填で確実なマージン部
　　の封鎖　70

[つ]

つぎはぎ修復　86

[て]

抵抗形態　70
低粘性（フロアブル）レジン　192
低粘性コンポジットレジンの応用
　　190
低粘性レジン（フロワブルレジン）
　　41
低粘性レジンの効果　104
デフォーカス　187
デュアルキュア型レジンセメント
　　109
電気歯髄診断試験　132
デンティンコンディショナー　152
デンティンブリッジ　125, 127

[と]

動揺歯固定　37

動揺歯の固定　30
トータルエッチングシステム（2ス
　　テップ）　15
どの時点で削るのか　60
トランスエナメル　170

[な]

なぜう蝕検知液を使うのか　52
ナノテクノロジー　168
ナノフィラー　168

[に]

二次う蝕　81, 97, 105, 143
二次う蝕の原因　74
二次う蝕の抑制方法　139
二次う蝕防止　14

[ぬ]

ぬれ　128

[ね]

練和時の気泡の混入　155

[は]

ハードレーザー　184, 185
バーニッシュ材　157
バーニッシュ材の塗布　157
バイタインリング　63
バイトウイングX線写真　62
バイトウイングX線写真から切削の
　　基準　60
抜髄処置か歯髄保存処置かの選択
　　122
歯の形態補正　30, 33
パラカーフ　31
バリの除去　112
半球状の接着性修復窩洞　72
反応炭化層　185

[ひ]

光重合と化学重合の違い　126
非修復症例　143, 144
非侵襲的治療　137
被接着面の清掃　88
ヒトゲノム解析　184
表面あらさと色調の安定性　154
表面の硬さと歯ブラシ摩耗　155

[ふ]

ファイバーポスト　116
フィッシャーシーラント　163
フィラー　168

フィンガープレス法　162
複雑窩洞　160
覆髄材には歯質接着性がない　123
フッ化物と抗菌剤の臨床応用　137
フッ素徐放　27
フッ素徐放性材料　139
フッ素徐放性材料による修復物辺縁
　　の強化と再石灰化　139
フッ素徐放性修復材料を用いた修復
　　139
フッ素徐放性の修復物　151
フッ素徐放性フロアブルレジン　141
フッ素塗布　143
フッ素取り込み　28
フッ素の応用　137
フッ素溶出　27
フッ素溶出が果たす役割　160
フッ素溶出能力　27
プライマー処理　181
ブラッシング指導の徹底　143
ブリッジの作製　30
フロアブルコンポジットレジン　170
フロワブルレジン　41

[へ]

ベベルの効果　55
辺縁微小漏洩　106, 123, 128
辺縁封鎖性　128
便宜形態　71

[ほ]

防湿装置　88
防湿のコントロール　128
防湿用塗布材　157
ポーセレンラミネートによる形態回
　　復　34
ポーセレンラミネートベニア　174
ポーセレンラミネートベニアによる
　　実質欠損部のみの回復　175
ポーセレンラミネートベニアを用い
　　た接着修復と強度　173
保持形態　71
補修充填　14
保持力は窩洞形態に影響を受けない
　　72
ホメオスタシス　184
ポリッシングストリップス　143
ポンティックの内面をシラン処理
　　116
ボンディング操作　128
ボンド層　68

[ま]

マイクロスコープ　170
マイクロスコープ下で微小形成用バーを用いて修復した症例　172
麻酔　108
間違った動揺歯固定法（MMA系レジン接着材）　38
マトリックス　55, 57, 142
マトリックスバンド装着　121

[み]

未重合層の除去　107, 109

[む]

無髄歯に対する修復　101
無髄歯に対する従来の修復法　101
無髄歯に対するモノブロック修復　113, 115
無髄歯に対するレジンコーティング法　112
無髄歯のレジンコーティング法による無菌的処置　113
無痛修復法　68
無麻酔下でアマルガムの除去　110

[め]

メタルインレー修復　81
メタルインレーとクラウンの問題点　101
メタルインレーとコンポジットレジンインレーの装着術式　102
メタルインレーの脱落　107
メタルコアと間接法のレジンコアとの比較　113
メタルフリー修復　101
メタルマトリックスバンド　92
メンテナンス　144, 184

[も]

モノブロック修復　114

[ゆ]

遊離エナメル質　71
遊離エナメル質は削除する　47
遊離エナメル質保存例　47
遊離エナメル質を積極的に残す　47
遊離エナメル質を残して修復　86

[よ]

余剰セメント　163
予防的なアプローチ　144

[ら]

ラバーダム防湿　70, 74, 88, 89, 96, 110, 128
ラミネートベニア　173
ラミネートベニアで修復した症例　174

[り]

リン酸エステル系接着性モノマー　16
リン酸処理　92, 111, 152
隣接歯との接触関係の回復　70
隣接面形態付形　89
隣接面接触点　91

[れ]

レイヤーテクニックで修復した症例　171
レイヤリングテクニック　169
レーザー　184
レーザー蒸散による創面の殺菌　189
レーザー照射エナメル質接着界面のSEM像　182
レーザー照射歯質　182
レーザー照射歯質の圧縮強さ　183
レーザー照射象牙質接着界面のSEM像　182
レーザースミヤー層　180, 183
レーザーによるう蝕治療　180
レーザーによる炎症のコントロール　188
レーザーの殺菌効果　185
レジンアンレー　96
レジンアンレー窩洞　97
レジンインレー修復　93
レジンインレー脱離例　50
レジンインレーの接着　110
レジンインレーの問題点　101
レジンコア　113
レジンコアによる築造　113
レジンコーティング後の窩洞の修正　106
レジンコーティング後の仮封　109
レジンコーティングに用いる印象材　108
レジンコーティングによる間接コンポジット修復　107, 110
レジンコーティングによるコロナルリーケージの防止　113
レジンコーティングによる象牙質-歯髄複合体の保護　103
レジンコーティングの有無と窩洞とインレー体との接着界面のギャップ　105
レジンコーティング法　100
レジンコーティング法のコンセプト　103
レジンコーティング法の利点　103
レジンコーティング法の臨床術式　103
レジンコーティング法を応用した窩洞形態　106
レジン修復における歯髄刺激　123
レジンセメントの象牙質に対する接着性の向上　104
レジン－象牙質接着界面における樹脂含浸層　128
レジン添加型グラスアイオノマーセメント　25
レジン添加型グラスアイオノマーセメントで仮封して1年経過した症例　150
レジン添加型グラスアイオノマーセメントで修復した症例　150
レジン添加型グラスアイオノマーセメントの抗う蝕性に期待した症例　151
レジン添加型グラスアイオノマーセメントの再石灰化能に期待した症例　150
レジン添加型グラスアイオノマーセメントの色調安定性　154
レジン添加型グラスアイオノマーセメントの曲げ強さ　154
レジンによる直接覆髄　120, 121, 123
レジンによる直接覆髄後のベースとして適当なフロアブルコンポジットレジン　131
レジンによる直接覆髄失敗　131
レジンによる直接覆髄失敗例　124
レジンによる直接覆髄成功例　124
レジンによる直接覆髄で歯髄は壊死しないのか　123
レジンによる直接覆髄の適応症　123
レジンによる直接覆髄のデシジョンツリー　129
レジンによる直接覆髄を成功に導く臨床的ポイント　128
レジンの細胞毒性　125
レジンの象牙質接着　127
レジンの直接覆髄　122
レジンベース　81

レジンベース内に作った歯肉側マージン　71
連結固定（光重合型コンポジットレジン）　38

[ろ]

露髄　121, 185
露髄窩洞のケミカルサージェリー　131
露髄創傷部の安静　128
露髄の危険　50
露髄部のケミカルサージェリーは必須　130
露髄面に対するレーザー照射　131
露髄面の生物学的閉鎖　187

[A]

Anatomical technique　171
Anterior Preprioceptive Feedback 機構　192
ARTシーラント　163
ARTテクニック　158, 160
ARTとグラスアイオノマーセメント　159
ARTとは　158
ARTの原則　158
ARTの問題点　164
ARTの臨床成績　163
ART法　14

[B]

B's MI bur　186
Bis-GMA系レジン　126
Blackの窩洞形成　159
Bonded Porcelain Restorations　173

[D]

DEJ付近の感染象牙質から削除　50
DNA活性　188

[E]

Er:YAGレーザー　180
Er:YAGレーザー照射歯質　183
Er:YAGレーザー照射歯質に対するレジンの接着強さ　181
Er:YAGレーザー照射歯質への接着　180

[I]

incisal embrasure　58
IPC（暫間的間接覆髄法）　123

[L]

line angle　58
LLLT　185

[M]

MAPK　186
MAPKカスケード　186
MIに基づいた修復に用いる器材　169
MIによるう蝕治療の原則　14
ML 4級レジン充填　89
MMA系レジンはBis-GMA系に比しレジンの分子量が小さい　127
Modified sealed restoration　51, 53
MODPレジンアンレー窩洞形成　96
MODアンレー修復　95
MOPインレー修復　93

[O]

OD 2級レジン充填　88
ODB アンレー修復　97
ODPインレー修復　91

[P]

P.Magne　173
PMMA系の接着材　39

[S]

Shaded technique　171

[T]

Ten cate　148

[V]

van Duinen　148

[1]

1級窩洞修復　33
1級窩洞修復（臼歯部用光重合型コンポジットレジン）　35
1ステップシステム　19, 21, 42
1ステップシステムの製品　22

[2]

20％のポリアクリル　162
2級インレーの二次う蝕　75
2級修復窩洞の比較　100
2級修復例　61
2級セラミックス修復　77
2級直接充填　63
2級メタルアンレー修復　80
2級レジン充填　89
2ブロックとモノブロックの修復物の比較　114
2ブロックの修復　114

[3]

3，4，5級修復例　59
3級窩洞形成　55
3級窩洞修復　33
3級窩洞修復（光重合型コンポジットレジン）　34
3級窩洞のマトリックスのかけ方　55
3級修復例　56
3ステップシステム　16

[4]

4-META／MMA-TBB系レジン　127
4級窩洞修復　32
4級窩洞修復（化学重合型コンポジットレジン）　34
4級窩洞マトリックス装着例　57
4級修復例　57
4級レジン充填　90
4前歯を積層充填法　169

[5]

5級のう蝕修復に使用される修復物の分類　138

[執筆者（五十音順）]

秋本　尚武（あきもと　なおたけ）
神奈川県横浜市出身
歯学博士
1986年　鶴見大学歯学部卒業
現在　鶴見大学歯学部第一歯科保存学教室講師

〈主な著書〉
『レジン充塡でいこう「使いこなしのテクニック」』永末書店　2002年（共著）／『歯をまもる』医歯薬出版　2002年（共著）／『接着歯学　Minimal Interventionを求めて』医歯薬出版　2002年（共著）

猪越　重久（いのこし　しげひさ）
群馬県　出身
歯学博士
1977年　東京医科歯科大学歯学部卒業
1981年　東京医科歯科大学大学院修了
現在　東京都台東区開業

〈主な著書〉
『使いこなそうコンポジットレジン』医歯薬出版　2004年（編著）／『接着歯学』医歯薬出版　2003年（共著）／『新・MI臨床＆接着修復』デンタルダイヤモンド社　2002年（共著）

糸田　俊之（いとだ　としゆき）
兵庫県出身
歯学博士
1993年　岡山大学歯学部卒業
1997年　岡山大学大学院修了
現在　岡山大学大学院医歯学総合研究科生体機能再生・再建学講座歯科修復学分野講師

〈主な著書〉
『YEAR BOOK　今日の治療指針'01』クインテッセンス出版　2001年（共著）

今里　聡（いまざと　さとし）
兵庫県出身
歯学博士
1986年　大阪大学歯学部卒業
現在　大阪大学大学院歯学研究科口腔分子感染制御学講座（歯科保存学教室）助教授

〈主な著書〉
『現代の治療指針　全治療分野とカリオロジー』クインテッセンス出版　2003年（共著）／『カラーアトラス治癒の歯内療法』クインテッセンス出版　2000年（共著）

入江　正郎（いりえ　まさお）
広島県出身
歯学博士
1976年　城西歯科大学（現在，明海大学歯学部）卒業
現在　岡山大学大学院医歯学総合研究科生体材料学分野助手

〈主な著書〉
『The GIC 新世代材料グラスアイオノマーの臨床』デンタルダイヤモンド社　1997年（共著）／『フッ素徐放性修復材：グラスアイオノマーセメントを中心に』デンタルダイヤモンド社　2002年（共著）

窪木　拓男（くぼき　たくお）
岡山県出身
歯学博士
1986年　岡山大学歯学部卒業
1990年　岡山大学大学院修了
現在　岡山大学大学院医歯学総合研究科顎口腔機能制御学分野教授

〈主な著書〉
『目で見る咬合の基礎知識』医歯薬出版　2002年（共著）／『口腔顔面痛　―基礎から臨床へ』クインテッセンス出版　2001年（共著）／『より良いエビデンスを求めて』永末書店　2001年（編者）

齋藤　季夫（さいとう　すえお）
東京都出身
医学博士
1950年　東京歯科医学専門学校卒業
1983年～2003年　東京医科歯科大学第一保存非常勤講師
現在　東京都文京区開業

〈主な著書〉
『光重合型コンポジットレジンの基礎と臨床』日本歯科出版　1986年（共著）／『ザ　グラスアイオノマーセメント』デンタルダイヤモンド　1989年（共著）／『Advances in GLASS-IONOMER CEMENTS』Quintessence Publishing Co,Inc　1999年（共著）

鈴木　一臣（すずき　かずおみ）
静岡県出身
歯学博士
1968年　東海大学工学部卒業
現在　岡山大学大学院医歯学総合研究科生体材料学分野教授

〈主な著書〉
『スタンダード歯科理工学』学建書院　2003年（共著）／『接着歯学』医歯薬出版　2002年（共著）／『化学便覧、応用化学編』丸善　2003年（共著）

田上　順次（たがみ　じゅんじ）
三重県出身
歯学博士
1980年　東京医科歯科大学歯学部卒業
1984年　東京医科歯科大学大学院修了
1994年　奥羽大学歯学部教授
現在　東京医科歯科大学大学院医歯学総合研究科摂食機能保存学講座う蝕制御学分野教授

〈主な著書〉
『現代の治療指針　全治療分野とカリオロジー』クインテッセンス出版　2003年（共著）／『今日の治療指針』医学書院　2002年（共著）／『歯をまもる』医歯薬出版　2002年（共著）

二階堂　徹（にかいどう　とおる）
神奈川県出身
歯学博士
1985年　北海道大学歯学部卒業
1990年　東京医科歯科大学大学院修了
現在　　東京医科歯科大学大学院医歯学総合研究科摂食機能保存学講座う蝕制御学分野講師

〈主な著書〉
『MI時代の失活歯修復』クインテッセンス出版　2004年（共著）／『無髄歯の修復』口腔保健協会　2002年（共著）／『改訂版　保存修復学』永末書店　2002年（共著）

西谷　佳浩（にしたに　よしひろ）
兵庫県出身
歯学博士
1995年　岡山大学歯学部卒業
1999年　岡山大学大学院修了
現在　　岡山大学医学部附属病院むし歯科講師

〈主な著書〉
『Dentin/Pulp Complex; Proceeding of the International Conference on Dentin/Pulp Complex 2001』Quintessence（Tokyo）2002年（共著）

福西　一浩（ふくにし　かずひろ）
大阪府出身
1986年　大阪大学歯学部卒業
2000年　大阪大学歯学部口腔総合診療部非常勤講師
現在　　大阪府大阪市開業

〈主な著書〉
『こうして無菌の根管をつくった』永末書店　2004年（共著）／『現代の治療指針　全治療分野とカリオロジー』クインテッセンス出版　2003年（共著）／『カラーアトラス治癒の歯内療法』クインテッセンス出版　2000年（共著）

冨士谷　盛興（ふじたに　もりおき）
広島県出身
歯学博士
1982年　東京医科歯科大学歯学部卒業
1986年　東京医科歯科大学大学院修了
現在　　広島大学大学院医歯薬学総合研究科顎口腔頸部医科学講座助教授

〈主な著書〉
『改訂版　保存修復学21』永末書店　2002年（共著）／『接着歯学』医歯薬出版　2002年（共著）／『歯をまもる』医歯薬出版　2002年（共著）

別部　尚司（べっぷ　ひさし）
東京都出身
1976年　神奈川歯科大学卒業
1976年　東京医科歯科大学第二口腔外科入局
現在　　千葉県船橋市開業

〈主な著書〉
『インターディシプリナリーを考える』クインテッセンス出版　1996年（共著）／『臨床歯周補綴　Ⅲ』SJCD出版部　1995年（共著）

Martin J Tyas（マーチン・タイアス）
イギリス出身
歯学博士
1967年　バーミンガム（英国）大学歯学部卒業
1977年　バーミンガム大学大学院卒業
現在　　メルボルン大学（オーストラリア）歯科学部修復学部門教授

〈主な論文〉
Minimal intervention dentistry - a review. International Dental Journal, 2000：50; 1-12/ Milestones in adhesion: Glass-ionomer cements. Journal of Adhesive Dentistry, 2003; 5; 259-66

南　昌宏（みなみ　まさひろ）
大阪府出身
歯学博士
1986年　大阪歯科大学卒業
現在　　大阪府大阪市開業

〈主な著書〉
『基本歯冠修復治療』医歯薬出版　2003年（共著）／『デンタルエステティック　パートⅥ』クインテッセンス出版　2001年（共著）

峯　篤史（みね　あつし）
大阪府出身
歯学博士
1999年　岡山大学歯学部卒業
2003年　岡山大学大学院修了
現在　　岡山大学医学部歯学部附属病院補綴科（クラウンブリッジ）助手

矢谷　博文（やたに　ひろふみ）
京都府出身
歯学博士
1980年　大阪大学歯学部卒業
1984年　広島大学大学院単位習得退学
現在　　大阪大学大学院歯学研究科顎口腔機能再建学講座教授

〈主な著書〉
『クラウンブリッジ補綴学　第3版』医歯薬出版　2004年（共著）／『目で見る咬合の基礎知識』医歯薬出版　2002（共著）／『最新生理咬合学と顎関節症の治療』クインテッセンス出版　1993年（共著）

山本　雄嗣（やまもと　たかつぐ）
東京都出身
歯学博士
1989年　鶴見大学歯学部卒業
1993年　鶴見大学大学院歯学研究科修了
現在　　鶴見大学歯学部第一歯科保存学教室助手

[監修者]

吉山　昌宏（よしやま　まさひろ）
大阪府出身
歯学博士
1982年　徳島大学歯学部卒業
1986年　徳島大学大学院修了
現在　　岡山大学大学院医歯学総合研究科生体機能再生・再建学講座歯科修復学分野教授

〈主な著書〉
『現代の治療指針　全治療分野とカリオロジー』クインテッセンス出版　2003年（共著）／『接着歯学』医歯薬出版　2002年（共著）／『保存修復学21』永末書店　2002年（共著）

桃井　保子（ももい　やすこ）
長崎県出身
歯学博士
1976年　鶴見大学歯学部卒業
現在　　鶴見大学歯学部第一歯科保存学教室教授

〈主な著書〉
『現代の治療指針　全治療分野とカリオロジー』クインテッセンス出版　2003年（共著）／『改訂版保存修復学21』永末書店　2002年（共著）／『レジン充填で行こう「使いこなしのテクニック」』永末書店　2002年（共著）

う蝕治療のミニマルインターベンション──象牙質-歯髄を守るために

2004年10月10日　第1版第1刷発行

監　修　者	吉山　昌宏／桃井　保子
著　　　者	秋本　尚武／猪越　重久／糸田　俊之／今里　聡 入江　正郎／窪木　拓男／齋藤　季夫／鈴木　一臣 田上　順次／二階堂　徹／西谷　佳浩／福西　一浩 冨士谷　盛興／別部　尚司／Martin J Tyas／南　昌宏 峯　篤史／矢谷　博文／山本　雄嗣
発　行　人	佐々木　一高
発　行　所	クインテッセンス出版株式会社 東京都文京区本郷3丁目2番6号　〒113-0033 クイントハウスビル　電話（03）5842-2270（代表） 　　　　　　　　　　　（03）5842-2272（営業部） 　　　　　　　　　　　（03）5842-2279（書籍編集部） web page address　http://www.quint-j.co.jp/
印刷・製本	サン美術印刷株式会社

Ⓒ2004　クインテッセンス出版株式会社　　　　　　禁無断転載・複写
Printed in Japan　　　　　　　　　　　　　　　　落丁本・乱丁本はお取り替えします
　　　　　　　　　　　　　　　　　　　　　　　　ISBN4-87417-822-7 C3047

定価は表紙に表示してあります